全国高等中医药院校规划教材

中医特色护理精品系列

中医护理技能

（供护理学、中医护理学专业用）

主　编
陈佩仪（广州中医药大学）
陈偶英（湖南中医药大学）

副主编（以姓氏笔画为序）
邓少娟（广州中医药大学第一附属医院）
毕怀梅（云南中医药大学）
杨　柳（福建中医药大学）
杨巧菊（河南中医药大学）

编　委（以姓氏笔画为序）
方　方（山东中医药大学）
石福霞（中国中医科学院广安门医院）
龙苏兰（江西中医药大学科技学院）
付　蓓（湖北中医药大学）
刘　佳（贵州中医药大学第二附属医院）
陈红涛（湖南中医药大学）
周　群（成都中医药大学）
蚁　淳（广州中医药大学）
鲁剑萍（上海市中医医院）
蓝红霞（广西中医药大学）

全国百佳图书出版单位
中国中医药出版社
·北　京·

图书在版编目（CIP）数据

中医护理技能 / 陈佩仪，陈偶英主编 . — 北京：中国中医药出版社，2021.1（2025.1重印）
（中医特色护理精品系列）
ISBN 978 – 7 – 5132 – 6388 – 7

Ⅰ . ①中… Ⅱ . ①陈… ②陈… Ⅲ . ①中医学 – 护理学
Ⅳ . ① R248

中国版本图书馆 CIP 数据核字（2020）第 152037 号

中国中医药出版社出版

北京经济技术开发区科创十三街 31 号院二区 8 号楼
邮政编码 100176
传真 010–64405721
唐山市润丰印务有限公司印刷
各地新华书店经销

开本 850×1168 1/16 印张 14.5 字数 344 千字
2021 年 1 月第 1 版 2025 年 1 月第 4 次印刷
书号 ISBN 978 – 7 – 5132 – 6388 – 7

定价 69.00 元
网址 www.cptcm.com

服 务 热 线 010-64405510
购 书 热 线 010-89535836
侵 权 打 假 010-64405753

微信服务号 zgzyycbs
微商城网址 https://kdt.im/LIdUGr
官 方 微 博 http://e.weibo.com/cptcm
天猫旗舰店网址 https://zgzyycbs.tmall.com

如有印装质量问题请与本社出版部联系（010-64405510）

全国高等中医药院校规划教材

中医特色护理精品系列

丛书编委会

总主编

何清湖（湖南中医药大学）

编 委（以姓氏笔画为序）

石国凤（贵州中医药大学）

白建英（河北中医学院）

毕怀梅（云南中医药大学）

刘建军（江西中医药大学）

李 超（辽宁中医药大学）

李卫红（广西中医药大学）

杨英豪（河南中医药大学）

吴 彬（广西中医药大学）

宋 阳（广州中医药大学）

陈佩仪（广州中医药大学）

陈莉军（山东中医药大学）

陈偶英（湖南中医药大学）

罗尧岳（湖南中医药大学）

赵殿龙（山西中医药大学）

胡 慧（湖北中医药大学）

高 静（成都中医药大学）

葛 莉（福建中医药大学）

潘晓彦（湖南中医药大学）

前 言

2016年，国家卫健委制定并印发了《全国护理事业发展规划（2016—2020年）》，明确指出将大力开展中医护理人才培养，各高等中医药院校也在探索有中医特色的应用型护理人才培养方案，并在进行课程改革探索。2019年10月，《中共中央 国务院关于促进中医药传承创新发展的意见》出台，强调改革人才培养模式，强化中医思维培养，改革中医药院校教育，调整优化学科专业结构，强化中医药专业主体地位，充分发挥中医护理在养生保健、疾病治疗、慢病管理、康复促进、健康养老等方面的作用。为促进中医护理人才培养，推动具有中医特色的护理学专业课程与教材建设，中国中医药出版社组织编写本套"中医特色护理精品系列"，并纳入"全国高等中医药院校规划教材"体系。

本套教材共5册，分别为：

1.《中医护理导论》：包括中医药文化和哲学基础（护理相关）、中医生理观、中医病理观、中医诊察病症的方法（四诊及辨证基础）等。

2.《中医护理基础》：包括中医护理原则、中医护理健康评估、饮食药膳护理、用药护理（中药基础、常用中药、常用方剂）、腧穴、康复护理、养生等。

3.《中医护理技能》：包括44项常用中医护理技术、临床专科护理技术、中医护理技能综合训练等。突出操作技能，并配备部分教学视频。

4.《中医临证施护》：包括临床各科常见病的辨证施护等，并运用案例导入和分析，突出中医护理临床思维训练。

5.《中医健康管理》：包括中医健康管理概论、社区特殊人群（妇女、儿童、老年人）中医健康管理、中医亚健康管理、慢病中医健康管理等。突出全人、全生命周期、全过程的健康管理。

本套教材联合全国十余所中医药院校的资深中医护理教师共同编写，知识体系完整，紧密结合临床和行业政策，突出了中医护理理论、特色护理技术及临床辨证施护思维，同时配备了相关数字化补充资源。

丛书编委会

2019年11月

编写说明

中医护理技能是中医临床护理学的基础，为临床辨证施护的表现形式之一，旨在探求中医理论指导下的护理方法与护理技术，阐明具有中医特色的护理技能，是中医护理人员必须掌握的基本技能，是中医院校护理学专业学生的一门专业课程。

为适应《中医药发展战略规划纲要（2016—2030年）》中医护理发展规划，提高中医护理质量，本团队在充分调研的基础上，组织编写本教材，立足传承与创新，突出四大特色：一是本教材大部分内容以图、表形式代替文字，突出操作步骤；二是在继承传统中医护理技能的基础上，突出现代护理和中医护理相结合的新技术、新进展；三是根据临床发展要求，融入相应的中医护理技术质量考核评价表，以促进操作程序系统化；四是增加中医护理技术在常见临床病证的应用实例。

本教材共分为七章，涵盖33项中医护理技术和11项改良技术。第一章，阐述中医护理技术特点和基本知识；第二章至第六章，从中医护理角度阐述中药用药护理技术、灸法技术、拔罐技术、简易经穴推拿技术等，突出罨包技术与拔膏疗法、悬灸、雷火灸、督灸、天灸、平衡火罐法、开天门、刮痧、热熨、中药封包、蜡疗、耳穴贴压等临床护理常用及改良技术；第七章，从配合护理角度阐述各类刺法，如穴位注射、毫针刺法、电针、三棱针、温针灸、杵针、埋线技术等技术与配合护理。本教材特增设附篇，阐述胃脘痛、中风、肺胀、哮病、胆胀、呕吐等15个常见病证的中医护理技术应用实例，以促进学生中医护理临床辨证施护初步思维的培养和中医护理技术的综合运用。

本教材第一章由陈佩仪、杨巧菊编写；第二章由蓝红霞、蚁淳、刘佳、邓少娟、石福霞、陈偶英编写；第三章由鲁剑萍、蓝红霞、周群编写；第四章由陈佩仪、龙苏兰编写；第五章由陈红涛、邓少娟编写；第六章由杨柳、邓少娟、杨巧菊、付蓓、陈佩仪编写；第七章由毕怀梅、付蓓、方方、龙苏兰、蚁淳、周群、鲁剑萍编写；附篇常见病证中医护理技术应用，由陈佩仪、鲁剑萍、石福霞、邓少娟、付蓓、陈偶英、杨柳、陈红涛、杨巧菊、周群、方方、蓝红霞、毕怀梅、蚁淳、龙苏兰编写。

本教材主要用于高等中医药院校护理专业大专生、本科生和研究生等，也可作为中医护理专科护士、护理教学人员、护理科研人员和临床护理人员学习和考试的参考书。

本教材在编写过程中得到了广州中医药大学、湖南中医药大学、成都中医药大学、山东中医药大学、广西中医药大学、湖北中医药大学、河南中医药大学、福建中医药大学、贵州中医药大学、江西中医药大学科技学院、云南中医药大学、中国中医科学院广安门医院、上海市中医医院、广州中医药大学第一附属医院各护理专家、领导的大力支持，在此一并表示衷心的感谢！由于时间和水平有限，不成熟与疏漏之处在所难免，恳请读者提出宝贵意见，以便再版时修订提高。

《中医护理技能》编委会

2020 年 9 月

目录

第一章 概述

第一节 中医护理技术的特点与学习方法

学习目标

1. 识记　能正确陈述中医护理技术的特点。
2. 理解　能正确理解中医护理技术的任务。
3. 应用　能将中医护理文化渗透到中医护理技术中。

国家卫生计生委发布的《全国护理事业发展规划（2016—2020年）》明确指出：推动中医护理发展，大力开展中医护理人才培养，促进中医护理技术创新与学科建设，充分发挥中医护理在疾病治疗、慢病管理、养生保健、康复促进、健康养老等方面的作用。

护理技能是护理学的重要组成部分，包括基础护理技能、中医护理技能、临床专科护理技能。其中，中医护理技能旨在探求中医理论指导下的护理方法与护理技术，阐明具有中医特色的护理技能，是临床辨证施护的表现形式之一，是临床护理中最常用、最具普遍性的基本技术，是护理人员必须掌握的基本技能。

一、中医护理技术规范与特点

护理技术规范是训练护士动手能力的正确指引，技术训练是护理职业活动中不可缺少的能力培养手段。中医护理技术重在体现辨证思维的初步建立与中医护理文化的渗透，如操作前整体评估、施术部位的精准定位和操作后的健康宣教。其特点表现如下：

1. 操作前根据护理操作规范完成医嘱评估、患者评估、环境评估和用物评估四大评估内容。

2. 患者评估必须进行整体评估，尤其注重患者的舌苔、脉象、体质、二便的辨证。

3. 操作中，注意实施部位（或者穴位）的准确性。

4. 操作中注意不同技术的手法、顺序、内外、方向等，如拔罐技术的补泻手法、刮痧技术的刮拭等。

5. 操作后认真观察其效果、反应、表现，结合上述的整体评估对患者进行健康宣教。

二、中医护理技术的学习方法

中医护理技术课程是一门操作性很强的课程，是学生在初步掌握中医学基础理论和护理基本知识的基础上，进行辨证施护思维培养和基本技能训练。

1. 充分理解中医护理技术要求　以中医护理技术训练为主，掌握每项技术的评估要求、目的、用物准备、操作步骤、注意事项、不良反应的表现及处理。能够在教师指导下独立完成相关技术。

2. 培养辨证施护思维及能力　除了完成四大评估内容外，运用已学习的中医理论知识对患者进行整体评估，学会初步辨证。

3. 将中医护理文化渗透于护理操作中　中医护理技术虽然在患者身体上单独应用，但是中医理论强调只要人体阴阳平衡就意味健康。《黄帝内经》说："正气存内，邪不可干。"比护理之母南丁格尔提出的学说要早两千多年，南丁格尔指出："只有患者的自身能力才能治愈伤病。""在任何情况下，护理都是帮助患者，使其处于最佳状态，以便他的自身能力去更好地治疗他的疾病。"因此要学会引导患者正确认识中医护理技术，尽管其副作用少，但也不能过度应用。中医尤其强调常人的胃气，张仲景先生归纳为有胃气则生，无胃气则死。这一思想在整个辨证护理过程中，常用来把握病情，作为决策治护原则、预后的重要依据。

第二节　中医护理技术常用穴位

学习目标

1. 识记　能准确描述常用腧穴（含耳穴）的主治作用、定位方法、归经。
2. 理解　能比较经穴、奇穴和阿是穴的特点，归纳相同主治范围的常用腧穴。
3. 应用　能运用所学知识完成常用腧穴的正确定位（含耳穴）。

一、体穴

腧穴是人体脏腑经络之气输注于体表的特殊部位。"腧"与"输"通，有转输、输注的含义；"穴"是空隙、孔隙的意思。人体的腧穴，既是疾病的反应点，又是针灸施术的部位。通过刺激这些部位，可以疏通经脉，调理气血，达到调整阴阳，防治疾病的目的。

（一）腧穴的分类

腧穴大体可分为经穴、奇穴和阿是穴三类。

1. 十四经穴　简称经穴，是指归属于十二经脉和任、督二脉循行的腧穴。经穴具有固定的名称、固定的位置，不但具有主治本经病证的作用，还能反映所属脏腑的病证，是腧穴的主要部分。

2. 奇穴　又称"经外奇穴"。是指既有一定的名称，又有明确的位置，但未归入十四经系统的腧穴。这些腧穴的主治范围较单纯，多数对某些病证有特殊疗效。如四缝穴治小儿疳积，百劳穴治瘰疬等。

3. 阿是穴　又称"天应穴""不定穴"。这些腧穴既无具体名称，亦无固定位置，而是以压痛点或其他反应点作为针灸施术部位，古代称为"以痛为腧"。

（二）腧穴的作用

1. 近治作用　这是一切腧穴所具有的共同特点。即腧穴均能治疗该穴所在部位及邻近组织、器官的病证。如眼区的睛明、攒竹、承泣、四白、球后等穴均能治疗眼病。

2. 远治作用　这是十四经腧穴主治作用的基本规律。经穴，尤其是十二经脉在四肢肘、膝关节以下的腧穴，不仅能治局部病证，而且能治本经循行所涉及的远隔部位的脏腑、组织、器官的病证，有的甚至具有影响全身的作用。如足三里穴不但能治下肢病证，而且能调整消化系统的功能，甚至对人体防卫、免疫反应都具有很大的作用。

3. 特殊作用　指刺激某些腧穴，对机体的不同状态起双向调节作用。如腹泻时针刺天枢穴能止泻，便秘时针刺天枢穴又能通便。此外，腧穴的治疗作用还具有相对特异性，如大椎穴能退热，胆囊穴治疗胆绞痛等。

（三）腧穴的定位方法

腧穴定位的准确与否，直接影响治疗效果。临床上常用的腧穴定位法包括体表解剖标志定位法、"骨度"折量定位法、指寸定位法和简便定位法四种。

1. 体表解剖标志定位法　体表解剖标志定位法是以解剖学的各种体表标志为依据来确定腧穴位置的方法，又称自然标志定位法。分为固定标志和活动标志两种。

（1）固定标志：指骨节和肌肉所形成的凸起、凹陷、五官轮廓、发际、指（趾）甲、乳头、肚脐等。如印堂在两眉中间，膻中在两乳中间，大椎在第七颈椎下等。

（2）活动标志：指各关节、肌肉、肌腱、皮肤随着活动而出现的空隙、凹陷、皱纹、尖端等。如张口于耳屏前方凹陷处为听宫，屈肘于横纹头处为曲池等。

2. "骨度"折量定位法　"骨度"折量定位法是以体表骨节为主要标志，折量全身各部的长度和宽度，定出分寸，用于腧穴定位的方法，又称"骨度分寸定位法"。取穴时，将设定的骨节两端之间的长度折成一定的等分，每一等分为一寸，十个等分为一尺。不论男女老幼，肥瘦高矮，均以此标准折量作为取穴的依据（图1-1）。

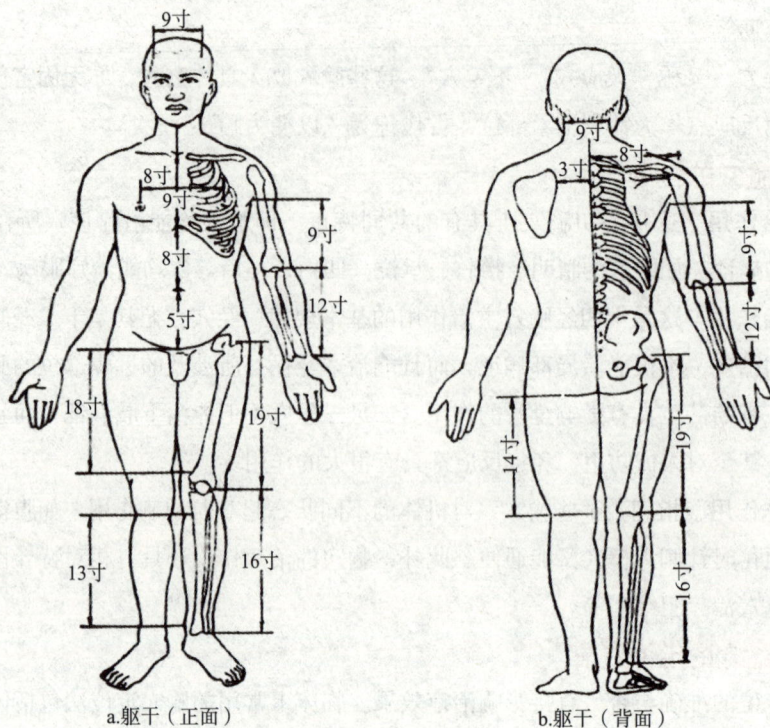

a.躯干（正面）　　　　　　b.躯干（背面）

图1-1　骨度分寸定位法

3. 指寸定位法　指寸定位法是指依据患者本人手指所规定的分寸来量取腧穴的定位方法，又称"手指同身寸取穴法"。常用的有以下三种（图1-2）。

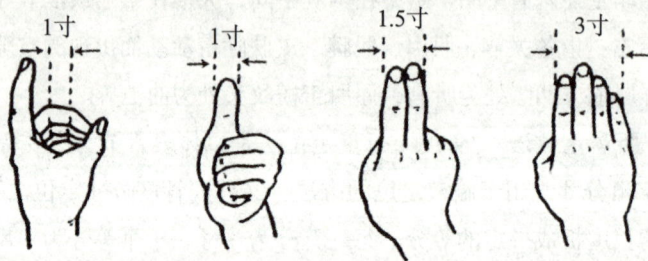

图1-2　指寸定位法

（1）中指同身寸：以患者中指中节桡侧两端纹头（拇、中指屈曲成环形）之间的距离为一寸。适用于四肢部取穴的直寸和背部取穴的横寸。

（2）拇指同身寸：以患者拇指的指关节宽度作为一寸。适用于四肢部位的直寸取穴。

（3）横指同身寸（一夫法）：嘱患者将食指、中指、无名指和小指并拢，以中指中节横纹为标准，其四指的宽度作为三寸。适用于下肢和腹部取穴。

4. 简便定位法　简便定位法是临床中一种简便易行的取穴方法，如立正姿势，垂手中指端取风市；两手虎口自然平直交叉在食指尽端到达处取列缺等。

（四）护理常用腧穴

1. 手太阴肺经

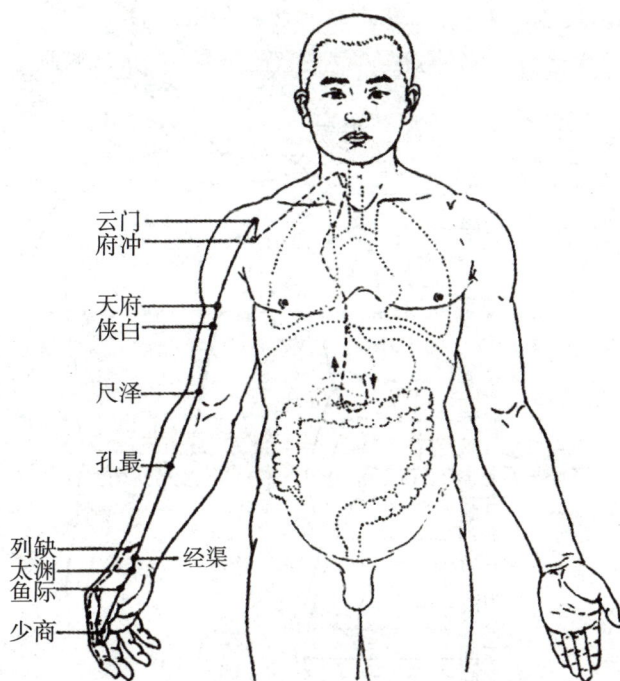

图 1-3 手太阴肺经

（1）经脉循行：手太阴肺经起于中焦，下络大肠，回循胃口，通过横膈，属于肺脏，连于咽喉，横行至胸外上方，出腋下，沿上肢内侧前缘下行，过肘窝，入寸口，上鱼际，出拇指之端。其支脉从腕后列缺分出，沿掌背侧走向食指桡侧端，与手阳明大肠经相接（图 1-3）。

（2）主治概要：主治头面、喉、脚、肺部疾患以及经脉循行部位的其他病证。

（3）本经腧穴：本经从胸走手，起于中府，止于少商，经穴有中府、云门、天府、侠白、尺泽、孔最、列缺、经渠、太渊、鱼际、少商，共十一穴。常用腧穴见表 1-1。

表 1-1 手太阴肺经护理常用腧穴

穴位	定位	主治	操作
尺泽	微屈肘，在肘横纹中，肱二头肌腱的桡侧凹陷处	咳嗽、气喘、咯血、潮热、胸部胀满、咽喉肿痛、急性吐泻、肘臂痛、小儿惊风	直刺 0.5～1 寸，或点刺出血。可灸
列缺	在桡骨茎突上方，腕横纹上 1.5 寸。简便定位法：两手虎口交叉，食指尖端所至凹陷处	头痛、牙痛、头项强痛、咳嗽、气喘、咽喉肿痛、口眼㖞斜	向上或向下斜刺 0.3～0.8 寸。可灸
少商	拇指桡侧，指甲角旁约 0.1 寸	咽喉肿痛、热病、中风、昏迷、癫狂、中暑、呕吐、小儿惊风、咳嗽、鼻衄等。为急救穴之一	向上斜刺 0.1～0.2 寸或点刺出血。可灸
孔最	前臂内侧，腕横纹上 7 寸，尺泽与太渊的连线上	咳嗽、哮喘、咯血、胸痛	直刺 0.5～1 寸
太渊	腕掌侧横纹桡侧，桡动脉搏动处	咳嗽、气喘、咳血、胸痛、咽喉疼痛、无脉症、手腕痛	直刺 0.3～0.5 寸，可灸，避开桡动脉

2. 手阳明大肠经

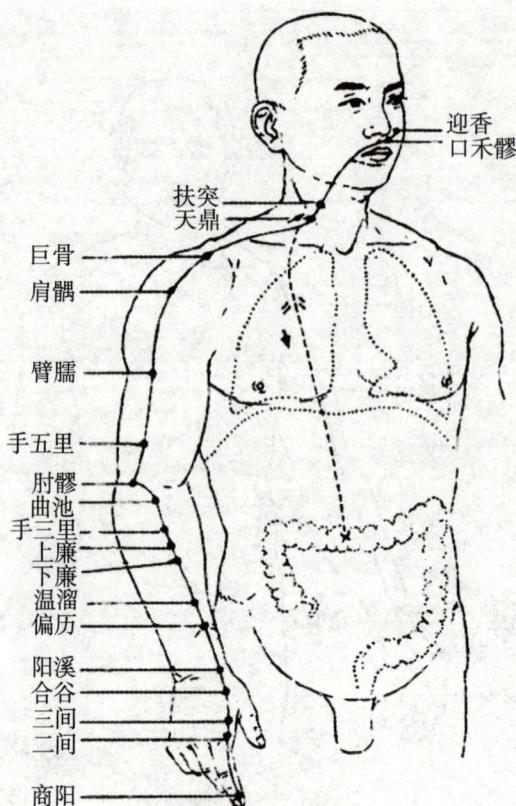

图 1-4　手阳明大肠经

（1）经脉循行：手阳明大肠经起于食指末端，沿食指内侧向上，经过第一、二掌骨之间，向上进入两筋（拇长伸肌腱与拇短伸肌腱）之间的凹陷处，沿前臂前方至肘部外侧，再沿上臂外侧前缘，上走肩端，沿肩峰前缘向上出于大椎，再向下进入缺盆，联络肺脏，通过横膈，属于大肠。其支脉从缺盆上行，通过面颊进入下齿龈，回绕至上唇，交叉于人中，左侧的经脉向右，右侧的经脉向左，分布在鼻孔两侧，与足阳明胃经相接（图 1-4）。

（2）主治概要：主治头面、五官、咽喉、热病以及经脉循行部位的其他病证。

（3）本经腧穴：本经从手走头，起于商阳，止于迎香，经穴有商阳、二间、三间、合谷、阳溪、偏历、温溜、下廉、上廉、手三里、曲池、肘髎、手五里、臂臑、肩髃、巨骨、天鼎、扶突、口禾髎、迎香，共二十穴。常用腧穴见表 1-2。

表 1-2　手阳明大肠经护理常用腧穴

穴位	定位	主治	操作
商阳	食指桡侧端，距指甲角约0.1寸	咽喉肿痛、热病、中风、昏迷、鼻衄、耳鸣、耳聋、齿痛	向上斜刺 0.1～0.2 寸，也可用三棱针点刺出血
合谷	在手背第一、二掌骨之间，近第二掌骨中点的桡侧缘	感官、头痛、面瘫及眼、耳、鼻、口齿、咽喉、颈、项、肩、臂部病证、中暑、发热、多汗、无汗、中风后遗症、多发性神经炎、阑尾炎、痛经、经闭、滞产等	直刺 0.5～1 寸。可灸

续表

穴位	定位	主治	操作
手三里	侧腕屈肘，在肱桡肌凹陷处，即肘腕连线上，曲池下2寸处	上肢疼痛、麻痹或瘫痪、腹痛、腹泻、高血压、失音	直刺0.5～1寸。可灸
曲池	屈肘成直角，在肘横纹外端与肱骨外上髁连线的中点	发热、咽喉疼痛、上肢疼痛、麻木、瘫痪、高血压、皮肤瘙痒、湿疹、瘰疬、癫狂	屈肘时，直刺1～1.5寸。可灸
肩髃	锁骨肩峰的下缘，当上臂外展平举时，肩前呈现的凹陷处	肩臂疼痛、上肢瘫痪、肩关节周围炎、荨麻疹、瘰疬	直刺或向下斜刺0.8～1.5寸。可灸
迎香	在鼻翼外缘中点旁，当鼻唇沟中	鼻塞、鼻衄、鼻渊、面瘫、三叉神经痛、胆道蛔虫病	直刺0.1～0.2寸或向鼻孔斜刺0.3～0.5寸。不宜灸
阳溪	腕背横纹桡侧，拇长伸肌腱与拇短伸肌腱之间凹陷中	牙痛、目赤痛、头痛、耳鸣、耳聋、咽喉肿痛、手腕痛	直刺0.3～0.5寸
臂臑	曲池和肩髃的连线，曲池上7寸	瘰疬、颈项拘急、肩臂疼痛、目疾	直刺0.5～1寸

3. 足阳明胃经

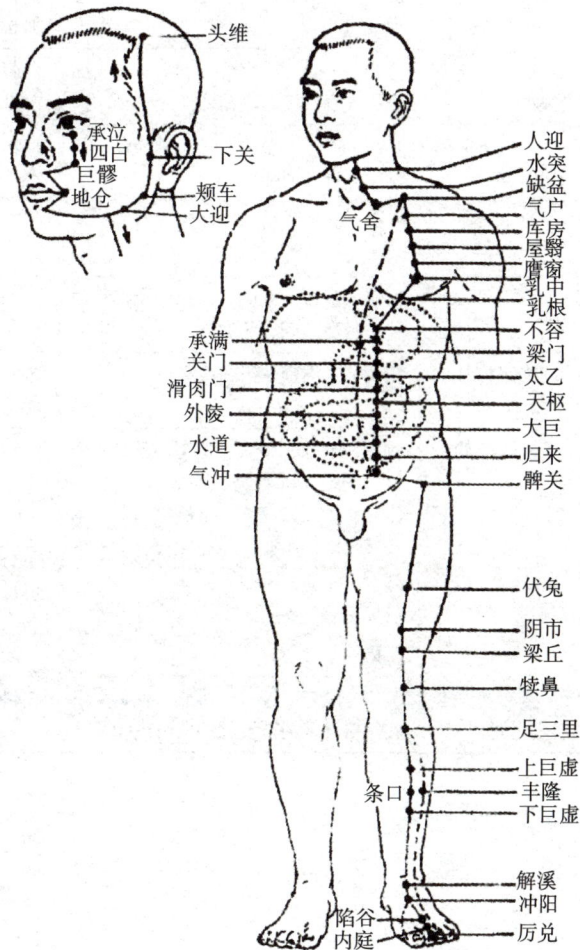

图1-5　足阳明胃经

（1）经脉循行：足阳明胃经起于鼻翼两侧，上行到鼻根部，入目内眦，与足太阳经脉交会于睛明穴，向下沿鼻柱外侧，进入上齿龈内，回出环绕口唇，向下交会于唇下的承浆穴，再向后沿下颌角上行，经耳前及发际到达前额。其下行支脉从下颌部下行，沿咽喉进入缺盆，通过横膈，入属于胃，联络脾脏。其直行经脉由缺盆分出，行于体表的胸腹到达腹股沟部。从胃口分出的支脉，再沿腹壁下行至腹股沟部，和循行于体表的经脉相会合，再沿大腿前面及胫骨外侧到足背部，走向第二趾外侧端。另一条支脉从膝下3寸处分出走到足中趾外侧端。足跗部支脉由冲阳穴分出，进入足大趾内侧端，与足太阴脾经相接（图1-5）。

（2）主治概要：主治胃肠病、头面五官病证、发热、神志病及经脉循行部位的其他病证。

（3）本经腧穴：本经从头走足，起于承泣，止于厉兑，经穴有承泣、四白、巨髎、地仓、大迎、颊车、下关、头维、人迎、水突、气舍、缺盆、气户、库房、屋翳、膺窗、乳中、乳根、不容、承满、梁门、关门、太乙、滑肉门、天枢、外陵、大巨、水道、归来、气冲、髀关、伏兔、阴市、梁丘、犊鼻、足三里、上巨虚、条口、下巨虚、丰隆、解溪、冲阳、陷谷、内庭、厉兑，共四十五穴。常用腧穴见表1-3。

表1-3　阳明胃经护理常用腧穴

穴位	定位	主治	操作
地仓	面部口角外侧，上直对瞳孔	面瘫、三叉神经痛、牙痛、流涎、流泪	直刺0.2寸，或向颊车方向平刺0.5～1寸。可灸
颊车	下颌角前上方约一横指，当咬紧牙齿时咬肌隆起处	牙痛、三叉神经痛、口眼㖞斜、面瘫、失音、流涎、腮腺炎	直刺0.3～0.4寸，或向地仓方向斜刺0.5～1寸。可灸
下关	在颧弓下缘凹陷处，当下颌骨髁状突的前方，闭口取穴	牙痛、下颌关节痛、三叉神经痛、耳鸣、耳聋、面瘫	直刺0.3～0.5寸。可灸
头维	额角发际，当鬓发前缘直上入发际0.5寸	头痛、眩晕、目痛、迎风流泪	向下斜刺0.5～0.8寸。不宜灸
天枢	脐中旁开2寸	腹痛、腹胀、肠鸣、泄泻、痢疾、便秘、月经不调、肠痈	直刺0.5～1寸。可灸
犊鼻	屈膝，髌骨下缘，髌韧带外侧凹陷处	膝关节及周围软组织疾患	向内上方斜刺0.5～1寸。可灸
足三里	在犊鼻下3寸，胫骨外侧约一横指处	胃痛、呕吐、腹胀、泄泻、肠鸣、便秘、痢疾、乳腺炎、高血压、失眠、休克、昏厥、瘫痪、下肢疼痛等。本穴有强壮作用，为保健要穴	直刺0.5～1.5寸。可灸
丰隆	足三里下5寸，在胫骨前嵴外二横指处	咳嗽、痰多、哮喘、胸痛、头痛、眩晕、癫痫、癫狂、下肢痿痹、呕吐、便秘	直刺0.5～1寸。可灸
解溪	足背踝关节横纹中点，当蹈长伸肌腱和趾长伸肌腱之间	头痛、眩晕、癫狂、腹胀、便秘、下肢痿痹、踝关节及周围软组织疾患	直刺0.5～1寸。可灸

4. 足太阴脾经

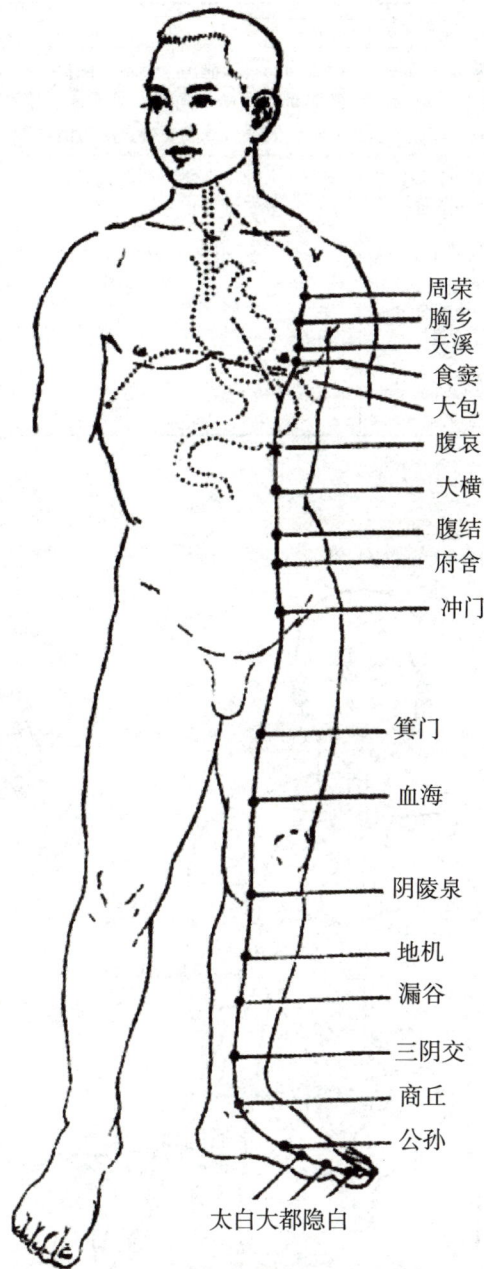

周荣
胸乡
天溪
食窦
大包
腹哀
大横
腹结
府舍
冲门

箕门

血海

阴陵泉

地机
漏谷
三阴交
商丘
公孙

太白大都隐白

图 1-6　足太阴脾经

（1）经脉循行：足太阴脾经起于足大趾内侧端，沿足背内侧、内踝前面、胫骨内侧后方上行，在内踝上 8 寸处交叉到足厥阴肝经的前面，经膝、股部内侧前缘进入腹部，属于脾脏，联络胃，通过横膈沿食管两旁上行到舌根部，散布于舌下，其支脉从胃部分出，上行通过横膈，流注于心中，与手少阴心经相接（图 1-6）。

（2）主治概要：主治脾胃病、妇科病、前阴病及经脉循行部位的其他病证。

（3）本经腧穴：本经从足走胸，起于隐白，止于大包，经穴有隐白、大都、太白、公孙、商丘、三阴交、漏谷、地机、阴陵泉、血海、箕门、冲门、府舍、腹结、大横、腹哀、食窦、天溪、胸乡、周荣、大包，共二十一穴。常用腧穴见表 1-4。

NOTE

表1-4　足太阴脾经护理常用腧穴

穴位	定位	主治	操作
三阴交	在小腿内侧，内踝尖上3寸，胫骨内侧缘后际	腹胀、肠鸣、泄泻、带下、阴挺、月经不调、遗精、阳痿、早泄、遗尿、心悸、失眠、下肢痿痹、阴虚诸症等	直刺1～1.5寸，孕妇禁针
阴陵泉	在小腿内侧、胫骨内侧髁下缘与胫骨内侧缘之间的凹陷处	腹胀、水肿、小便不利、黄疸、月经不调、带下以及膝痛等	直刺1～2寸
血海	在股前区，髌底内侧端上2寸，股内侧肌隆起处。简便取穴法：患者屈膝，医者以左手掌心按于患者右膝髌骨上缘，第2～5指向上伸直，拇指呈45°斜置，拇指指尖下便是	崩漏、月经不调、痛经、闭经、瘾疹、湿疹、丹毒、阴部瘙痒等	直刺1～1.5寸

5. 手少阴心经

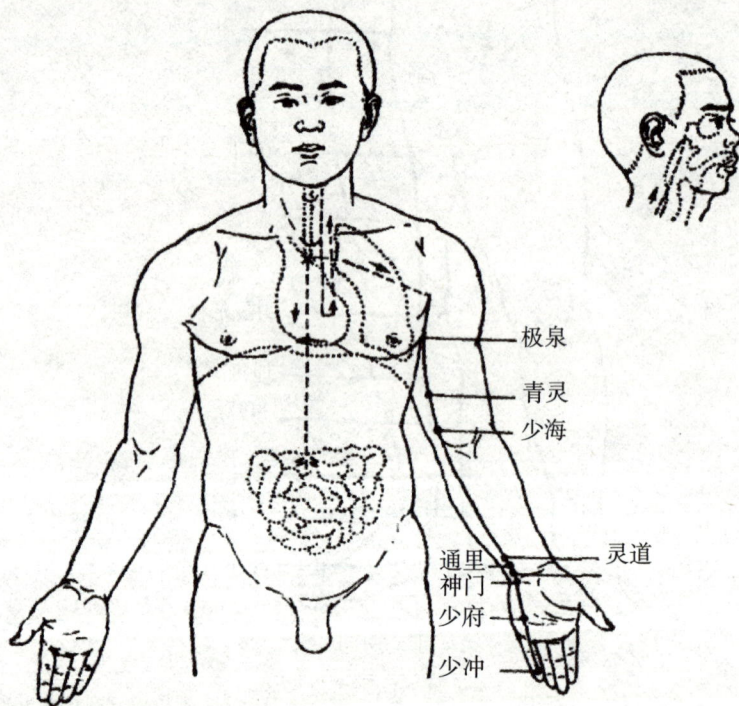

图1-7　手少阴心经

（1）经脉循行：手少阴心经起于心中，向下通过横膈，联络小肠。其支脉从心系，上夹咽喉，联系眼睛。直行的经脉，从心脏上抵肺部，再向下出腋窝，沿着上肢掌侧面的尺侧缘下行，进入手掌中，经第四、五掌骨之间到手小指桡侧端，与手太阳小肠经相接（图1-7）。

（2）主治概要：主治心、胸、神志病及经脉循行部位的其他病证。

（3）本经腧穴：本经从胸走手，起于极泉，止于少冲，经穴有极泉、青灵、少海、灵道、通里、阴郄、神门、少府、少冲，共九穴。常用腧穴见表1-5。

表 1-5 手少阴心经护理常用腧穴

穴位	定位	主治	操作
神门	在腕前区,腕掌侧远端横纹尺侧端,尺侧腕屈肌腱的桡侧缘	惊悸、怔忡、心痛、心烦、健忘、不寐、癫狂痫、痴呆、高血压等	直刺 0.3～0.5 寸
少冲	在小指末节桡侧,指甲根角侧上方 0.1 寸(指寸)	心痛、心悸、胸胁痛、癫狂、热病、昏迷等	浅刺 0.1 寸或点刺出血

6.手太阳小肠经

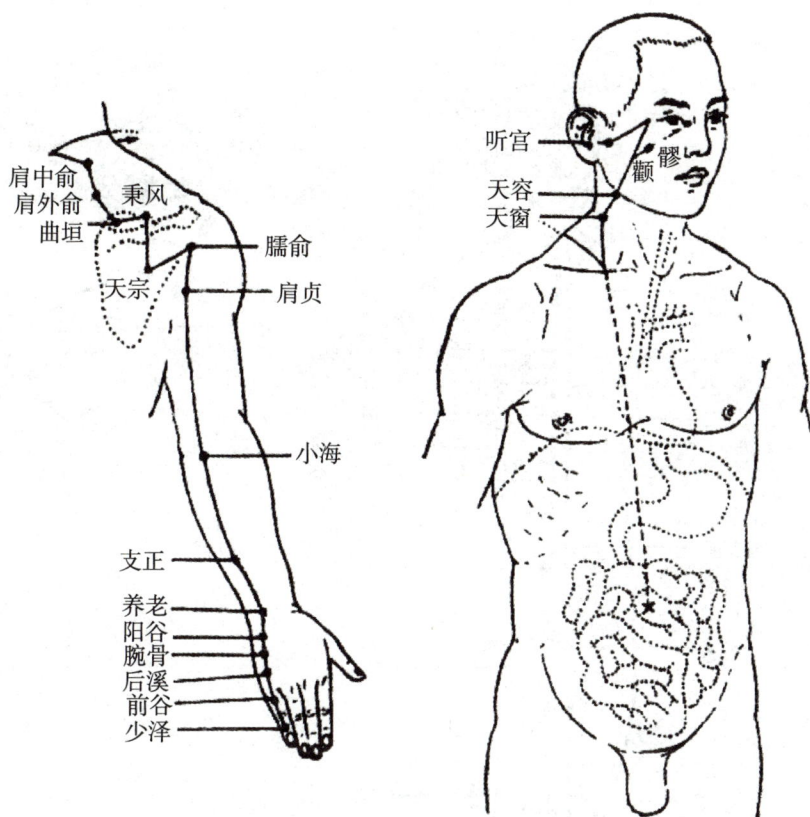

图 1-8 手太阳小肠经

(1)经脉循行:手太阳小肠经起于小指尺侧端,经手背外侧直上出尺骨茎突,沿上肢背侧面的尺侧缘,经尺骨鹰嘴与肱骨内上髁之间上达肩部,绕过肩胛部,交会于大椎,向下进入缺盆,联络心脏;沿食管下行,穿过横膈,到达胃部,属于小肠。缺盆部支脉沿着颈部上达面颊至目外眦,又折回耳中;颊面支脉上行目眶下,抵于鼻旁,至目内眦与足太阳膀胱经相接(图1-8)。

(2)主治概要:主治头、枕、项、耳、目、咽喉病,热病、神志病及经脉循行部位的其他病证。

(3)本经腧穴:本经从手走头,起于少泽,止于听宫,经穴有少泽、前谷、后溪、腕骨、阳谷、养老、支正、小海、肩贞、臑俞、天宗、秉风、曲垣、肩外俞、肩中俞、天窗、天容、颧髎、听宫,共十九穴。常用腧穴见表1-6。

NOTE

表 1-6 手太阳小肠经护理常用腧穴

穴位	定位	主治	操作
少泽	在小指末节尺侧,指甲根角侧上方 0.1 寸(指寸)	乳汁不通、乳痈、热病、昏迷、头痛、咽喉肿痛、耳鸣、耳聋等	浅刺 0.1 寸或点刺出血,孕妇慎用
后溪	在手内侧,第 5 掌指关节尺侧近端赤白肉际凹陷中	头项强痛、急性腰扭伤、手指及肘臂挛痛、耳鸣、耳聋、目赤、疟疾等	直刺 0.5 ~ 0.8 寸,可向合谷方向透刺
听宫	位于面部耳屏前,下颌骨髁状突的后方	耳鸣、耳聋、聤耳、牙痛、癫狂痫	直刺 1 ~ 1.5 寸

7. 足太阳膀胱经

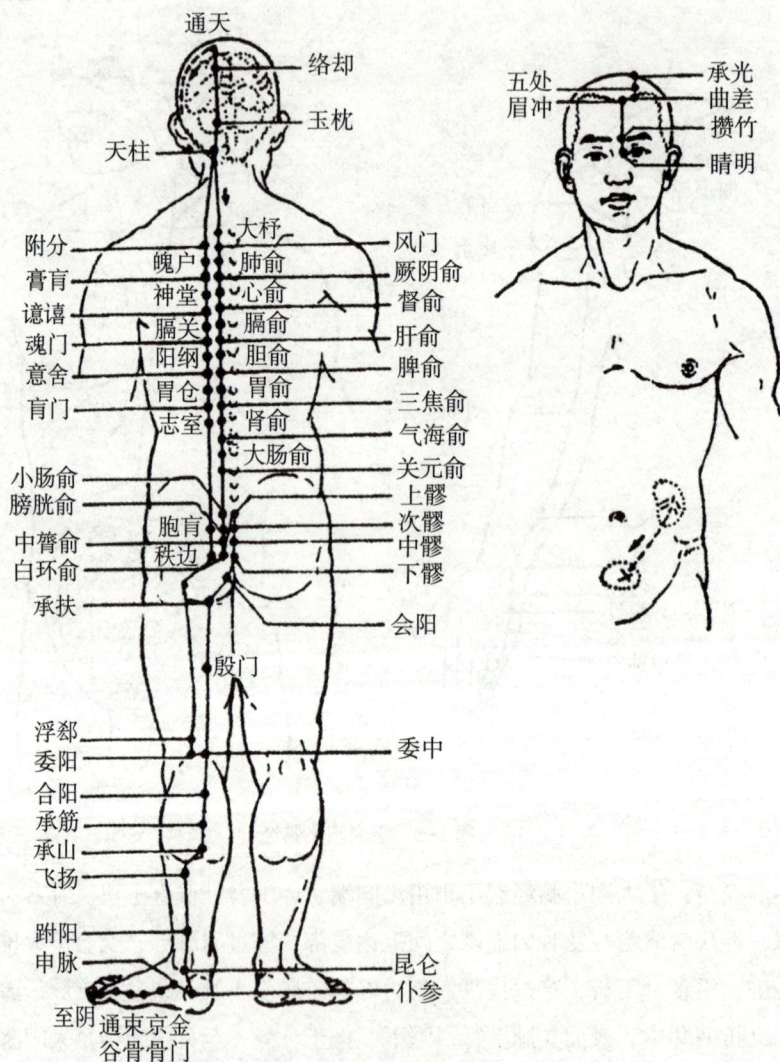

图 1-9 足太阳膀胱经

(1)经脉循行:足太阳膀胱经起于目内眦,上行额部,交会于颠顶。直行的经脉从头顶进入颅内,联络于脑,回出向下到项后分开,一直沿着脊柱两侧到腰部,从脊旁进入内脏,联络肾脏,属于膀胱,再向下通过臀部进入腘窝中央。另一条支脉从肩胛骨的内侧缘下行,经外踝后,沿着足背外侧到足小趾端,与足少阴肾经相接(图 1-9)。

（2）主治概要：主治眼病和头、项、背、腰、骶部、下肢病及痔疮、脱肛、精神病、癫痫等。"背俞"穴主治各有关内脏以及与脏腑功能有关的组织器官病证。

（3）本经腧穴：本经从头走足，起于睛明，止于至阴，经穴有睛明、攒竹、眉冲、曲差、五处、承光、通天、络却、玉枕、天柱、大杼、风门、肺俞、厥阴俞、心俞、督俞、膈俞、肝俞、胆俞、脾俞、胃俞、三焦俞、肾俞、气海俞、大肠俞、关元俞、小肠俞、膀胱俞、中膂俞、白环俞、上髎、次髎、中髎、下髎、会阳、承扶、殷门、浮郄、委阳、委中、附分、魄户、膏肓、神堂、譩譆、膈关、魂门、阳纲、意舍、胃仓、肓门、志室、胞育、秩边、合阳、承筋、承山、飞扬、跗阳、昆仑、仆参、申脉、金门、京骨、束骨、通谷、至阴，共六十七穴。常用腧穴见表1-7。

表 1-7 足太阳膀胱经护理常用腧穴

穴位	定位	主治	操作
睛明	在面部，目内眦内上方眶内侧壁凹陷处	目赤肿痛、流泪、视物不清、目眩、近视、夜盲、色盲等	嘱患者闭眼，医者左手轻推眼球向外侧固定，右手缓慢进针，紧靠眶缘直刺0.5～1寸，不捻转提插。出针后按压针孔片刻，以防出血。本穴禁灸
攒竹	在面部，眉头凹陷中，额切迹处	头痛、眉棱骨痛、目赤肿痛、目视不明、眼睑瞤动、口眼㖞斜、呃逆等	向眉中或向眼眶内缘平刺或斜刺0.5～0.8寸。本穴禁灸
肺俞	在脊柱区，第3胸椎棘突下，后正中线旁开1.5寸	咳嗽、气喘、咯血、骨蒸潮热、盗汗等	斜刺0.5～0.8寸
肾俞	在脊柱区，第2腰椎棘突下，后正中线旁开1.5寸	头晕、耳鸣、腰痛、遗精、阳痿、月经不调、带下等	直刺0.5～1寸
大肠俞	在脊柱区，第4腰椎棘突下，后正中线旁开1.5寸	肠鸣、腹泻、腹胀、腹痛、便秘、腰腿痛等	直刺0.8～1.2寸
膀胱俞	在骶区，横平第2骶后孔，骶正中嵴旁开1.5寸	小便不利、遗尿、尿闭、淋浊、腰骶痛、便秘、泄泻等	直刺或斜刺0.8～1.2寸
委中	在膝后区，腘横纹中点	腰腿痛、下肢痿痹、急性吐泻、腹痛、丹毒等	直刺1～1.5寸或用三棱针在腘静脉上点刺出血
承山	在小腿后区，腓肠肌两肌腹与肌腱交角处	痔疾、便秘、腰腿拘急疼痛、脚气等	直刺1～2寸

8. 足少阴肾经

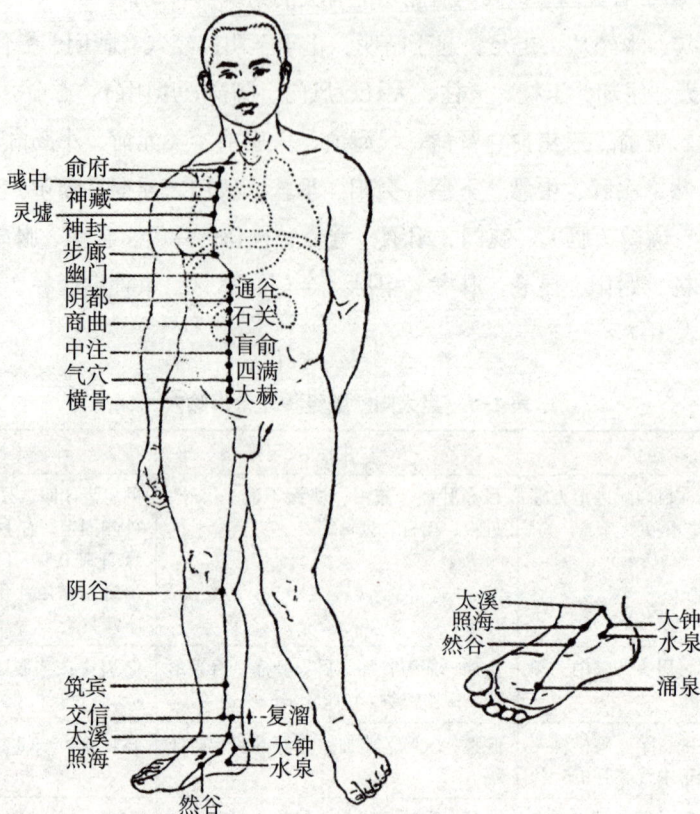

图 1-10   足少阴肾经

（1）经脉循行：足少阴肾经起于小趾下，斜向足心部，沿舟骨粗隆下缘，走行于内踝之后，转行足跟部，由小腿内侧后缘，过膝内侧，上行脊柱，属于肾脏，联络膀胱。直行的经脉从肾上行到肝，穿过横膈，进入肺脏，沿喉咙到舌根部。其支脉从肺脏分出，联络心脏，流注于胸中，与手厥阴心包经相接（图 1-10）。

（2）主治概要：主治妇科、前阴病、肾、肺、咽喉病及经脉循行部位的其他病证。

（3）本经腧穴：本经从足走胸，起于涌泉，止于俞府。经穴有涌泉、然谷、太溪、大钟、水泉、照海、复溜、交信、筑宾、阴谷、横骨、大赫、气穴、四满、中注、肓俞、商曲、石关、阴都、腹通谷、幽门、步廊、神封、灵墟、神藏、彧中、俞府，共二十七穴。常用腧穴见表 1-8。

表 1-8   足少阴肾经护理常用腧穴

穴位	定位	主治	操作
涌泉	在足底，屈足卷趾时足心最凹陷中	头痛、头晕、目眩、小儿惊风、癫狂痫、昏厥、咽痛、喉痹、小便不利、大便难、足心热等	直刺 0.5～0.8 寸
太溪	在踝区，内踝尖与跟腱之间的凹陷中	头痛、目眩、失眠、遗精、阳痿、月经不调、咽喉肿痛、齿痛、耳聋、耳鸣、小便频数、消渴、咳喘、咳血	直刺 0.5～0.8 寸
照海	在踝区，内踝尖下 1 寸，内踝下缘边际凹陷中	咽喉干痛、目赤肿痛、月经不调、带下、小便频数、癃闭、失眠、癫痫等	直刺 0.5～0.8 寸

9. 手厥阴心包经

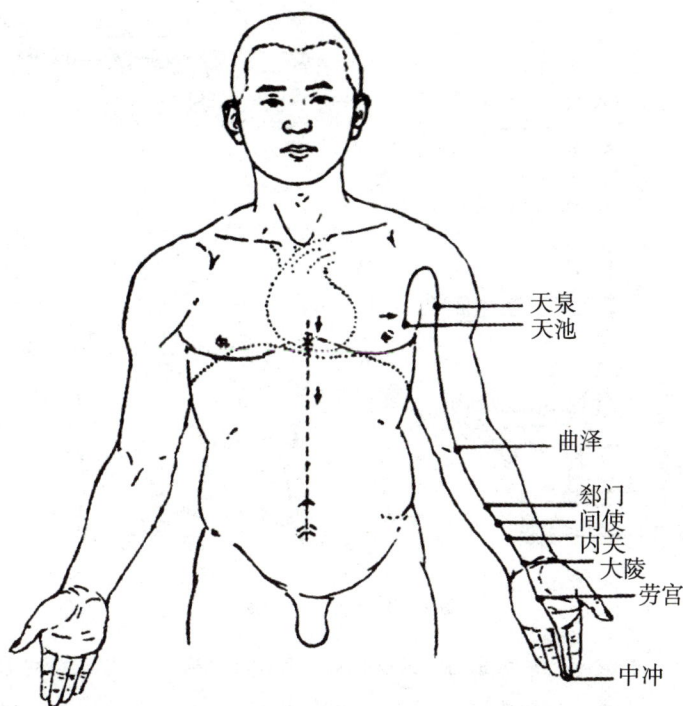

图 1-11 手厥阴心包经

（1）经脉循行：手厥阴心包经起于胸中，属于心包，向下通过横膈，联络三焦。一条支脉出来到胸部，经腋窝，沿手臂掌侧面的中间，进入手掌中，出中指末端，另一条支脉从手掌中分出，走向无名指，与手少阳三焦经相接（图 1-11）。

（2）主治概要：主治心、胸、胃、神志病及经脉循行部位的其他病证。

（3）本经腧穴：本经从胸走手，起于天池，止于中冲，经穴有天池、天泉、曲泽、郄门、间使、内关、大陵、劳宫、中冲，共九穴。常用腧穴见表 1-9。

表 1-9 手厥阴心包经护理常用腧穴

穴位	定位	主治	操作
曲泽	在肘前区，肘横纹上，肱二头肌腱的尺侧缘凹陷中	心痛、心悸、胃痛、呕吐、烦热、口干、肘臂挛痛等	直刺 1～1.5 寸，或点刺出血
间使	在前臂前区，腕掌侧远端横纹上 3 寸，掌长肌腱与桡侧腕屈肌腱之间	心痛、心悸、胃痛、呕吐、癫狂痫、热病、疟疾等	直刺 0.5～1 寸
内关	在前臂前区，腕掌侧远端横纹上 2 寸，掌长肌腱与桡侧腕屈肌腱之间	心痛、心悸、胸闷、眩晕、失眠、癫狂痫、胃痛、呕吐、呃逆、肘臂挛痛等	直刺 0.5～1 寸
中冲	中指尖端的中央	昏迷、热病、中暑、小儿惊风、心痛、舌强肿痛等	浅刺 0.1 寸或点刺出血

10. 手少阳三焦经

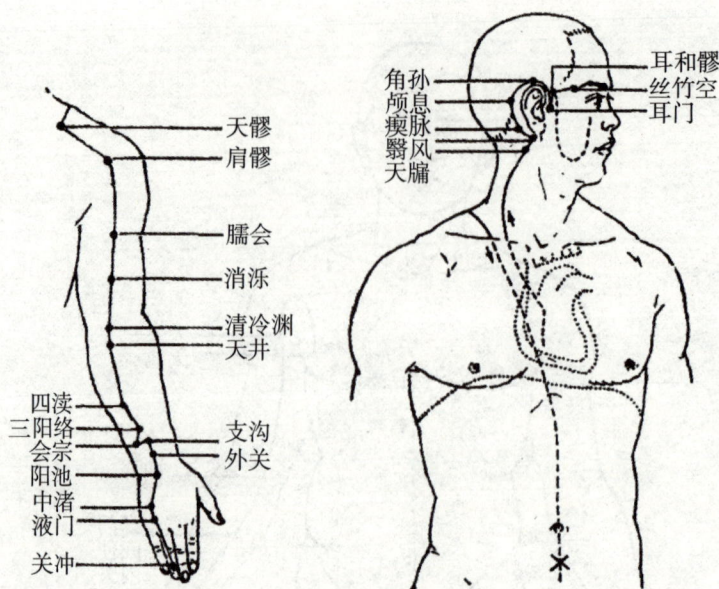

图 1-12　手少阳三焦经

（1）经脉循行：手少阳三焦经起于无名指端，经手背沿桡、尺骨之间向上通过鹰嘴突，再沿上臂外侧走向肩部，交出足少阳经的后面，向前进入锁骨窝，联络心包，通过横膈，属于三焦。一条支脉从胸中向上，出缺盆，循颈部到耳后，直行耳上角，由此屈而下行，绕颊部到眼眶下。另一条支脉从耳后进入耳中。穿出后经过耳前，与前条支脉交叉于面颊部，到达目外眦，与足少阳胆经相接（图 1-12）。

（2）主治概要：主治头侧部、耳、目、胸胁、咽喉病，热病及经脉循行部位的其他病证。

（3）本经腧穴：本经从手走头，起于关冲，止于丝竹空，经穴有关冲、液门、中渚、阳池、外关、支沟、会宗、三阳络、四渎、天井、清冷渊、消泺、臑会、肩髎、天髎、翳风、瘈脉、颅息、角孙、耳门、耳和髎、丝竹空，共二十三穴。常用腧穴见表 1-10。

表 1-10　手少阳三焦经护理常用腧穴

穴位	定位	主治	操作
外关	在前臂后区，腕背侧远端横纹上 2 寸，尺骨与桡骨间隙中点	头痛、目赤肿痛、颊痛、耳聋、耳鸣、热病、上肢痿痹、胸胁痛等	直刺 0.5～1 寸
支沟	在前臂后区，腕背侧远端横纹上 3 寸，尺骨与桡骨间隙中点	便秘、热病、耳鸣、耳聋、胁肋痛、肩背痛等	直刺 0.5～1 寸
肩髎	在三角肌区，肩峰角与肱骨大结节两骨凹陷中。屈臂外展，肩峰外侧缘前后端呈现两个凹陷，后一凹陷即为本穴	肩臂挛痛不遂	直刺 1～1.5 寸
翳风	在颈部，耳垂后方，乳突下端前方凹陷中	耳鸣、耳聋、口眼㖞斜、齿痛、颊肿等	直刺 0.5～1 寸
耳门	在耳区，耳屏上切迹与下颌骨髁突之间的凹陷中	耳鸣、耳聋、聤耳、齿痛等	微张口，直刺 0.5～1 寸
丝竹空	在面部，眉梢凹陷中	头痛、目眩、目赤肿痛、眼睑𥆧动、癫狂痫等	平刺 0.3～0.5 寸。不灸

11. 足少阳胆经

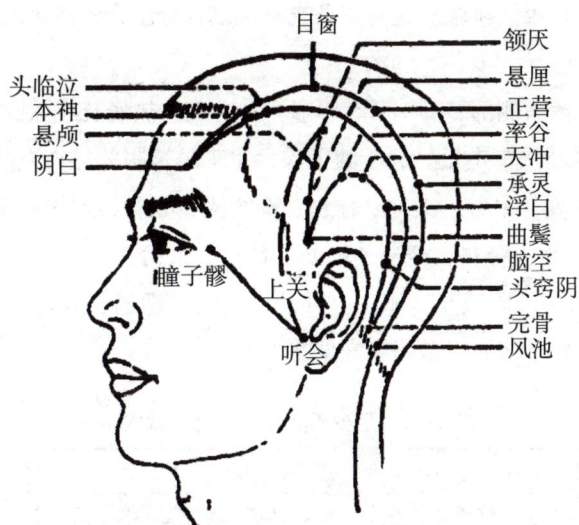

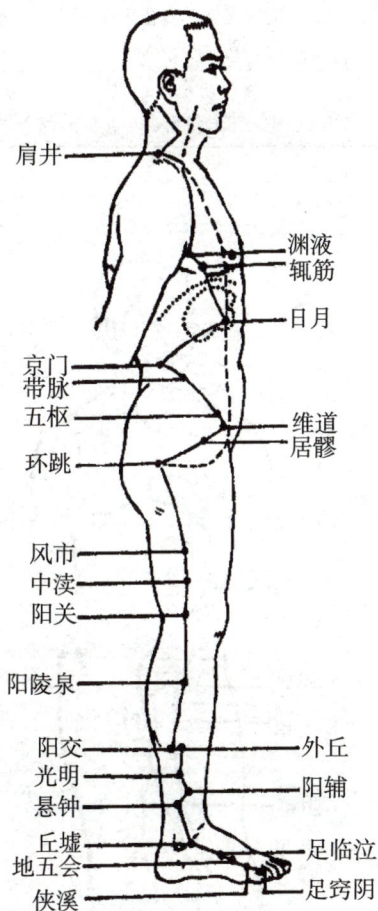

图 1-13　足少阳胆经

（1）经脉循行：足少阳胆经起于目外眦，向上到达颞部，下行经过耳后，循颈部行手少阳经前方，抵肩部，交叉到手少阳经之后，进入锁骨窝。一条支脉从耳后分出进入耳中，出走耳前至眼外角后方；另一条支脉从外眦部下行，与前一支脉会合于锁骨窝，下入胸内，通过横膈，联络肝脏，属于胆，沿着胁肋里面到达腹股沟部，经前阴部，横行走向髋关节部，与体表循行的经脉相会合。其直行的经脉，经过胸胁与前入髋关节的经脉会合，再沿大腿外侧、腓骨前面，外踝下方，到达足第四趾端。还有一条支脉从足背分出，到达足大趾外侧，与足厥阴肝经相接（图 1-13）。

（2）主治概要：主治头侧部、耳、目、咽喉，神志病、热病及经脉循行部位的其他病证。

（3）本经腧穴：本经从头走足，起于瞳子髎，止于足窍阴，经穴有瞳子髎、听会、上关、颔厌、悬颅、悬厘、曲鬓、率谷、天冲、浮白、头窍阴、完骨、本神、阳白、头临泣、目窗、正营、承灵、脑空、风池、肩井、渊液、辄筋、日月、京门、带脉、五枢、维道、居髎、环跳、风市、中渎、膝阳关、阳陵泉、阳交、外丘、光明、阳辅、悬钟、丘墟、足临泣、地五会、侠溪、足窍阴，共四十四穴。常用腧穴见表 1-11。

表 1-11　足少阳胆经护理常用腧穴

穴位	定位	主治	操作
风池	在颈后区，枕骨之下，胸锁乳突肌上端与斜方肌上端之间的凹陷中，横平风府	头痛、眩晕、耳鸣、感冒、鼻塞、目赤肿痛、咽喉肿痛、颈项强痛等	针尖微下，向鼻尖方向斜刺 0.8～1.2 寸，或平刺透风府穴。避免伤及延髓
肩井	在肩胛区，第 7 颈椎棘突与肩峰最外侧连线的中点	颈项强痛、肩背疼痛、上肢不遂、乳痛、乳汁少、难产等	直刺 0.5～0.8 寸，不可深刺、捣刺。孕妇禁针
阳陵泉	在小腿外侧，腓骨头前下方凹陷中	胁痛、黄疸、口苦、呕吐、膝膑肿痛、下肢痿痹、小儿惊风等	直刺 1～1.5 寸

12. 足厥阴肝经

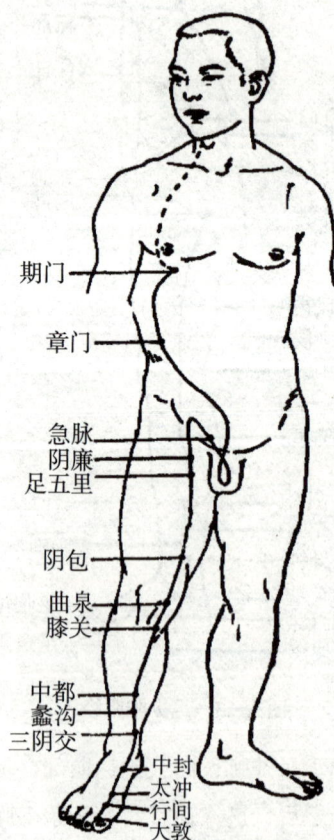

图 1-14　足厥阴肝经

（1）经脉循行：足厥阴肝经起于足大趾毫毛处，沿着足背内侧上行，经过内踝前1寸处，沿胫骨内侧面上行，至内踝上8寸，交叉到足太阴脾经的后面，再沿大腿内侧中间上行，环绕阴部，到达小腹部，夹胃、属肝、络胆，再向上通过横膈，分布于胁并沿喉咙的后面上行，联系眼睛、上额，到颠顶部与督脉会合。一条支脉从眼睛下行到面颊部，环绕口唇。另一条支脉从肝脏分出，通过横膈，向上联系肺脏，与手太阴肺经相接（图1-14）。

（2）主治概要：主治肝胆病、妇科病、前阴病及经脉循行部位的其他病证。

（3）本经腧穴：本经从足走胸，起于大敦，止于期门，经穴有大敦、行间、太冲、中封、蠡沟、中都、膝关、曲泉、阴包、足五里、阴廉、急脉、章门、期门，共十四穴。常用腧穴见表1-12。

表1-12　足厥阴肝经护理常用腧穴

穴位	定位	主治	操作
太冲	在足背，第1、2跖骨间，跖骨底结合部前方凹陷中，或触及动脉搏动	头痛、眩晕、中风、癫痫、月经不调、崩漏、胁痛、黄疸、下肢痿痹等	直刺0.5～0.8寸

13. 督脉

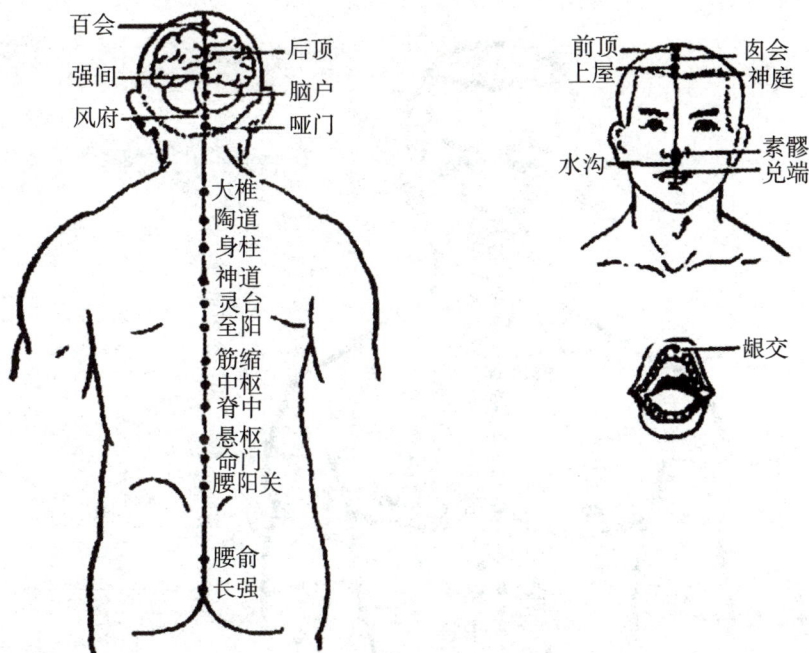

图1-15　督脉

（1）经脉循行：本经起于小腹内，下行于会阴部，向后从尾骨端上行脊柱内部，至项后风府穴处进入颅内，经头顶、前额、鼻部，至上唇系带处（图1-15）。

（2）主治概要：主治神志病，热病，腰骶、背、头项局部病证及相应的内脏病证。

（3）本经腧穴：督脉共计29穴，常用腧穴见表1-13。

表 1-13   督脉护理常用腧穴

穴位	定位	主治	操作
腰阳关	在脊柱区，第4腰椎棘突下凹陷中，后正中线上	腰骶痛、下肢痿痹、月经不调、赤白带下、遗精、阳痿等	向上斜刺0.5～1寸。多用灸法
命门	在脊柱区，第2腰椎棘突下凹陷中，后正中线上	腰痛、下肢痿痹、月经不调、赤白带下、遗精、阳痿、遗尿、泄泻等	向上斜刺0.5～1寸。多用灸法
大椎	在脊柱区，第7颈椎棘突下凹陷中，后正中线上	热病、疟疾、咳喘、癫狂痫、头项强痛等	向上斜刺0.5～1寸
风府	在颈后区，枕外隆突直下，两侧斜方肌之间凹陷中	头痛、颈项强痛、咽喉肿痛、目痛、鼻衄、中风、癫狂痫等	伏案正坐，头微前倾，向下颌方向缓慢刺入0.5～1寸，严禁向上深刺，以免刺入枕骨大孔，伤及延髓
百会	在头部，前发际正中直上5寸，或前、后发际正中连线中点向前1寸的凹陷中或两耳尖向上连线的中点	头痛、眩晕、耳鸣、中风、失语、失眠、健忘、癫狂痫、脱肛、胃下垂等	平刺0.5～0.8寸。升阳举陷用灸法
印堂	在头部，两眉毛内侧端中间的凹陷中	头痛、眩晕、失眠、小儿惊风、鼻塞、鼻渊、鼻衄、眉棱骨痛、目痛等	从上向下平刺，或向左、右透刺攒竹、睛明等，深0.3～0.5寸

14. 任脉

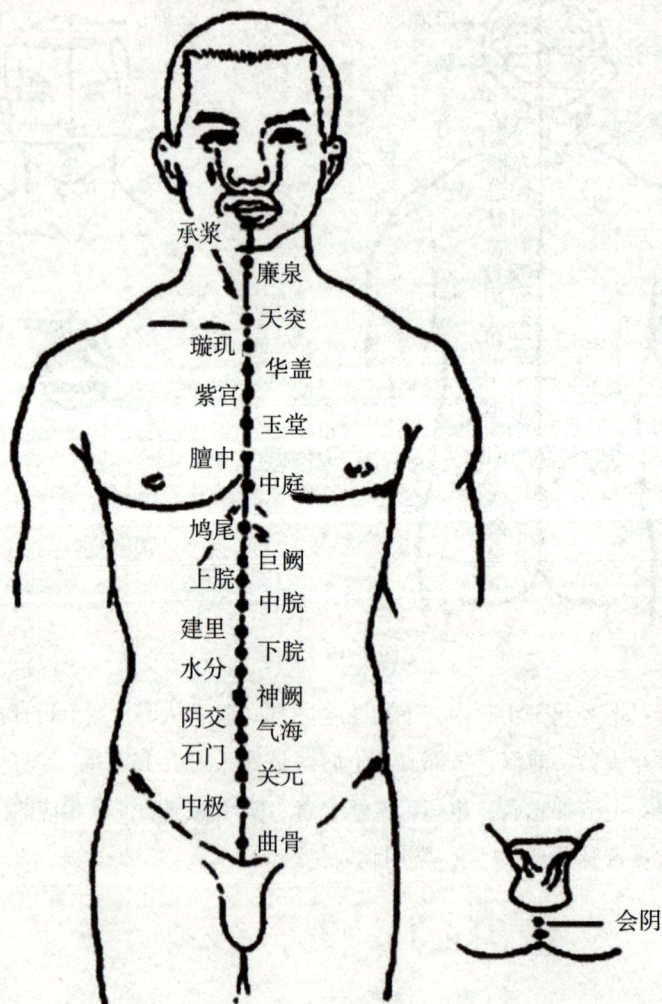

图 1-16 任脉

（1）经脉循行：本经起于小腹内，下出会阴，向前上行于阴毛部，循腹部和胸部正中线上行，经咽喉，上行环绕口唇，沿面颊，进入目眶下，联系于目（图1-16）。

（2）主治概要：主治腹、胸、颈、咽喉、头面的局部病证及相应的内脏病证，少数腧穴有强壮作用或可治疗神志病。

（3）本经腧穴：任脉共计24穴。常见腧穴见表1-14。

表1-14　任脉护理常用腧穴

穴位	定位	主治	操作
关元	在下腹部，脐中下3寸，前正中线上	中风脱证、虚劳羸瘦、遗精、阳痿、遗尿、尿频、月经不调、带下、不孕、恶露不尽、腹痛、疝气、腹泻、脱肛等	直刺1～1.5寸，孕妇慎用
气海	在下腹部，脐中下1.5寸，前正中线上	虚脱乏力、形体羸瘦、遗精、阳痿、月经不调、崩漏、产后恶露不绝、痛经、不孕、腹痛、腹泻、便秘等	直刺1～1.5寸，孕妇慎用
神阙	在脐区，脐中央	虚脱、中风脱证、腹痛、腹胀、腹泻、脱肛、水肿等	禁针，多用艾条灸或艾炷隔盐灸
中脘	在上腹部，脐中上4寸，前正中线上	胃脘痛、腹胀、呕吐、吞酸、呃逆、纳呆、肠鸣、泄泻、黄疸等	直刺1～1.5寸，孕妇慎用
膻中	在胸部，横平第4肋间隙，前正中线上	胸闷、心悸、胸痛、咳嗽、气喘、乳汁少、乳痈、乳癖等	平刺0.3～0.5寸
天突	在颈前区，胸骨上窝中央，前正中线上	咳嗽、哮喘、胸痛、咽喉肿痛、梅核气、噎嗝等	先直刺0.2寸，然后向下紧靠胸骨柄后缘刺入1～1.5寸

二、耳穴

（一）概述

耳穴是耳郭皮肤与人体经络、脏腑、组织器官、四肢百骸相互沟通的部位，是脉气所发和传输之处，是耳郭诊断和治疗疾病的特定点。耳穴的全称叫"耳部腧穴"。耳穴疗法包括耳穴压豆法、毫针法、埋针法、电针法、刺血法、水针法、艾灸法、梅花针法等，本节重点讲述常用的20个耳穴。

（二）耳郭的表面解剖

耳郭的表面解剖共分11个部分，详见标准耳郭分区示意图正面（图1-17）、标准耳郭分区示意图背面（图1-18）、标准耳郭分区示意图内侧面（图1-19）。

对耳轮2区
对耳轮3区
三角窝5区
对耳轮10区
耳甲3区
对耳轮12区
对耳轮13区

耳轮7区
耳轮6区
耳舟1区
对耳轮1区
耳轮5区
三角窝1区
耳轮8区
对耳轮4区
三角窝2区
耳舟2区
对耳轮5区
三角窝3区
三角窝4区
对耳轮6区
耳轮4区
耳甲8区
对耳轮9区
对耳轮7区
对耳轮8区
耳甲9区
耳甲10区
耳轮3区
耳舟3区
耳甲11区
耳甲7区
耳轮9区
耳甲6区
耳甲5区
耳轮2区
耳轮10区
对耳轮11区
耳轮1区
耳甲4区
耳甲1区
耳舟4区
耳甲3区
耳甲2区
耳舟5区
耳甲14区
耳屏1区
耳轮11区
耳甲15区
耳甲16区
耳屏2区
耳舟6区
耳甲17区
耳轮12区
对耳屏3区
耳甲18区
对耳屏2区
对耳屏1区
耳垂3区
耳垂2区
耳垂1区
耳垂6区
耳垂5区
耳垂4区
耳垂9区
耳垂8区
耳垂7区

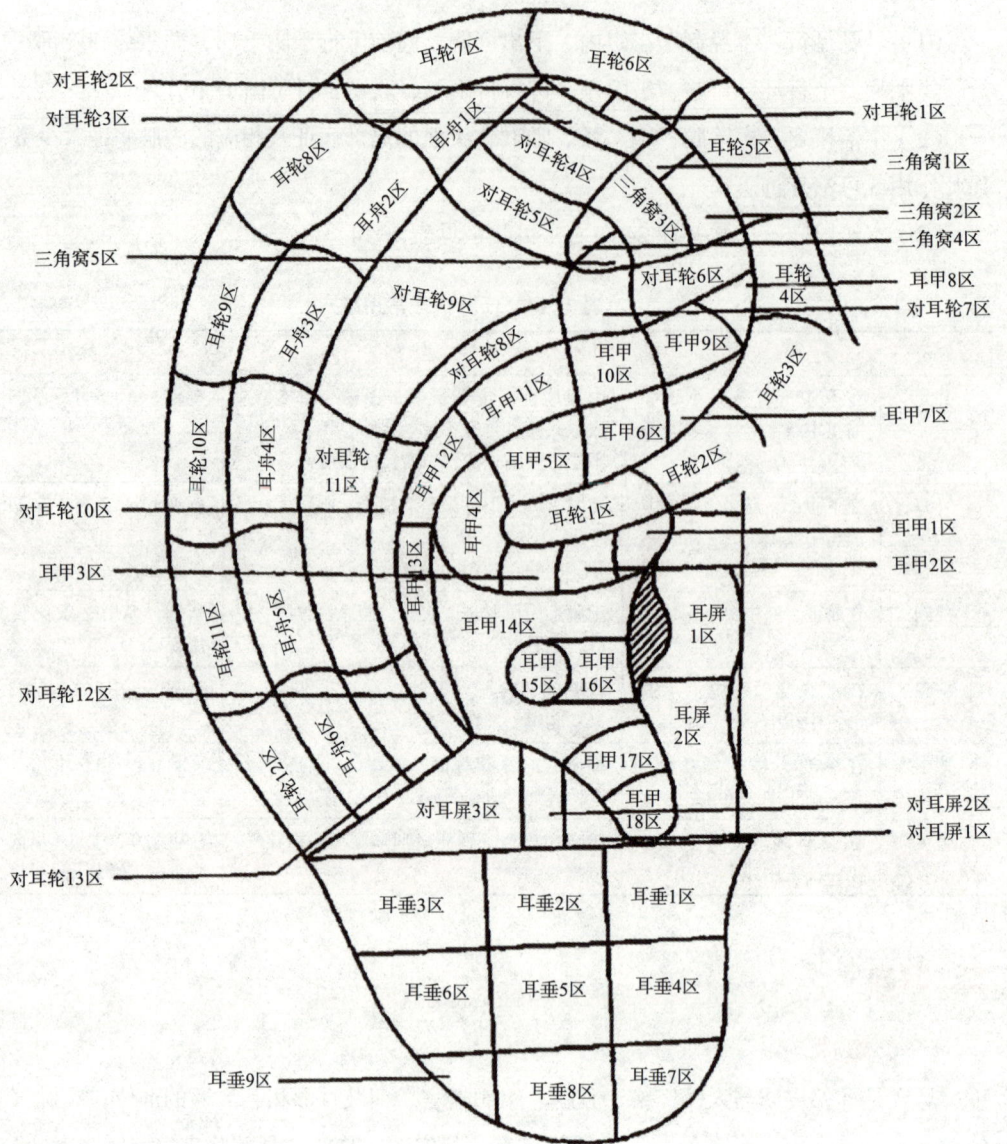

图 1-17　标准耳郭分区示意图正面

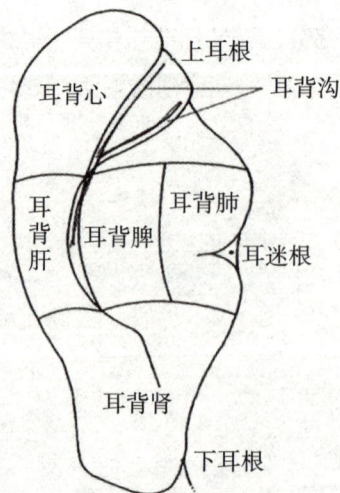

上耳根
耳背心
耳背沟
耳背肺
耳背肝
耳背脾
耳迷根
耳背肾
下耳根

图 1-18　标准耳郭分区示意图背面

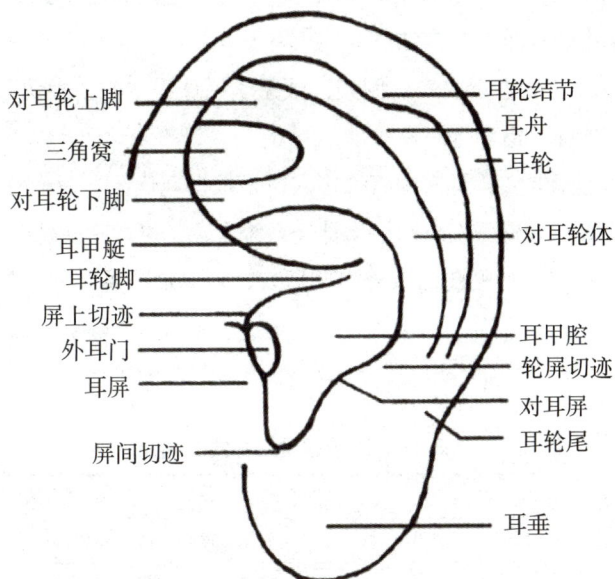

图 1-19　标准耳郭分区示意图内侧面

1. 耳轮　耳郭外缘向前卷曲的部分。

2. 对耳轮　与耳轮相对的隆起，在内轮的内侧。其上方有两分叉，向上一支为对耳轮上脚，向下一支为对耳轮下脚。

3. 三角窝　对耳轮上、下脚之间的三角形凹陷。

4. 耳舟　耳轮与对耳轮之间的凹沟。

5. 耳屏　耳郭前面的瓣状凸起。

6. 屏上切迹　耳屏上缘与耳轮脚之间的凹陷。

7. 对耳屏　耳垂上部与耳垂相对的隆起。

8. 屏间切迹　耳屏与对耳屏之间的凹陷。

9. 耳垂　耳郭最下部无软骨的皮垂。

10. 耳甲艇　耳轮脚以上的耳腔部分。

11. 耳甲腔　耳轮脚以下的耳腔部分。

12. 耳背　耳郭的后内侧面。

13. 耳根　耳郭与头部相连处。

（三）耳穴的分布与取穴原则

根据中华人民共和国国家标准《耳穴名称和定位》，把耳郭分为耳轮部 13 穴、耳舟部 6 穴、对耳轮部 14 穴、三角窝部 5 穴、耳屏部 9 穴、对耳屏部 8 穴、耳甲部 21 穴、耳垂部 8 穴、耳背部 6 穴和耳根部 3 穴，共 93 穴。

1. 耳穴的分布　耳穴在耳部的分布有一定的规律，像是一个在子宫内"倒置的胎儿"，头部朝下，臀部朝上，躯干在中。与头面部相应的穴位在耳垂或耳垂邻近；与上肢相应的穴位在耳周；与躯干相应的穴位在对耳轮体部；与下肢相应的穴位在对耳轮上、下脚；与腹腔相应的穴位在耳甲艇；与胸腔相应的穴位在耳甲腔；与消化道相应的穴位在耳轮脚周围等。

2. 取穴原则　耳穴治病配穴必须遵循以下四条原则。

（1）根据疾病部位取穴：即根据人体的患病部位，在耳郭的相应部位（耳穴）取穴，是应用耳穴治疗疾病时最基本、最重要的方法。

（2）根据脏腑的生理功能进行取穴：例如，藏象学说认为"心主神明"，故"心"穴可以用于治疗失眠、神经官能症、癫病等。

（3）根据现代医学理论取穴：耳穴中有许多穴位是根据现代医学理论命名的，如交感、皮质下、肾上腺、内分泌等，如胃肠疾患与植物神经系统有关，可取"交感"穴。

（4）根据临床经验取穴：如腰腿痛取外生殖器穴；胃痛取"腕"穴；甲状腺疾患取"肘"穴等。

（四）护理常用 20 个耳穴的定位与主治（表1-15）

表1-15　护理常用耳穴

名称	定位	主治
交感	对耳郭下脚末端与对耳郭内侧交界处	消化、循环系统功能失调、痛经等
内生殖器	在三角窝耳郭内侧缘的中点	月经不调、白带、痛经、阳痿、遗精等
神门	三角窝外 1/3 处，对耳轮上、下脚交叉前	失眠、多梦、炎症、咳喘、眩晕等
肾上腺	耳屏下部隆起的尖端	低血压、昏厥、咳喘等
皮质下	对耳屏内侧面	失眠多梦、疼痛性病症、智力发育不全等
内分泌	在内屏间切迹内耳甲腔底部	生殖系统功能失调、更年期综合征、皮肤病等
胃	耳轮脚消失处	胃痛、呃逆、呕吐、消化不良等
膀胱	对耳轮下脚下方中部，大肠穴直上方	膀胱炎、尿闭
肾	对耳轮下脚下方后部，小肠穴直上方	泌尿、生殖系统疾病，腰痛、眩晕、失眠、耳鸣等
肝	耳甲艇的后下部，胃穴与十二指肠穴的后方	肝气郁结的病症，如胁痛、目疾、月经不调等
脾	耳甲腔的外上方，肝穴下方	消化不良、腹胀、慢性腹泻、胃痛等
心	耳甲腔的正中凹陷处	消化不良、腹胀
肺	在心穴的上下外三面	呼吸系统疾病、皮肤病
耳尖	将耳轮向耳屏对折时，耳部上尖端处	发热、高血压、目赤肿痛等
升压点	屏间切迹下方	低血压、虚脱
三焦	外耳道的后下方，肺与内分泌之间	五脏六腑的病症，便秘、腹胀、耳鸣、耳聋
内鼻	耳屏内侧下 1/2 处	感冒、鼻炎
直肠	近屏上切迹的耳轮处	便秘、腹泻、脱肛、痔疮
小肠	耳轮脚上方中部	消化不良、腹痛、心动过速、心律不齐
大肠	耳轮脚上方前部	便秘、腹泻、咳嗽、痤疮

复习题

1. 下列关于经穴的描述，错误的是（　　　　）

　　A. 归属于十二经脉的腧穴

　　B. 归属于任、督二脉循行的腧穴

　　C. 具有固定的名称、固定的位置

D. 是腧穴的主要部分

E. 腧穴的主治范围较单纯

2. 具有强壮作用的保健要穴是（　　　）

A. 四白　　　　　B. 丰隆　　　　C. 大迎　　　　D. 气舍　　　　E. 足三里

3. 一切腧穴所具有的共同特点是（　　）

A. 近治作用 　　　　　　　　B. 远治作用

C. 双向的良性调节作用 　　　D. 调整消化系统的功能

E. 调整免疫反应

4. 天枢所属的经络是（　　　）

A. 手阳明大肠经 　　　　　　B. 足阳明胃经

C. 足太阳膀胱经 　　　　　　D. 足少阳肾经

E. 手厥阴心包经

5. 一横指的骨度是指（　　　）

A. 患者第一食指宽度 　　　　B. 医生食指第一指间宽度

C. 医生的中指第二指间宽度 　D. 患者拇指指间关节的宽度

E. 患者小指第一指间宽度

第二章　中药用药护理技术

中药的应用在我国历史悠久，是中医治疗疾病最常用的一种方法。一般而言，中药性能平和，安全有效，但如果使用时不熟悉药物的性能偏胜及毒副作用，不仅疗效受到影响，严重者药物也会变成毒物。因此，中医用药护理是护理工作中的一项重要内容，要求护理人员必须熟悉中药不同剂型和作用，掌握各种用药方法，才能为患者提供正确的、优质的用药护理。

第一节　中药煎煮技术

学习目标

1. 识记　能正确陈述中药煎煮法的概念。
2. 理解　能正确理解各环节（煎药用具的选择、煎药用水、煎前泡药、煎药火候、煎药时间及特殊药物煎法）对煎药药效的影响。
3. 应用　能遵医嘱正确实施中药煎煮。

中药煎煮技术是将药材加水煎煮去渣取汁成汤剂的方法，是最早使用的简易浸出方法，至今仍是制备浸出制剂最常用的方法，也称为"水煮法"或"水提法"。汤剂是最常用的中药用药剂型，其煎煮方法正确与否，是确保疗效的关键。为了使药物发挥疗效，历代医家均非常重视汤剂的煎煮方法，如明代医家李时珍指出："凡服汤药，虽品物专精，修治如法，而煎煮药者鲁莽造次，水火不良，火候失度，则药亦无功。"清代医家徐大椿《医学源流论》亦云："煎煮之法，最宜深讲，药之效不效，全在乎此。"因此我们必须掌握正确的中药煎煮方法。

一、基础知识

（一）煎药用具

1. 适宜器具　煎药用具以砂锅、瓦罐和陶瓷罐为佳，因为此类容器材质稳定，在煎药过程中不易与药物成分发生化学反应，且受热均匀，导热性能缓和，是较为理想的煎药器具，此外搪瓷、不锈钢和玻璃器皿，亦可作为煎药器具，但其传热较快，不利于药物有效成分的析出，且散热亦快。

2. 禁忌器具　忌用铁、铜、锡、铝等容器煎煮中药。因为铁、铜的金属活性较强，化学性质不稳定，在煎煮过程中可与药物发生化学反应，如与鞣质类的成分生成鞣酸铁，使药物的颜色加深；与有机磷类成分可生成盐类，直接影响汤剂的质量；或使药物中的某些有效成分发生沉淀，使药物有效含量降低，重则生成对人体有害的物质，产生毒性。

（二）煎药用水

1. 水质　煎药用水，以水质洁净、矿物质少为原则，除处方有特殊规定用水外，一般用井水、自来水、蒸馏水或纯净水。另外煎药需用凉水或凉开水，忌用开水煎药。因为许多中药是植物药，生药的外层组织细胞，如果骤然受热，会立即紧缩、凝固，蛋白质在细胞壁上形成一层不可逆的变性层，使组织内部的药物成分难以析出，影响药物有效成分的利用。

2. 水量　煎煮水量应根据药物的性质、药量、吸水程度和煎煮时间而定，一般汤剂经水煎两次，其中 70%～80% 的有效成分已析出，第三、四煎中只剩 20%～30%，所以临床多采用两煎法。加水量常规第一煎以水超过药物表面 3～5cm，第二煎水超过药物表面 2～3cm；也可按平均每克加水 10mL，计算出该方总的需水量，第一煎一般加入总水量的 70%，第二煎加入剩余的 30%。如煎煮花、叶、全草类药物，加水量要适当增多一些，煎煮矿物类、贝壳类药物时，加水量可稍减。外用药煎煮用水量遵医嘱执行。煎药时应一次将水加足，避免在煎药过程中频频加水，如不慎将药煎煳，应弃去，不可加水再煎后服用。

（三）煎前泡药

药材煎前浸泡既有利于有效成分的充分溶出，又可缩短煎煮时间，避免因煎煮时间过长，导致部分有效成分耗损破坏过多。浸泡药材的用水，以常温水为宜，忌用沸水。一般复方汤剂，加水搅拌后，需浸泡 30～60 分钟；以花、叶、草类等药为主的方剂，需浸泡 20～30 分钟；以根、茎、种子、果实类等药材为主的方剂，需浸泡 60 分钟，但浸泡时间也不可过久，以免引起药物酶解或霉变。夏季气温较高，可适当缩短浸泡时间，以防药物变质。另外煎药前不可用水洗药，因为某些中药成分中含有糖和苷类等易溶于水的物质；另外，一些中药是经过炮制的，如添加蜜、醋和酒等，若用水洗，会丧失一部分有效成分，降低药效。

（四）煎药火候

煎药温度的高低，中医称之为火候，有"文火"和"武火"之分，"武火"是指大火急煎，"文火"则指小火慢煎。一般以"先武后文"为原则，开始用武火，水沸后，再改用文火，并保持在微沸状态，既可以减慢水分的蒸发，又有利于有效成分的煎出，如《本草纲目》曰："先武后文，如法服上，未有不效者。"解表类、清热类、芳香类药物，其气味芳香，容易挥发，不宜久煎，以防药性挥发；滋补药一般为滋腻质重，不易出汁的根或茎一类药物，一般须武火煮沸后，改用文火久煎，否则药物有效成分没有完全析出，浪费药材。

（五）煎药时间

煎药时间主要根据药物和疾病的性质而定，从水沸时开始计算，一般药物第一煎需 20～30 分钟，第二煎需 10～20 分钟，解表、芳香类药物，第一煎需 15～20 分钟，第二煎需 10～15 分钟；受热易变性的药物，如钩藤、大黄等，应在其他药物煎好前 5～10 分钟加入；滋补类药物，第一煎需 40～60 分钟，第二煎需 30～40 分钟；有毒性的药物如附子、乌头等需久煎，60～90 分钟为宜。

（六）特殊药物煎法

有些药材因性质、成分特殊，煎煮时需要特殊处理。

1. 先煎　是将质地坚硬的介壳或矿物质类药物打碎后煎煮一定时间，再下其他中药的煎煮方法。

（1）难溶于水的药物：贝壳类、矿石类和角、骨、甲类药物，因质坚而难煎出味，应打碎后先煎煮 30 分钟，再下其他药，如海蛤壳、牡蛎、珍珠母、生石膏、寒水石、磁石、赭石、水牛角、龟板、鳖甲、穿山甲、鹿角等。

（2）有毒的药物：如附子、乌头、半夏、商陆等，需先煎 60～90 分钟，以消除或降低毒性。

（3）泥沙多及质轻量大的药物：如灶心土、糯稻根、茅根、玉米须等应先煎，澄清后取汁，以其药汁代水再煎其他药。

2. **后下**　是将气味芳香借挥发油取效的药物，为防其有效成分挥发，宜在一般药物即将煎好前 5～10 分钟放入，再与其他药同煎的煎煮方法，如薄荷、藿香、砂仁、豆蔻、沉香等。

3. **包煎**　是将药物装进纱布内，与其他药物同煎的煎煮方法，以下几类药物应包煎：

（1）质地比较轻或容易浮在上面，或容易成糊状的药物，如蒲黄、海金砂等。

（2）含淀粉黏液质多，易粘锅煳化或焦化的药物，如车前子、葶苈子等。

（3）带毛的药材，对咽喉有刺激性，易引起恶心、呕吐的药物，如旋覆花、砂仁、枇杷叶等。

4. **另炖或另煎**　是将某些贵重药材单独煎煮，减少同煎时被其他药物吸收，以保存其有效成分的煎煮方法。将药片切成小片，单味煎煮 60～120 分钟不等，煎好后单独服用，或兑入汤药中同服，如人参、西洋参、鹿茸、犀角等。

5. **烊化**　是将胶质类或黏性大且易熔的药物，单独加温熔化或置于刚煎好的去渣的药液中，微煮或趁热搅拌，使之熔解的煎煮方法。胶质类或黏性大且易熔的药物与其他药物同煎则易粘锅煮煳，且附着他药，影响药效，因此需要烊化，如阿胶、龟甲胶、鹿角胶等。

6. **冲服**　是将某些不耐高温，且又难溶于水的贵重药物，先研成粉末，再用开水或用煎好的药液调匀后服用的方法，如三七、琥珀、犀角、珍珠、羚羊角等。

7. **泡服**　是将某些易出味、不宜煎煮、挥发性较强的药物加沸水泡 10～15 分钟，出味后服用的方法，如番泻叶、胖大海、菊花等。也可将药物放入刚煎煮好的药液中泡服。

8. **兑服**　液体中药如放置于其他药中煎煮，会影响其成分，因此待其他药物煎煮去渣取汁后，再行兑入服用的方法，如黄酒、竹沥水、新鲜藕汁、姜汁、梨汁、蜂蜜等。

二、操作程序

（一）操作前评估

1. **医嘱评估**　核对医嘱，明确药方及用药途径、药物性能、功效及有无特殊煎法等。

2. **患者评估**　患者年龄、舌苔、脉象、体质、病情、诊断、既往史、临床表现、文化程度、心理状态及对中药相关知识的认知等。

3. **环境评估**　评估环境是否清洁、卫生、干燥、光线充足，有无安全用电或用煤气设备。

4. **用物评估**　灶具，中药，煎药器皿，水，搅拌棒，过滤器，保温药瓶或药杯、时钟等。

（二）操作步骤

操作实施步骤见表 2-1。

表 2-1　中药煎煮技术操作步骤

操作步骤	要点与注意事项
1.核对医嘱　核对患者姓名、年龄、诊断、既往史等，核对药方及用药途径、药物性能、功效及有无特殊煎法等，备齐煎药用物	·注意核对患者临床表现，如有无呕吐等症状
2.用物准备　灶具，中药，煎药器皿，水，搅拌棒，过滤器，保温药瓶或药杯、时钟、标签（内服用蓝色标签，外用红色标签）	·煎药用具以砂锅、瓦罐和陶瓷罐为佳。忌用铁、铜、锡、铝等容器煎煮
3.泡药　再次核对药方及药物，无误后，拆除包装，将中药置于清洁的煎药器皿内，再将煎药的水倒入，水量一次加足为宜。搅拌后根据药物选择浸泡的时间。浸泡药材的用水，以常温水为宜，忌用沸水。一般复方汤剂，加水搅拌后，需浸泡 30～60 分钟；以花、叶、草类等药材为主的方剂，需浸泡 20～30 分钟；以根、茎、种子、果实类等药材为主的方剂，需浸泡 60 分钟，但浸泡时间也不可过久，以免引起药物酶解或霉变。夏季气温较高，可适当缩短浸泡时间，以防药物变质	·查看药物性能及功用，是否应用特殊用药煎煮法。如处方已注明先煎、后下、包煎、另炖、烊化等煎煮方法的应遵从处方，同时注意加水量
4.煎药　先取武火煎煮，待煮沸后改用文火并计时。根据不同的药物选择相应的时间。主要是不宜频频打开盖子，尽量减少挥发成分的损失，可适当搅拌	·武火时应专人守候
5.取汁　煎好的药汁用过滤器去渣后倒出至药瓶或药杯，再放入凉水或热水煎煮第二煎。煎出的药汁量，每次 150～200mL，小儿减半	
6.保存　再次核对药方，无误后将两次药液均倒入保温药瓶或药杯内，填写并粘贴标签，注明患者病区、床号、姓名、用法，注意药物保温	·内服用蓝色标签，外用红色标签
7.使用　将煎好的中药及时按医嘱给患者使用，说明使用方法及相关注意事项	·注意内服与外用之分，并指导患者正确使用药物
8.清理用物　煎药结束，再次核对药方无误后倒掉药渣，清理用物，洗手、记录已煎药物并签名	·记录煎药、送药时间
9.健康教育到位	

（三）操作后评价

1.护士　操作熟练，掌握煎煮中药的性能及功用，了解不同种类的中药的煎煮火候、用水量、时间，未发生外溢、煮干等不良情况。正确指导患者用药。

2.煎煮中药　煎煮好的中药，浓度、药量符合要求。

三、常见不良情况及其处理

1.火候掌握不到位、煎煮时间过长等原因可导致中药煎干或煎煳，需另取一剂重新煎煮。

2.煎药时药液溢出，使火源熄灭，导致煤气泄漏，甚至煤气中毒。如用明火煎药，武火时应有专人守护。最好根据煎药时间调好闹钟，以提示关火。

3.有毒药物先煎时间不够，药物未能解毒，会引起中药中毒，应及时抢救。后下药物煎煮时间过长，药物有效成分挥发，导致失去药效，应另取一剂重新煎煮。因此煎药时必须严格遵照医嘱。

4.用电子瓦罐、电子炖盅煎药可能出现电路故障，故煎药前应做好器具安全检测。

四、技术质量考核评价表

技术质量考核评价见表 2-2。

NOTE

表 2-2   中药煎煮操作技术质量考核评价表

项目		要求	应得分	实得分
素质要求（10）		仪表大方，举止端庄，态度和蔼，精神饱满	5	
		服装、鞋帽整齐	5	
操作前评估（20）	护士	遵照医嘱要求，正确、全面评估患者	5	
		洗手，戴口罩	2	
	患者	核对姓名、年龄、诊断、既往史，介绍并解释，患者理解并配合	5	
	环境	清洁、卫生、干燥、光线充足，有安全用电或煤气设备	3	
	物品	灶具、中药、煎药器皿、水、搅拌棒、过滤器、保温药瓶或药杯、时钟	5	
操作实施（55）	泡药	再次核对药方及药物	5	
		拆除中药包装，将中药置于清洁的煎药器皿内	3	
		将煎药的水倒入器皿内，水量一次加足	3	
		搅拌后根据药物性状确定浸泡时间	3	
	煎药	先武火煎煮，专人守候，待煮沸后改用文火，计时	5	
		防止药液溢出，可适当搅拌，避免过频，减少药物成分的挥发	5	
	取汁	第一煎煮时间到后，将药汁倒入保温容器内	5	
		将水加入煎药器皿内，开始第二煎	5	
		第二煎煮时间到后，将药汁与第一煎药汁混合	3	
	保存使用	再次核对药方，无误后将保温瓶内的药液倒入中药瓶或药杯内	5	
		填写并粘贴标签，注明患者病区、床号、姓名、用法，注意药物保温	3	
		将煎好的中药及时按医嘱给患者使用	3	
		向患者说明使用方法及相关注意事项	5	
	记录	再次核对药方，洗手，按要求记录及签名	2	
操作后（10）	清理用物	再次核对药方无误后倒掉药渣，清理用物，放归原处	5	
	评价	煎药过程规范、正确，送药及时、准确，患者理解用药方法	5	
理论提问（5）		回答全面、正确	5	
合计			100	

注：若有将中药煮焦，水量及煎药时间错误，特殊药未进行特殊煎煮等均为不合格。

考核者签名：   考核时间：   年   月   日

附：现代煎药方法

（一）机器煎药

机器煎药是目前临床较为常用的煎药方法，根据处方将各药混合装入由特殊布料制成的煎药袋内，用冷水浸泡 30～60 分钟，加入适量水，将水和浸泡好的中药连袋投入煎药机内，调节温度和时间，当温度和时间达到设定的标准时，中药即煎好，机器自动停止加温。药汁可直接进入包装机，被灌注到耐高温的密封塑料袋内。该方法与传统煎药法相比，具有患者携带服用方便、剂量均匀、省时省力、一剂或多剂一次煎成等优点，在临床广受欢迎。

　　煎好的药液须常温避光或冷藏保存，服用时，将袋装中药置于一盛有热（开）水的容器内加热，待药液温度适宜时，取出药袋，打开包装，倒出药液后服用。如为外用药，局部使用时可按上法加热，如需稀释，遵医嘱要求的比例与开水冲兑后使用。

（二）中药颗粒临床应用

1. 中药配方颗粒与中药饮片的关系　中药饮片是在中医学理论和临床经验指导下，用于调配、制剂的中药材。中药配方颗粒是以符合炮制规范的优质道地中药饮片为原料，采用现代高新技术提取、浓缩、干燥、制粒而成的单味中药全成分浓缩颗粒。中药饮片和中药配方颗粒，都是依据中医辨证论治特色和中药材的性味归经、功效主治，遵循君臣佐使的组方原则，中药配方颗粒实质是浓缩的全成分中药饮片，二者共存于临床。

2. 中药配方颗粒的特点

（1）中药配方颗粒经现代化制药技术提取，不需煎煮，内服药直接冲服，外用药兑开水即可，疗效稳定，携带方便，避免了传统中药饮片需煎煮，费时、费力及在煎煮过程中的质量控制不易，而影响疗效等缺点。

（2）中药配方颗粒卫生、安全、防潮、防蛀、保质期长，避免了传统中药饮片在储存过程中易虫蛀、霉变、吸潮等，影响药物质量。

（3）中药配方颗粒分格而装，每一袋注明药名、重量、生产日期及有效期，调配方便、准确，避免了传统中药易串格、串味、容易混淆、体积大、包装不易等不足。

3. 临床应用　中药临床用药以汤剂作为主要剂型，并以其用药灵活、辨证施治、随症加减的特点著称。中药配方颗粒在临床应用同样可遵循辨证施治、随症加减的原则，既保证了传统中药的优点，又提高了质量保证，且临床应用更加方便。

- -

复习题

1. 不宜用于煎药的器具是（　　　　）
　　A. 砂锅　　　　　　B. 瓦罐　　　　　　C. 陶瓷罐　　　　　　　D. 铁罐　　　　　　E. 搪瓷罐

2. 根茎、种子、果实类中药煎前凉水浸泡的时间正确的是（　　　　）
　　A. 20 分钟　　　　B. 30 分钟　　　　C. 40 分钟　　　　　　D. 50 分钟　　　　E. 60 分钟

3. 煎药的火候正确的是（　　　　）
　　A. 先文后武　　　　　　　　B. 先武后文　　　　　　　C. 直接用文火煮沸
　　D. 直接用武火煮沸　　　　　E. 文武交替使用

NOTE

第二节　中药灌肠技术

学习目标

1. 识记　能正确陈述中药保留灌肠技术的概念、原理、适应证与禁忌证。
2. 理解　能正确理解中药保留灌肠技术的操作要点。
3. 应用　能遵医嘱完成中药保留灌肠技术的操作；能对中药保留灌肠技术常见的不良反应做出正确处理。

中药灌肠技术起源较早，东汉末年医圣张仲景在《伤寒杂病论》中便有相关记载，《外台秘要》中记载了采用生姜通导法治疗寒积便秘。本节以临床上常用的中药保留灌肠技术为例进行介绍。

中药保留灌肠技术是将中药药液从肛门灌入直肠或结肠，从而治疗疾病的一种中药用药护理技术。中药保留灌肠技术根据药物的不同而具有润肠通腑、清热解毒等不同功效，中药药液通过肛门注入，使药液保留在肠道内，通过肠黏膜的吸收，从而达到治疗疾病的目的。

一、基础知识

（一）中药灌肠技术的适应证与禁忌证

1. 适应证　中药保留灌肠适用于慢性结肠炎、慢性痢疾、慢性肾功能衰竭、带下病、慢性盆腔炎、腹部手术后及便秘等。

2. 禁忌证　肛门、直肠及结肠手术患者，大便失禁、下消化道出血者及妊娠妇女等禁忌中药保留灌肠。

（二）特点

中药保留灌肠技术具有操作简便、疗效快捷等特点，其不仅可用于治疗便秘、溃疡等局部病证，还可用于内、外、妇、儿各科多种全身疾病的治疗。

二、操作程序

（一）操作前评估

1. 医嘱评估　双人核对医嘱，了解患者的临床表现、发病部位、诊断等。

2. 患者评估

（1）年龄、舌苔、脉象、体质、文化程度、中药用药史、中药药物过敏史；

（2）肛门周围皮肤情况，有无禁忌证；

（3）心理状态、精神状态、忍便的耐受能力及合作程度、对疾病的认识等；

（4）是否排空二便等。

3. 环境评估

（1）是否光线充足、清洁、安静、舒适；

（2）是否根据季节关好门窗、调节室温。

4.用物评估　操作者洗手、戴口罩，准备以下用物：治疗盘、一次性灌肠袋、弯盘、肛管（14～16号）、液状石蜡、无菌棉签、水温计、输液架、橡胶单、治疗巾、纱布、一次性手套、量杯、手消毒液、小枕、便盆。遵医嘱准备中药药液，必要时备屏风。

（二）操作实施

操作实施步骤见表2-3。

表2-3　中药保留灌肠技术操作步骤

操作步骤	要点与注意事项
1.核对、解释　备齐用物携至床旁，核对医嘱，核对患者的姓名、床号、年龄、手腕带，解释相关操作目的、步骤及配合要点	·确认患者，取得患者的理解和配合
2.体位准备　协助患者取适宜体位，臀部移至床沿，充分暴露肛门，用小枕使臀部抬高10cm，臀下垫橡胶单和治疗巾	·病变部位在直肠和乙状结肠取左侧卧位，回盲部取右侧卧位 ·注意保暖，以屏风或床帘遮挡以保护患者隐私
3.插管、滴入中药药液　测量药液温度（39～41℃），将药液倒入灌肠袋内，挂于输液架上，连接肛管，用液状石蜡润滑肛管前端，排气后关闭开关，将肛管放在清洁弯盘内，戴手套，左手持纱布分开臀部，暴露肛门，右手将肛管轻轻插入直肠10～15cm，松开开关，缓慢滴入中药药液	·中药药液液面距肛门不超过30cm，药液量不超过200mL；插管动作宜轻柔，以免损伤黏膜；慢性痢疾插入深度15～20cm为宜，溃疡性结肠炎插入深度18～25cm；药液滴入过程注意观察，询问患者有无不适；肠道疾病患者宜晚间睡前灌肠，有利于药物保留，疗效更佳
4.拔管　中药药液滴完后，关闭开关，拔出肛管，用纱布轻轻按揉肛门，协助穿裤	
5.整理床单位、清理用物　整理床单位，合理安排患者体位，按医院消毒隔离原则清理用物，洗手	
6.记录、签名　再次核对，记录灌肠量、灌肠时间、患者反应及排便情况，签名	
7.健康教育到位	·嘱患者保留中药药液1小时以上，灌肠后若有腹胀感、排便感要尽量忍耐，以利于药物的充分吸收

（三）操作后评价

1.患者　体位符合病情需要，患者暴露少，无肠道黏膜损伤，安全、舒适，症状改善。

2.护士　方法正确，操作熟练；熟悉注意事项和常见不良反应及其处理。

三、常见不良情况及其处理

1.腹痛或腹泻不止　腹痛时应卧床休息，腹部予以保暖，做好病情观察。若出现腹泻不止，应对症处理；注意保护好肛周皮肤；严密观察病情，记录排便的性质及次数。

2.肠道黏膜损伤　灌肠药液温度过高可能会引起肠道黏膜损伤，故灌肠前应注意测量液温，选择适宜的温度；若出现肠黏膜损伤，则应立即停止操作，必要时需禁食，待肠黏膜痊愈后再继续灌肠。

3.药物过敏　包括皮肤过敏及胃肠道过敏，应对症处理。

NOTE

四、技术质量考核评价表

技术质量考核评价见表 2-4。

表 2-4 中药保留灌肠技术质量考核评价表

项目		要求	应得分	实得分
素质要求（10）		仪表大方，举止端庄，态度和蔼，精神饱满。服装、鞋帽整齐	5	
		洗手、戴口罩	5	
操作前评估（20）	医嘱	核对医嘱，遵照医嘱要求	5	
	患者	对患者评估正确、全面。向患者介绍并解释操作目的、配合要点及相关事项，患者理解与配合	4	
		排空二便	1	
	环境	光线充足、清洁、安静、舒适；根据季节关好门窗、调节室温	2	
	物品	治疗盘、一次性灌肠袋、弯盘、肛管（14～16 号）、液状石蜡、无菌棉签、水温计、输液架、橡胶单、治疗巾、纱布、一次性手套、量杯、手消毒液、小枕、便盆。遵医嘱准备中药药液，必要时备屏风	8	
操作实施（55）	核对、解释	再次核对医嘱及患者身份信息、解释相关操作目的、步骤及配合要点	3	
	摆体位	协助患者取适宜体位，暴露肛门部位，用小枕使臀部抬高 10cm，臀下垫橡胶单和治疗巾，保暖、保护隐私	2	
	插管、滴入中药药液	遵医嘱用药，中药药液量适宜，不应超过 200mL；中药药液温度适宜（39～41℃）	8	
		将药液倒入灌肠袋内，挂于输液架上，连接肛管，用液状石蜡润滑肛管前端，排气后关闭开关，将肛管放在清洁弯盘内，戴手套，左手持纱布分开臀部，暴露肛门，右手将肛管轻轻插入直肠	12	
		液面距肛门不超过 30cm，肛管插入深度为 10～15cm	8	
		松开开关，缓慢滴入中药药液	5	
	观察	观察患者的面色、表情等情况，询问患者有无不适	5	
	灌毕	关闭开关，拔出肛管，清洁肛周皮肤，协助穿裤	3	
	整理	整理床单位，合理安排患者体位	3	
		清理用物，洗手	2	
	记录	再次核对，记录灌肠量、灌肠时间、患者反应及排便情况，签名	2	
	告知	嘱患者保留中药药液 1 小时以上，灌肠后若有腹胀感、排便感时要尽量忍耐，以利于药物的充分吸收	2	
操作后（10）	评价	患者体位符合病情需要，暴露少，无肠道黏膜损伤，安全、舒适，症状改善；护士操作熟练，方法正确；熟悉注意事项和常见不良反应及其处理	10	
理论提问（5）		回答全面、正确	5	
合计			100	

注：若造成肠道黏膜损伤则视为不合格。

考核者签名： 考核时间： 年 月 日

知 识 拓 展

中药灌肠技术的历史源流及现代运用

早在东汉末年，医圣张仲景在《伤寒杂病论》中就有蜜煎导法和猪胆汁导法的记载，如《伤寒论》第233条："阳明病，自汗出，若发汗，小便自利者，此为津液内竭，虽硬不可攻之。当须自欲大便，宜蜜煎导而通之。若土瓜根及大猪胆汁，皆可为导。"开创了中药肠道给药的先河。其后历代医家沿用并发展了该种治疗方法，使其治疗范围进一步扩大。

近年来，中药灌肠技术在临床得到了较广泛的运用，多项临床研究的结果显示，中药保留灌肠的疗效与药液在肠道内的保留时间、插管深度、药液剂量等因素有关。

复习题

1. 中药保留灌肠后，应嘱患者保留中药药液（　　　）

　　A. 10分钟　　　　B. 20分钟　　　　C. 30分钟　　　　D. 50分钟　　　　E. 1小时以上

2. 中药保留灌肠药液液面距肛门的距离正确的是（　　　）

　　A. 30cm　　　　B. 40cm　　　　C. 50cm　　　　D. 60cm　　　　E. 70cm

3. 下列各项，属于中药保留灌肠技术适应人群的是（　　　）

　　A. 大便失禁者　　　B. 下消化道出血者　　　C. 直肠手术者

　　D. 结肠手术者　　　E. 慢性痢疾者

第三节　中药冷湿敷技术

学习目标

1. 识记　能正确陈述中药冷湿敷技术的概念。
2. 理解　能正确理解中药冷湿敷技术的适应证及禁忌证。
3. 应用　能应用中药冷湿敷技术及正确处理不良反应。

中药冷湿敷技术是将低于人体温度的中药制剂，如洗剂、散剂、酊剂等湿敷于全身体表皮肤或局部患处，通过中药透皮吸收、低温传导引起皮肤及内脏器官血管的收缩，从而达到功效的一种技术。湿敷法又称为溻渍法，首见于《刘涓子鬼遗方》，记录了"温洗疮上""另恒温"及"另极冷，擒肿上"的温敷和冷敷之法。其原理是利用低浓度组织液向高浓度药液的流动，减少皮损渗液或停止渗出，使炎症得以消退。同时通过湿敷的传导辐射作用与渗透压作用，使皮肤末梢血管收缩，减轻皮损充血，抑制末梢神经的病理性冲动，减轻灼热等自觉症状，发挥消炎、镇痛、止痒和抑制渗出的作用。中药冷湿敷根据病情需要或病灶面积及方式，可分为局

NOTE

部冷湿敷和全身冷湿敷。

一、基础知识

（一）中药冷湿敷技术的适应证与禁忌证

1. 适应证　组织损伤、脱位、骨折等外伤的初期。

2. 禁忌证　开放性伤口，慢性炎症、深部化脓及疮疡等迅速扩散期；糖尿病、周围血管神经病变、心脏病、动脉硬化及昏迷、休克等循环障碍；年老体弱者、婴幼儿、哺乳期产妇乳房，阳虚体质、对冷过敏、皮肤感觉减退或异常的患者等应慎用冷湿敷。

3. 中药冷湿敷的禁忌部位　心前区、足心、腹部及易发生冻伤的耳郭、枕前及阴囊处。

（二）剂型

目前临床常见的中药冷湿敷剂型有散剂、糊剂、酊剂、洗剂及膏剂等。

1. 散剂　将药物研为极细粉末，过 80 ～ 100 目筛，混合均匀后，用水调和成团，根据具体需要，涂在不同大小的胶布面上，直接贴敷于穴位上。此方法制作简便，可根据病情变化随时增减药味和药量，储存方便，临床应用较广泛。也可将药末直接撒布在普通膏药中间贴于穴位上。

2. 糊剂　将粉碎过筛的药末，加入酒、醋、姜汁、鸡蛋清、水等赋形剂调为糊状，敷贴于穴位上，外用纱布、胶布固定。糊剂可使药物缓慢释放，延长药物作用时间，缓和药物毒性。

3. 酊剂　是把中草药浸在酒精里而成的药剂。

4. 洗剂　指中药饮片经适宜的方法提取制成的供皮肤或者腔道涂抹或清洗用的液体制剂，由药物、电解质或等渗调节剂溶解在注射用水中制成。

5. 膏剂　用溶媒将中草药材的有效成分浸出后，加温将溶媒全部蒸发而成的粉状或膏状制剂，分为内服和外用两种。中药冷湿敷技术常用外用膏剂，即将中草药膏剂涂在皮肤、黏膜或创面，联合冷敷技术，经体表缓慢吸收而持久发挥疗效。

（三）形式

1. 中药冷敷法　将清洁毛巾或 7 ～ 8 层消毒纱布，浸湿于 8 ～ 15℃药液中，拧干至不滴淌为度，敷于患处，并及时更换药液毛巾或药纱，每 3 ～ 5 分钟更换敷布 1 次，持续 15 ～ 20 分钟，以维持低温。

2. 中药冰敷法　将中药散剂、粉剂调成糊状敷于局部患处，大于病变部位 1 ～ 2cm，覆以纱布或棉垫等敷料，再将冰袋置于敷料上保持 −3 ～ −4℃的低温状态，一次冰敷 30 分钟左右。

3. 中药酊剂凉涂法　将中药酊剂、洗剂喷涂于患处，大于病变部位 1 ～ 2cm，喷涂 2 ～ 3 层后用敷料覆盖，将冰敷袋放置于敷料上保持低温；或将中药酊剂、洗剂冷凉后直接喷涂于患处，覆以纱布，并不断在纱布上加湿中药洗剂，以保持低温作用。

二、操作程序

（一）操作前评估

1. 医嘱评估　双人核对医嘱，了解患者年龄、文化程度、既往史、临床表现、发病部位、相关因素、诊断等。

2.患者评估

（1）舌苔、脉象、体质、全身情况；

（2）中药冷湿敷局部皮肤情况，有无禁忌证；

（3）心理状态和对疾病的认识等；

（4）是否排空二便等。

3.环境评估

（1）光线是否充足，周围环境是否清洁、安静、舒适；

（2）是否根据季节关好门窗、调节室温，做好遮挡及保暖工作。

4.用物评估　治疗盘内放中药制剂（根据疾病需要选择合适的中药散剂、酊剂或洗剂）、纱布或棉垫、棉签、水温计、一次性治疗巾、手套；治疗盘外备冰袋或凉性介质贴膏，手消毒液、屏风等。

（二）操作实施

操作实施步骤见表2-5。

表2-5　中药冷湿敷操作步骤

操作步骤	要点与注意事项
1.核对　备齐用物至床旁，核对患者姓名、床号、手腕带、冷湿敷部位，向患者解释操作的目的、步骤及配合要点	·确认患者，并取得患者的同意和配合
2.患者准备　患者取合理体位，松开衣物，暴露冷湿敷体表皮肤或患处，屏风或床帘遮挡	·患者暴露冷湿敷部位，下垫一次性治疗巾 ·注意保暖，防止着凉
3.敷药　再次核对，检查中药制剂的有效期并测试药液温度。戴手套，取药液毛巾或纱布，拧干敷于患处，并注意及时更换药液毛巾或药纱	·敷布需浸透，以不滴水为度
4.观察　在湿敷过程中，随时观察患者有无不适及患者冷湿敷部位皮肤的情况	·观察患者皮肤变化，特别是患处靠近关节、皮下脂肪少的患者，注意观察患肢末梢循环血运情况，定时询问患者局部感受。如发现皮肤苍白、青紫，应停止冷敷
5.整理 （1）湿敷完毕，取下敷布或药纱，擦干局部药液，取下一次性治疗巾 （2）脱手套，协助患者整理衣着并取安全舒适卧位，整理床单位	
6.再次核对	
7.清理用物　放回原处备用	
8.洗手，再次核对，按要求记录及签名	·记录冷湿敷时间、部位及皮肤情况
9.健康教育到位	·嘱患者休息片刻再离开，并教会患者自我观察局部

（三）操作后评价

1.患者　是否感觉舒适，体位安排是否合理，皮肤有无冻伤，症状是否缓解或改善；衣被有无浸湿。

2.护士　方法正确，操作熟练；熟悉注意事项和常见不良反应及其处理。

三、常见不良反应及其处理

1.皮肤过敏反应　出现局部瘙痒、红疹、水疱等，应立即停止冷湿敷，遵医嘱行抗过敏处理。

2. 冻伤　若出现冻伤，应将受冻部位浸泡在 38～42℃水中 30～60 分钟，直至组织红润、柔软。当皮肤颜色和感觉恢复后，应立即擦干并保暖，严禁火烤和摩擦。保持创面干燥。受伤肢体应抬高、制动，利于血液循环，避免加重组织损伤。

四、技术质量考核评价表

技术质量考核评价见表 2-6。

表 2-6　中药冷湿敷技术质量考核评价表

项目		要求	应得分	实得分
素质要求（10）		仪表大方，举止端庄，态度和蔼。服装、鞋帽整齐	5	
		洗手，戴口罩	5	
操作前评估（20）	医嘱	遵照医嘱要求	5	
	护士	对患者评估正确、全面	5	
	环境	评估环境安全、舒适	2	
	物品	治疗盘内放中药制剂（根据疾病需要选择合适的中药散剂、酊剂或洗剂）、纱布或棉垫、棉签、水温计、一次性治疗巾、手套，治疗盘外备冰袋或凉性介质贴膏，手消毒液、屏风等	8	
操作实施（55）	患者	核对姓名、诊断、湿敷部位，介绍并解释操作目的、步骤及配合要点	5	
		体位舒适合理，暴露冷湿敷部位，铺一次性治疗巾于下方，保暖，必要时用屏风或床帘遮挡	5	
	核对	再次核对；检查中药制剂是否在有效期内；测试药液温度	6	
	冷湿敷	戴手套，置清洁毛巾或 7～8 层消毒纱布，浸湿于药液中，拧干、抖开，以不滴淌为度	10	
		将浸透药液的敷布敷于患处	10	
		及时更换药液毛巾或药纱（每 3～5 分钟更换敷布 1 次，持续 15～20 分钟）	5	
	观察	随时观察患者有无不适及患者冷湿敷部位皮肤的情况	3	
	整理	擦干局部药液，取下一次性治疗巾	2	
		整理床单位，合理安排体位	3	
		清理用物，归还原处，洗手。用具处理符合要求	2	
	记录	再次核对，按要求记录及签名	2	
	告知	告知到位	2	
操作后（10）	评价	冷湿敷部位准确、操作熟练、皮肤无冻伤、患者感觉、目标达到的程度、衣被无浸湿、操作方法正确且熟练	10	
理论提问（5）		回答全面、正确	5	
合计			100	

考核者签名：　　　　　　　　　　　　　　　　　　考核时间：　　　年　　月　　日

复习题

1. 中药冷湿敷，药纱温度维持在（　　　）

　　A. 3～4℃　　　　B. 5～7℃　　　　C. 8～15℃　　　　D. 16～20℃　　　　E. 20～22℃

2. 下列各项，适宜中药冷湿敷的部位是（　　　）

　　A. 心前区　　　　B. 腹部　　　　C. 足心　　　　D. 耳郭　　　　E. 肛周

3. 中药冷湿敷中出现不良反应时处置错误的是（　　　）

　　A. 出现局部瘙痒、红疹、水疱等，应立即停止冷湿敷并处理

　　B. 出现冻伤，应将受冻部位浸泡在 38～42℃水中 30～60 分钟

　　C. 冻伤复温，当皮肤颜色和感觉恢复后严禁火烤

　　D. 冻伤后，可通过摩擦促进循环恢复

　　E. 冻伤后受伤肢体应抬高、制动

第四节　中药湿热敷技术

学习目标

1. 识记　能正确陈述中药湿热敷技术的概念。
2. 理解　能正确理解中药湿热敷技术的适应证及禁忌证。
3. 应用　能应用中药湿热敷技术及正确处理不良反应。

　　中药湿热敷技术是将敷布置于高于人体温度的中药汤剂中，拧至不滴水，湿敷于全身体表皮肤或局部患处，以达到疏通气机、调节气血、平衡阴阳的一种技术。根据中药性味不同，中药湿热敷具有疏通腠理、清热解毒、调和血脉、消肿散结的功效。中药湿热敷法属中医外治法的溻渍法范畴。《外科精义》中记载："夫溻渍疮肿之法，宣通行表，发散邪气，使疮内消也。盖汤水有荡涤之功……此谓疏导腠理，通调血脉，使无凝滞也。"现代研究表明，中药溻渍法可使药液直接作用于病变部位，通过湿热理疗作用，调整植物神经，改变局部血流和血管、淋巴管的通透性，同时还作用于免疫系统，提高机体细胞的免疫力，达到扶正祛邪的目的。

一、基础知识

（一）适应证与禁忌证

1. 适应证　软组织损伤、扭伤48小时后及骨折愈合后肢体功能障碍的患者；肩、颈、腰腿痛，膝关节痛患者；强直性脊柱炎、类风湿性关节炎等痹症；疮疡、肿毒，皮损渗出液较多或脓性分泌物较多的皮肤炎症等。

2. 禁忌证

（1）软组织损伤或扭伤初期（48小时内）、开放性伤口、疮疡脓肿迅速扩散者不宜湿热敷。

NOTE

（2）心脏病、糖尿病、周围血管病变、神经病变、大面积组织受损等血液循环障碍者。

（3）年老体弱者、婴幼儿、感觉异常或皮肤感觉减退、昏迷、麻醉未清醒患者及实热体质的患者。

3. 中药湿热敷的禁忌部位　大血管处、孕妇腹部、有恶性肿瘤、金属移植物等部位。

（二）形式

将敷料浸于 38～43℃ 药液中，拧至不滴水为度。抖开敷料，敷于患处，面积以能敷盖患处为宜，每 5～10 分钟更换一次敷布或每 3～5 分钟用镊子夹取纱布浸湿温热药液频淋于敷布上，以保持全身或局部皮肤的湿、温度，从而达到治疗效果。根据病情，每次湿敷 20～30 分钟。持续 15～20 分钟，每日 2 次。若患处有伤口，应先揭去伤口敷料，湿敷后按照无菌技术进行换药并包扎伤口。

二、操作程序

（一）操作前评估

1. 医嘱评估　核对医嘱，了解患者年龄、文化程度、既往史、临床表现、发病部位、相关因素、诊断等。

2. 患者评估

（1）舌苔、脉象、体质、全身情况；

（2）中药湿热敷局部及全身皮肤情况，有无禁忌证；

（3）心理状态和对疾病的认识等；

（4）是否排空二便等。

3. 环境评估

（1）是否光线充足，周围环境是否清洁、安静、舒适；

（2）是否根据季节关好门窗、调节室温，做好遮挡及保暖工作。

4. 用物评估　治疗盘内放纱布或棉垫等敷布、治疗碗、0.9% 生理盐水棉球、镊子两把、水温计、一次性治疗巾、手套，治疗盘外备手消毒液、屏风，经熬制后保温的中药汤剂。

（二）操作实施

操作实施步骤见表 2-7。

表 2-7　中药湿热敷技术操作步骤

操作步骤	要点与注意事项
1. 核对　备齐用物至床旁，核对患者姓名、床号、手腕带、湿热敷部位，向患者解释操作的目的、步骤及配合要点	·确认患者，并取得患者的同意和配合
2. 患者准备　患者取合理体位，松开衣着，暴露湿热敷体表皮肤或患处，屏风或床帘遮挡	·患者暴露湿热敷部位，下垫一次性治疗巾 ·注意保暖，防止着凉
3. 敷药　再次核对，检查中药汤剂有效期，将药液倒入治疗碗。0.9% 生理盐水棉球清洁局部皮肤，使用水温计测量药液温度。戴手套，置敷布浸湿于药液中，拧至不滴水，抖开敷于患处，及时更换药纱或镊子夹取纱布浸湿热药液频淋于敷布上，保持患处温度及湿度	·敷布需浸透，以不滴水为度，且勿污染床单位 ·防止烫伤 ·若为寒证热敷，老人、儿童药液温度不超过50℃，避免烫伤
4. 观察　在湿热敷过程中，随时观察患者有无不适及患者湿热敷部位皮肤的情况	·观察患者皮肤变化，定时询问患者局部感受。如发现皮肤红疹、瘙痒，应停止湿热敷

续表

操作步骤	要点与注意事项
5. 整理 （1）湿热敷完毕，擦干局部药液，取下一次性治疗巾 （2）脱手套，协助患者整理衣物并取安全舒适卧位，整理床单位	
6. 再次核对	
7. 清理用物　放回原处	
8. 洗手，再次核对，按要求记录及签名	·记录湿热敷时间、部位及皮肤情况
9. 健康教育到位	

（三）操作后评价

1. 患者　体位安排适宜，无烫伤，衣被无浸湿，配合良好，无不良反应。

2. 护士　操作方法正确，动作娴熟、轻巧；熟悉注意事项和常见不良反应及其处理。

三、常见不良反应及其处理

1. 局部皮肤反应　全身或局部出现苍白、瘙痒、红斑、红疹、水疱等，应立即停止湿热敷，遵医嘱对症处理。

2. 烫伤　若出现烫伤，局部起水疱，按烫伤进行护理。

3. 中毒反应　若出现头晕、口麻、恶心呕吐等，应立即停药，清洁局部皮肤，清除残留的药物，动态观察。

四、技术质量考核评价表

技术质量考核评价见表 2-8。

表 2-8　中药湿热敷技术质量考核评价表

项目		要求	应得分	实得分
素质要求（10）		仪表大方，举止端庄，态度和蔼。服装、鞋帽整齐	5	
		洗手，戴口罩	5	
操作前评估（20）	医嘱	遵照医嘱要求	5	
	护士	对患者评估正确、全面	5	
	环境	评估环境安全、舒适	2	
	物品	中药汤剂、纱布或棉垫、治疗碗、0.9% 生理盐水棉球、镊子、水温计、一次性治疗巾、手套、快速手消毒液，必要时备屏风	8	

NOTE

续表

项目		要求	应得分	实得分
操作实施（55）	患者	核对姓名、诊断、湿热敷部位，介绍并解释操作目的、步骤及配合要点	5	
		体位舒适、合理，暴露湿热敷部位，铺一次性治疗巾于下方，保暖，必要时用屏风或床帘遮挡	5	
	核对	再次核对；检查中药汤剂是否在有效期内；0.9%生理盐水棉球清洁局部皮肤；测量药液温度（中药汤剂 38～43℃）	6	
	湿热敷	戴手套，置敷布浸湿于药液中，拧干、抖开，以不滴淌为度	10	
		将浸透药液的敷布敷于患处，面积以能敷盖患处为宜	10	
		及时更换敷布（每 3～5 分钟用镊子夹取纱布浸湿温热药液频淋于敷布上，每 5～10 分钟更换敷布 1 次，持续 15～20 分钟，每天 2 次），保持患处的湿度及温度	5	
	观察	随时观察及询问患者有无不适，并观察患者湿热敷部位皮肤的情况	3	
	整理	擦干局部药液，取下一次性治疗巾	2	
		整理床单位，合理安排体位	3	
		清理用物，归还原处，洗手。用具处理符合要求	2	
	记录	再次核对，按要求记录及签名	2	
	告知	告知到位	2	
操作后（10）	评价	湿热敷部位准确、操作熟练、皮肤无烫伤、患者感觉、目标达到的程度、衣被无浸湿、操作方法正确且熟练	10	
理论提问（5）		回答全面、正确	5	
合计			100	

考核者签名：   考核时间：   年   月   日

复习题

1. 中药湿热敷技术将敷布浸于药液的正确温度是（   ）

A. 38～43℃   B. 38～41℃   C. 50～70℃   D. 50～60℃   E. 39～41℃

2. 中药湿热敷技术中，淋药相隔时间正确的是（   ）

A. 3～5 分钟   B. 5～10 分钟   C. 4～6 分钟

D. 7～10 分钟   E. 1～3 分钟

3. 下列各项，适用湿热敷的疾病是（   ）

A. 大疱性皮肤病   B. 表皮松解症   C. 大手术后腹痛患者

D. 类风湿关节炎   E. 疮疡脓肿迅速扩散者

第五节　中药熏洗及泡洗技术

学习目标

1. 识记　能正确陈述中药熏洗、泡洗技术的概念。
2. 理解　能正确理解中药熏洗、泡洗技术的适应证及禁忌证。
3. 应用　能应用中药熏洗、泡洗技术及正确处理不良反应。

一、中药熏洗技术

中药熏洗技术是将中药煎煮后，借助药液的温热之力及药理作用熏蒸全身体表皮肤或局部患处，再进行淋洗或浸泡，以达到清热解毒、消肿止痛、行气活血、杀虫止痒、祛瘀生新等作用的一种技术。《素问·阴阳应象大论》曰："其有邪者，渍形以为汗。"意为用汤液使其汗出，这是用熏洗法以祛邪的最早记载。其原理是以中药蒸气为载体，借助温度、湿度三者之力，促进局部血液及淋巴的循环，利于炎症及局部水肿的吸收，消除局部痉挛和肌纤维紧张。根据应用面积及方式，可将中药熏洗技术分为全身中药熏洗和局部中药熏洗。

（一）基础知识

1. 中药熏洗技术适应证与禁忌证

（1）适应证：风湿免疫性疾病，及骨伤科、妇科、皮肤科及五官等科疾病。

（2）禁忌证

①急性传染病、严重心脏病、严重高血压病、恶性肿瘤、呼吸困难等严重内科疾病及有出血倾向的患者，均忌用全身熏洗；

②危重外科疾病，严重化脓感染疾病，需要进行抢救者，忌用熏洗；

③慢性肢体动脉闭塞性疾病，严重肢体缺血，发生肢体干性坏疽者，禁止使用中高温（超过38℃）熏洗；

④眼部肿瘤、眼出血、急性结膜炎等不宜用眼部熏洗治疗；

⑤妇女妊娠和月经期间，大汗、饥饿、过饱及过度疲劳者，饭前饭后半小时内，不宜全身熏洗。

2. 形式

（1）全身熏洗技术：将煎煮好的药液注入熏洗桶内，药液量500～1500mL，桶内放入活动支架或小木凳，高出药液面10cm。患者入熏洗桶，坐在活动支架或小木凳上，从上面用浴巾盖住，勿使热气外泄，露出头面部，借药物热力进行熏洗，全身熏洗20～30分钟，不可超过40分钟，每日1～2次。

（2）局部熏洗技术：将煎煮好的药液注入泡洗容器内，药液量适中，将患处肢体或部位（如肌肉、眼部、肛周、会阴部等）置于熏洗架上，对准患处进行熏蒸，根据熏洗部位不同选择毛巾、中单或浴巾将患处盖上，防止热力散发。待药液温度降至38～41℃，局部淋洗或浸泡患处，为防止药液温度下降受凉，浸泡中随时观察药液温度，及时添加药液。添加时，嘱患者抬出患处，避免液体飞溅导致烫伤，熏洗时间30分钟。局部熏洗技术常见坐浴法、四肢熏洗法、眼部熏洗法等。

（二）操作程序

1.操作前评估

（1）医嘱评估：双人核对医嘱，了解患者年龄、文化程度、既往史、临床表现、发病部位、相关因素、诊断等。

（2）患者评估

①舌苔、脉象、体质、神志、全身情况；

②中药熏洗局部及全身皮肤情况，有无禁忌证；

③心理状态和对疾病的认识等；

④是否排空二便等。

（3）环境评估

①光线是否充足，周围环境是否清洁、安静、舒适；

②关好门窗，调节室温，做好遮挡及保暖工作。

（4）用物评估：治疗盘内备中单、一次性治疗巾、大浴巾、小毛巾、水温计、手套，治疗盘外备煎煮好的药液、熏洗容器（根据熏洗部位不同选用桶、盆、治疗碗、熏洗椅等）、熏洗架、手消毒液、屏风等。全身熏洗时备好病员服。

2.操作实施

操作实施步骤见表2-9。

表2-9　中药熏洗技术操作步骤

操作步骤	要点与注意事项
1.核对　备齐用物至床旁，核对患者姓名、床号、手腕带、中药熏洗部位，向患者解释操作的目的、步骤及配合要点	·确认患者，并取得患者的同意和配合
2.患者准备　患者取合理体位，松开衣着，暴露熏洗部位皮肤或患处，屏风或床帘遮挡，肛肠疾患熏洗使用熏洗椅	·全身熏洗前应适量饮水以防汗出虚脱，可嘱患者饮淡盐水或温开水200mL。全身熏洗时脱去衣物，局部熏洗时暴露熏洗部位，下垫中单，一次性治疗巾 ·注意保暖，防止着凉
3.熏洗　再次核对，检查中药制剂的有效期，使用水温计测量药液温度，中药汤剂50～70℃。年老体弱、儿童及反应差者低于50℃。戴手套，根据医嘱趁热将药液倒入相应熏洗容器中，量适中，协助患者取舒适体位进行熏蒸，待药液温度合适（38～41℃），进行淋洗或浸泡	·局部熏洗时以温热舒适、不烫伤皮肤为度；双下肢熏洗时防止摔倒 ·熏洗30分钟后方可外出，以防感冒
4.观察　在熏洗过程中，随时询问观察患者有无不适及患者熏洗部位皮肤的情况	·询问观察患者有无头晕、心慌、胸闷，有无大汗，皮肤有无水疱。如发现患者不适，皮肤红疹水疱，应立即停止熏洗，协助患者卧床休息，及时报告医生对症处理
5.整理 （1）熏洗完毕，擦干局部及全身药液，取下中单及一次性治疗巾；脱手套 （2）协助患者整理衣着并取安全舒适卧位，整理床单位	
6.再次核对	
7.清理用物　放回原处	

续表

操作步骤	要点与注意事项
8. 洗手，再次核对，按要求记录及签名	·记录泡洗时间、部位及皮肤情况
9. 健康教育到位	

3. 操作后评价

（1）患者：是否感觉舒适，体位安排是否合理，患者有无烫伤，症状是否缓解或改善；衣物、被服有无浸湿。

（2）护士：方法正确，操作熟练；是否熟悉注意事项和常见不良反应及其处理。

（三）常见不良反应及其处理

1. 烫伤　若出现烫伤，局部起水疱，按烫伤进行护理，并立即上报护理不良事件。

2. 跌倒　若出现跌倒意外，尽快对症救治，并立即上报护理不良事件。

（四）技术质量考核评价表

技术质量考核评价见表 2-10。

表 2-10　中药熏洗技术质量考核评价表

项目		要求	应得分	实得分
素质要求（10）		仪表大方，举止端庄，态度和蔼。服装、鞋帽整齐	5	
		洗手，戴口罩	5	
操作前评估（20）	医嘱	遵照医嘱要求	5	
	护士	对患者评估正确、全面	5	
	环境	评估环境安全、舒适	2	
	物品	中药汤剂、熏洗容器、水温计、中单、一次性治疗巾、大浴巾、小毛巾、手套、快速手消毒液，必要时备屏风。全身熏洗时备病员服	8	
操作实施（55）	患者	核对姓名、诊断、熏洗部位、介绍并解释，患者理解与配合	5	
		体位舒适合理，暴露熏洗部位，在下方铺一次性中单，再铺治疗巾，保暖，必要时屏风或床帘遮挡	6	
	核对	再次核对；检查中药汤剂是否在有效期内。测试药液温度（中药汤剂 50～70℃）。年老体弱、儿童及反应差者低于 50℃	8	
	熏洗	戴手套，将药液趁热倒入熏洗容器内，量适中	9	
		协助患者取舒适体位进行熏洗。熏洗时暴露部位尽量加盖浴巾，避免受凉	10	
		及时（低于 50℃）添加或更换中药液，熏洗时间 20～30 分钟	4	
	观察	随时观察患者有无不适及患者熏洗部位皮肤的情况	3	
	整理	擦干全身或局部药液，取下中单和一次性治疗巾	2	
		整理床单位，合理安排体位	3	
		清理用物，归还原处，洗手。用具处理符合要求	2	
	记录	再次核对，按要求记录及签名	2	
	告知	告知到位	1	
操作后（10）	评价	熏洗部位准确、操作熟练、皮肤有无烫伤、患者感觉、目标达到的程度、衣被有无浸湿、操作方法正确、熟练	10	

续表

项目	要求	应得分	实得分
理论提问（5）	回答全面、正确	5	
合计		100	

考核者签名：　　　　　　　　　　　　　　　　考核时间：　　年　月　日

二、中药泡洗技术

中药泡洗技术是将中药煎煮后，借助药液的温热之力及药物功效，浸洗全身体表皮肤或局部患处，以达到祛风散寒、行气活血、清热解毒、杀虫止痒、消肿止痛、祛瘀生新、协调脏腑等功效的一种技术方法。《山海经·西山经》中记载了黄雚"浴之已疥，又可以已胕"，即用黄雚洗浴治疗疥疮。根据应用的面积及方式，可将中药泡洗技术分为局部中药泡洗和全身中药泡洗。

（一）基础知识

1. 中药泡洗技术适应证与禁忌证

（1）适应证

①痈、疮、肿毒、湿疹、癣、痔等局部疾病；

②烫伤、外伤、关节肿痛及中风恢复期的手足肿胀等患者；

③发热、失眠、便秘、中风、肾病、高血压病等全身性疾患。

（2）禁忌证

①疮疡脓肿迅速扩散者，开放性伤口、恶性肿瘤、急性传染性疾病等患者；

②糖尿病的周围血管病变、神经病变，心脏病、重症高血压、呼吸困难及有出血倾向者，大面积组织受损、动脉硬化及休克等血液呼吸循环障碍者；

③昏迷、感觉异常、年老体弱者、妇女月经期及妊娠期、婴幼儿、饥饿及饱餐后、大汗及过度劳累者均禁忌中药泡洗。

（3）中药泡洗的禁忌部位：金属移植物部位等。

2. 形式

（1）全身泡洗技术：将煎煮好的药液注入泡洗桶内，药液量以患者可浸入全身露出头部为宜。

（2）局部泡洗技术：将煎煮好的药液注入泡洗容器内，药液量以可浸入局部患处为宜，如坐浴法、四肢泡洗法等。

（二）操作程序

1. 操作前评估

（1）医嘱评估：双人核对医嘱，了解患者年龄、文化程度、既往史、临床表现、发病部位、相关因素、诊断等。

（2）患者评估

①舌苔、脉象、体质、神志、全身情况；

②泡洗局部或全身皮肤情况，了解有无禁忌证；

③心理状态和对疾病的认识等；

④是否排空二便等。

（3）环境评估

①光线充足，周围环境是否清洁、安静、舒适；

②关好门窗、调节室温，做好遮挡及保暖工作。

（4）用物评估：治疗盘内备中单、一次性治疗巾、大浴巾、小毛巾、水温计、手套，治疗盘外备煎煮好的药液、泡洗容器（根据泡洗部位不同选用桶、盆、治疗碗、坐浴椅等）、快速手消毒液、屏风等。全身泡洗时备好病员服。

2. 操作实施

操作实施步骤见表2-11。

表 2-11　中药泡洗操作步骤

操作步骤	要点与注意事项
1. 核对　备齐用物至床旁，核对患者姓名、床号、手腕带、中药泡洗部位，向患者解释操作的目的、步骤及配合要点	·确认患者，并取得患者的同意和配合
2. 患者准备　患者取合理体位，松开衣着，暴露泡洗部位皮肤或患处，屏风或床帘遮挡	·全身泡洗时脱去衣物，局部泡洗时充分暴露泡洗的局部，下垫中单，再垫一次性治疗巾 ·注意保暖，防止着凉
3. 泡洗　再次核对，检查中药制剂的有效期并使用水温计测量药液温度（中药汤剂38～41℃）。戴手套，根据医嘱趁热将药液倒入相应泡洗容器中，量适中，协助患者取舒适体位进行泡洗。泡洗时间20～30分钟，每日1～2次。泡洗后30分钟方可外出，以防感冒	·全身泡洗前应适量饮水以防汗出虚脱，局部泡洗时以温热舒适、不烫伤皮肤为度。双下肢泡洗时，药液不宜过满，以防溢出导致跌倒。肛肠疾患泡洗使用坐浴椅 ·泡洗过程中注意监测药液温度，低于38℃时应添加或更换药液
4. 观察　在泡洗过程中，随时询问观察患者有无不适及泡洗部位皮肤情况	·询问观察患者有无头晕、心慌、胸闷，有无大汗，皮肤有无水疱。如发现患者不适，皮肤出现红疹或水疱，应立即停止泡洗，协助患者卧床休息，及时报告医生对症处理
5. 整理患者及床单位 （1）泡洗完毕，擦干局部及全身药液，取下中单及一次性治疗巾，脱手套 （2）协助患者整理衣着并取安全舒适卧位，整理床单位	
6. 再次核对	
7. 清理用物　放回原处	
8. 洗手，再次核对，按要求记录及签名	·记录泡洗时间、部位及皮肤情况
9. 健康教育到位	·嘱患者休息片刻方可离开，不能直接吹风，以免着凉

3. 操作后评价

（1）患者：是否感觉舒适，体位安排是否合理，患者有无受风寒、有无烫伤，症状是否缓解或改善；衣被有无浸湿。

（2）护士：方法正确，操作熟练；是否熟悉注意事项和常见不良反应及其处理。

（三）常见不良反应及其处理

1. 皮肤过敏反应　出现全身或局部瘙痒、皮疹、水疱等，应立即停止泡洗，遵医嘱行抗过敏处理。

2. 低血糖反应　若出现头晕、胸闷、心慌、气促、大汗淋漓等，应立即停止泡洗，饮糖水或温开水，平卧，更换衣着，保暖并动态观察。

3. 烫伤　若出现烫伤，局部起水疱，按烫伤进行护理，并立即上报护理不良事件。

4. 跌倒　若出现跌倒意外，尽快对症救治，并立即上报护理不良事件。

（四）技术质量考核评价表

技术质量考核评价见表2-12。

表 2-12　中药泡洗技术质量考核评价表

项目		要求	应得分	实得分
素质要求（10）		仪表大方，举止端庄，态度和蔼。服装、鞋帽整齐	5	
		洗手，戴口罩	5	
操作前评估（20）	医嘱	遵照医嘱要求	5	
	护士	对患者评估正确、全面	5	
	环境	评估环境安全、舒适	2	
	物品	中药汤剂、泡洗容器、水温计、中单、一次性治疗巾、大浴巾、小毛巾、手套、快速手消毒液，必要时备屏风。全身泡洗时备病员服	8	
操作实施（55）	患者	核对姓名、诊断、介绍并解释，患者理解与配合	5	
		体位舒适合理，暴露泡洗部位，屏风或床帘遮挡，于下方铺一次性中单，再铺治疗巾，注意保暖	6	
	核对	再次核对；检查中药汤剂是否在有效期内。测试药液温度（中药汤剂38～41℃）	8	
	泡洗	戴手套，将药液趁热倒入泡洗容器内，量适中	9	
		协助患者取舒适体位进行泡洗，局部泡洗时暴露部位尽量加盖浴巾，全身泡洗前应适量饮水以防汗出虚脱	10	
		泡洗过程中注意监测药液温度，低于38℃时应添加或更换药液，泡洗时间20～30分钟，每日1～2次	4	
	观察	随时观察患者有无不适及患者泡洗部位皮肤的情况	3	
	整理	擦干全身或局部药液，取下中单和一次性治疗巾	2	
		整理床单位，合理安排体位	3	
		清理用物，归还原处，洗手。用具处理符合要求	2	
	记录	再次核对，按要求记录及签名	2	
	告知	告知到位	1	
操作后（10）	评价	泡洗部位准确、操作熟练、皮肤有无烫伤、患者感觉、目标达到的程度、衣被有无浸湿、操作方法正确且熟练	10	
理论提问（5）		回答全面、正确	5	
合计			100	

考核者签名：　　　　　　　　　　　　　　　　　考核时间：　　　年　　月　　日

附：中药阴道灌洗技术

中药阴道灌洗技术是将中药煎煮后，借助药液的温热之力及药物本身的功效，进行阴道灌洗，以达到行气活血、杀虫止痒、清热解毒、消肿止痛的一种技术方法。根据中药性味不同，中药阴道灌洗具有促进阴道血液循环，减少阴道分泌物，缓解局部充血症状，控制和治疗炎症等作用。

（一）基础知识

1. 适应证　阴道炎、宫颈炎的治疗以及妇科手术（如子宫切除术、阴道手术及宫腔手术）前的常规阴道准备。

2. 禁忌证　未婚患者、宫颈癌有活动性出血者、经期、产后或人工流产术后宫口未闭、阴道出血者禁止阴道灌洗，以防逆行感染，加重出血。

（二）操作程序

1. 操作前评估

（1）医嘱评估：双人核对医嘱，了解患者年龄、婚育情况、文化程度、既往史、过敏史、临床表现、发病部位、相关因素、诊断等。

（2）患者评估

①舌苔、脉象、体质、神志、全身情况，是否月经期；

②阴道黏膜情况，有无禁忌证；

③心理状态和对疾病的认识等；

④是否排空二便等。

（3）环境评估

①光线是否充足，周围环境是否清洁、安静、舒适；

②关好门窗、调节室温，做好遮挡及保暖工作。

（4）用物评估：治疗盘内备中单、一次性治疗巾、大棉签、窥阴器、灌洗器、大浴巾、水温计、手套，治疗盘外备煎煮好的中药液、便盆、快速手消毒液、输液架、屏风等。

2. 操作实施　操作实施步骤见表2-13。

表2-13　中药阴道灌洗操作步骤

操作步骤	要点与注意事项
1. 核对　备齐用物至床旁，核对患者姓名、床号、手腕带、中药灌洗部位，向患者解释操作的目的、步骤及配合要点	·确认患者，并取得患者的同意和配合
2. 患者准备　治疗床上垫中单、一次性治疗巾，患者取膀胱截石位，褪去远侧裤腿搭于近侧腿上，远侧腿上盖浴巾，暴露会阴部，臀下放便盆，屏风或床帘遮挡	·协助患者上治疗床，床上垫中单、一次性治疗巾，防止药液浸湿床单位 ·注意保暖，防止着凉，保护患者隐私

NOTE

续表

操作步骤	要点与注意事项
3. 灌洗　再次核对，检查中药制剂的有效期及测量药液温度（中药汤剂 41～43℃），药量 500～1000mL。戴手套，将中药灌入灌洗器，挂于输液架上，其高度距床沿 60～70cm，排去管内空气。操作者戴一次性手套，右手持灌洗头，用中药先冲洗外阴部，然后用左手将小阴唇分开，将冲洗头沿阴道壁方向缓缓插入阴道至后穹隆处，边冲洗边将灌洗头围绕子宫颈上下左右轻轻地移动；或用窥阴器暴露宫颈后再灌洗，边灌洗边转动窥阴器，将整个阴道穹隆及阴道壁灌洗干净后再将窥阴器取下。当中药剩 100mL 左右时，关闭灌洗管拔出灌洗头及窥阴器，再次冲洗外阴部。协助患者坐在便盆上，待阴道内残留中药流出，用无菌大棉签擦干外阴部，撤去治疗巾	·灌洗器与床沿的距离不超过 70cm，以免压力过大，水流过速，使药液或污物进入子宫腔或中药与局部作用的时间不足 ·灌洗头插入不宜过深。用窥阴器灌洗时，应轻轻旋转窥阴器，使中药能到达阴道各部 ·灌洗时，动作轻柔，勿损伤阴道和宫颈组织，尤其是宫颈癌患者
4. 观察　在中药阴道灌洗过程中，随时询问观察患者有无不适，并观察患者阴道的情况	·询问观察患者有无头晕、心慌、胸闷，有无大汗。如发现患者不适，应立即停止灌洗，协助患者卧床休息，及时报告医生对症处理
5. 整理 （1）灌洗完毕，擦干外阴部中药，取下中单及一次性治疗巾，脱手套 （2）协助患者整理衣着并取安全舒适卧位，整理床单位	
6. 再次核对	
7. 清理用物　放回原处	
8. 洗手，再次核对，按要求记录及签名	
9. 健康教育到位	·嘱患者卧床休息 30 分钟，利于药物的吸收

3. 操作后评价

（1）患者：是否感觉舒适，体位安排是否合理，患者有无不适，症状是否缓解或改善；衣被有无浸湿。

（2）护士：方法正确，操作熟练；是否熟悉注意事项和常见不良反应及其处理。

（三）常见不良反应及其处理

药物过敏反应，全身或外阴部出现瘙痒、皮疹等，应立即停止中药灌洗，遵医嘱行抗过敏处理。

（四）技术质量考核评价表

技术质量考核评价见表 2-14。

表 2-14　中药阴道灌洗技术质量考核评价表

项目		要求	应得分	实得分
素质要求（10）		仪表大方，举止端庄，态度和蔼。服装、鞋帽整齐	5	
		洗手，戴口罩	5	
操作前评估（20）	医嘱	遵照医嘱要求	5	
	护士	对患者评估正确、全面	5	
	环境	评估环境安全、舒适	2	
	物品	中药汤剂、中单、一次性治疗巾、浴巾、大棉签、窥阴器、灌洗器、便盆、输液架、水温计、手套、快速手消毒液，必要时备屏风	8	

续表

项目		要求	应得分	实得分
操作实施（55）	患者	核对姓名、诊断、介绍并解释操作目的、步骤及配合要点	5	
		治疗床上垫中单、一次性治疗巾，患者取膀胱截石位，褪去远侧裤腿搭于近侧腿上，远侧腿上盖浴巾，暴露会阴部，臀下放便盆，屏风或床帘遮挡	6	
	核对	再次核对；检查中药汤剂是否在有效期内。测试药液温度（中药汤剂41～43℃）。年老体弱、儿童及反应差者低于50℃	4	
	泡洗	戴手套，将药液趁热倒入灌洗器内。药量500～1000mL	9	
		阴道灌洗器距床沿的距离不超过70cm，排去管内空气，备用	4	
		戴手套，右手持灌洗头冲洗外阴，正确放置阴道窥器，灌洗方法正确（将冲洗头沿阴道壁方向缓缓插入阴道至后穹隆处，边冲洗边将灌洗头围绕子宫颈上下左右轻轻地移动；或用窥阴器暴露宫颈后再灌洗，边灌洗边转动窥阴器，将整个阴道穹隆及阴道壁灌洗干净）	10	
		灌洗完毕，拔出灌洗头及阴道窥器方法正确，再次冲洗外阴，干纱布擦净外阴	5	
	观察	随时观察患者有无不适及阴道的情况	3	
	整理	擦干外阴部药液，撤去便盆，取下中单和一次性治疗巾	2	
		整理床单位，合理安排体位	2	
		清理用物，归还原处，洗手。用具处理符合要求	2	
	记录	再次核对，按要求记录及签名	2	
	告知	告知到位	1	
操作后（10）	评价	灌洗操作熟练、皮肤有无烫伤情况、患者感觉、目标达到的程度、衣被有无浸湿、操作方法正确且熟练	10	
理论提问（5）		回答全面、正确	5	
合计			100	

考核者签名： 考核时间： 年 月 日

复习题

1.熏洗法中，熏蒸时温度正确的是（ ）

A. 30～40℃ B. 50～70℃ C. 70～80℃

D. 80～90℃ E. 90～100℃

2.熏洗时，进餐前后多少时间内不宜全身熏洗（ ）

A. 2 小时 B. 1.5 小时 C. 1 小时

D. 0.5 小时 E. 15 分钟

3.根据中药熏洗要求，下列叙述错误的是（ ）

A.全身熏洗前适量饮水 B.时间不宜超过40分钟

C.熏洗用具清洗后可交叉使用 D.熏洗后宜静卧半小时

NOTE

E. 熏洗出现过敏马上停止操作

第六节 中药离子导入技术

学习目标

1. 识记 能正确陈述中药离子导入技术的概念。
2. 理解 能正确理解中药离子导入技术的适应证和禁忌证。
3. 应用 能应用中药离子导入的操作程序实施中药离子导入技术。

中药离子导入是应用浸有中药药液的衬垫置于电极板，并放置在患者的患处，通过药物离子透入仪输出的直流电，将中药药液离子透入患处，产生药物与电刺激双重治疗效应的一种外治法。此法是一种古老药物穴位透入与现代科学相结合的方法。中药离子导入方法与一般的有机化合物导入相同，在应用前必须先确定中药的有效成分和导入极性。

一、基础知识

1. 适应证 风寒湿痹、关节肿痛、骨质增生、神经痛、盆腔炎、中耳炎、角膜混浊、角膜斑翳等。

2. 禁忌证 高热、出血疾患、活动性结核、妊娠、严重心功能不全、治疗部位有金属异物或带有心脏起搏器患者。

3. 常见治疗部位 中药离子导入常用于躯干和四肢关节各部位，也可用于皮肤、肌肉等体表患处。

二、操作程序

（一）操作前评估

1. 医嘱评估 核对医嘱，了解患者年龄、文化程度、既往史、临床表现、发病部位、相关因素、诊断等。

2. 患者评估

（1）了解患者的意识和感知觉、全身情况、舌苔、脉象、体质；

（2）离子导入局部皮肤情况，询问患者的中药用药史、中药药物过敏史；

（3）心理状态和对疾病的认识等；

（4）是否排空二便等。

3. 环境评估

（1）是否光线充足、清洁、安静、舒适；

（2）是否根据季节关好门窗、调节室温，做好遮挡及保暖工作。

4. 用物评估 离子导入治疗仪一台；治疗盘放药物、治疗碗、衬垫、镊子、纱布、绷带、外用防水布、沙包，必要时备屏风。（彩图 2–1）

彩图 2–1

NOTE

（二）操作实施

操作实施步骤见表 2-15。

表 2-15　中药离子导入操作步骤

操作步骤	要点与注意事项
1. 核对、解释　备齐物品，床旁核对患者姓名、床号、手腕带、离子导入部位，向患者解释操作的目的、步骤及配合要点	·确认患者，并取得患者的理解和配合
2. 仪器的准备　电流强度等各调节开关调节至"0"，评估仪器性能、连接导线等是否处于正常运作状态	
3. 患者准备　患者取合理体位，松开衣着，暴露离子导入部位，清洁皮肤，必要时屏风遮挡患者	·充分暴露治疗部位，避免药物污染衣服 ·注意保暖，保护患者隐私
4. 再次核对　将药物浸湿的衬垫放在患处贴紧皮肤，带负离子药物衬垫放在负极板下（黑色导线）；带正离子药物衬垫放在正极板下（红色导线）	·药物衬套充分浸湿药液，拧至不滴水为宜
5. 固定电极　打开电源开关，测量中药温度（38～42℃），外用防水布覆盖，用绷带或松紧带固定，必要时沙袋固定	·嘱咐患者勿触动仪器，不能移动衬垫，不可触摸金属物体，防止烧伤
6. 调节电流强度　局部电流量不超过 40mA，全身电流量不超过 60mA，小部位如指关节电流量不超过 10mA，面部电流量不超过 5mA	·治疗过程不可变换电极板上的极性，若需要变换时，应先将输出强度旋钮退回至"0"位后方可变换极性，再重新调节治疗电流量
7. 观察　治疗中经常巡视患者，了解治疗中的感觉，及时调节电流量，防止电灼伤	·如出现灼痛感，可能是电极与皮肤接触不良，先关闭电源再调整
8. 告知　如局部有烧灼针刺感不能耐受时，立即通知护士	·治疗时间每日 1 次，每次 20～30 分钟，儿童不超过 15 分钟，10～15 次为一个疗程
9. 治疗结束　将输出调节器逐渐调至"0"位，关闭电源开关，拆离沙包或绷带，取出衬垫，擦净局部皮肤	·避免患者突然断电发生电击感或出现不适
10. 整理床单位，清理用物 （1）拆去衬垫，擦净局部皮肤，协助患者恢复体位；整理用物 （2）洗手，再次核对，记录及签名	·用后洗去药液并消毒，以免寄生离子相互沾染 ·记录治疗时间、电流量、部位及患者感受
11. 健康教育到位	·嘱患者休息片刻方可离开

（三）操作后评价

1. **患者**　体位安排合理，局部皮肤无烫伤、无电击伤，衣被未被药物污染，安全、舒适，症状改善。

2. **护士**　中药离子导入部位合适，方法正确，操作熟练；熟悉注意事项和常见不良反应及其处理。

三、常见不良反应及其处理

1. **局部皮肤电灼伤**　按烧伤处理。

2. **用电意外**　按解除意外处理。

3. **药物过敏反应**　立即停止操作，观察局部皮肤情况，必要时予抗过敏处理。

4. **皮肤瘙痒、脱屑、小的皲裂及皮疹等反应**　多次治疗后，电极下的皮肤由于电解产物的刺激，可能出现瘙痒、脱屑、小的皲裂及皮疹等反应，可用青黛膏、甘油或皮炎平霜外涂，不可用手搔抓。

四、技术质量考核评价表

技术质量考核评价见表2-16。

表2-16 中药离子导入操作评分标准

项目		要求	应得分	实得分
素质要求（10）		仪表大方，举止端庄，态度和蔼，服装、鞋帽整齐	5	
		洗手，戴口罩	5	
操作前评估（20）	医嘱	遵照医嘱要求，核对姓名、诊断、操作部位	5	
	患者	患者评估正确、全面	5	
	环境	评估环境安全、舒适	2	
	物品	中药药液、离子导入治疗仪、治疗盘、棉衬套2个、绷带或松紧搭扣、沙袋、防水布、小毛巾、水温计	8	
操作实施（55）	患者	再次核对；检查治疗仪性能，核对治疗部位	3	
		解释并取得配合，舒适体位，暴露治疗部位，保暖	2	
	仪器	连接导线，处于正常运作状态	5	
	定位	确定治疗部位，清洁皮肤	5	
	固定	中药衬垫贴紧皮肤，固定良好，松紧适宜	7	
	开电源	电极板间距离正确，药液温度合适，衬垫干湿度适宜	6	
	电流	电流强度适中，患者无不适	6	
	时间	时间合理，操作顺序符合要求	5	
	观察	观察患者反应、皮肤情况，有触电感应立即停止操作	5	
	告知	治疗部位有针刺感为正常现象，如不能耐受立即告知	2	
	关机	关闭电源，调至"0"位，清洁皮肤	2	
	整理	协助患者整理衣着、床单位，安排舒适体位	3	
		拆电极板、衬垫，清洁治疗仪，清理用物归原处，洗手	2	
	记录	记录治疗时间、电流量、部位及患者感受，再次核对	2	
操作后评价（10）		操作流畅，治疗部位准确、熟练；患者感觉达到要求	10	
理论提问（5）		回答全面、正确	5	
合计			100	

注：出现烫伤或电击伤，扣20分。

考核者签名：　　　　　　　　　　　　　　　　　　考核时间：　　年　　月　　日

复习题

1.下列各项，中药离子导入指（　　）与药物联合产生双重治疗效应

　　A.电刺激肌肉组织　　　　B.电刺激穴位　　　　　　C.电刺激皮肤组织

　　D.电刺激表皮组织　　　　E.直流电刺激

2.下列各项，中药离子导入对电极板的金属部分叙述错误的是（　　　）

  A. 不接触皮肤

  B. 负离子药物衬垫上放置负极板

  C. 正离子药物衬垫上放置正极板

  D. 可接触皮肤

  E. 一个衬垫只供一种药物使用

 3. 实施中药离子导入时，先固定电极，打开电源开关，测量中药温度外用防水布覆盖并固定，才调节电流强度。正确的中药温度是（　　　）

  A. 30～35℃　　　　　B. 38～42℃　　　　　C. 43～45℃

  D. 45～48℃　　　　　E. 50～52℃

第七节　中药外敷技术

学习目标

 1. 识记　能正确陈述中药外敷的概念。

 2. 理解　能正确理解中药外敷的适应证和禁忌证。

 3. 应用　能按中药外敷操作程序实施中药外敷护理技术。

  中药外敷技术是指将药物制成一定的剂型，外敷于患者局部皮肤或者相应穴位，通过药物经皮渗透、吸收，及药物对穴位的刺激，达到通经活络、清热解毒、活血化瘀、消肿止痛、行气消痞等作用的一种中医护理技术。中药外敷技术历史源远流长，是中药外治法的重要组成部分，适用范围广泛，包括内、外、妇、儿、五官、皮肤科等病证，并且具有药物直达病所、起效快、取材方便、副作用小等优势。早在远古时期，人们就已经学会用泥土、草根、树皮外敷伤口止血。《周礼·天官》《后汉书·华佗传》《伤寒杂病论》《肘后备急方》《备急千金要方》《本草纲目》等中医古籍都记载了中药外敷技术。现代医学认为，药物经过皮肤吸收后不经过消化道，也极少通过肝脏代谢，而是直接进入血液循环，可以很快在局部达到较高的血药浓度，对局部病变进行治疗，避免了消化道的各种消化酶对药物成分的分解破坏。

一、基础知识

（一）中药外敷技术适应证与禁忌证

 1. 适应证　因恶性肿瘤、各种疮疡及跌打损伤等病症引起的疼痛；消化系统引起的腹胀、腹泻、便秘等。

 2. 禁忌证　外敷局部皮肤有创伤、溃疡、感染或有较严重的皮肤病者禁用；孕妇的腹部、腰骶部及某些敏感穴位，如合谷、三阴交等处不宜外敷；有药物过敏史者及婴幼儿慎用。

（二）中药外敷的形式

 1. 贴敷法　将药物制成软膏、药饼或研粉撒于普通膏药上，外敷于患者局部皮肤或相应穴位。

2.涂敷法　将新鲜草药捣烂，或用药物研磨加入水或醋调匀后，外敷于患者局部皮肤或相应穴位，外用纱布覆盖或使用医用胶布包扎。

3.箍围法　将药调制成糊状，外敷于患处四周。外疡起初或炎症包块者，宜敷满整个病变部位。若毒已积聚，或溃后余肿未消，宜敷于患处周围，中央突出，不要完全涂布。

4.发疱法　将对皮肤有刺激性的药物外敷于患者局部皮肤或相应穴位，加以艾灸法，使局部充血、起疱。

5.热熨法　将制备好的药物加热后，用布包裹热熨患者局部皮肤，或将敷药包包扎于患者局部后，用热水袋等热熨。

6.敷脐法　将药末、药糊、药膏或药饼填于脐中，外用医用胶布封贴、固定。

二、操作程序

（一）操作前评估

1.医嘱评估　核对医嘱，了解患者年龄、文化程度、既往史、过敏史、临床表现、发病部位、相关因素、诊断等。

2.患者评估

（1）神志、体质、全身情况；

（2）局部皮肤情况，有无禁忌证；

（3）心理状态和对疾病的认识等；

（4）是否排空二便等。

3.环境评估

（1）是否清洁、安静、舒适，光线充足。

（2）是否根据季节关好门窗、调节室温，做好遮挡及保暖工作。

4.用物评估　治疗盘、外敷药物、涂药板、无菌纱布或医用棉垫、医用胶布、生理盐水棉球、治疗巾或一次性垫巾。（彩图 2-2）

彩图 2-2

（二）操作实施

操作实施步骤见表 2-17。

表 2-17　中药外敷操作步骤

操作步骤	要点与注意事项
1.核对、解释　备齐用物至床旁，核对患者姓名、床号、手腕带、药物名称、外敷部位，向患者解释操作的目的、步骤及配合要点	·确认患者，并取得患者的理解和配合
2.患者准备　协助患者取合理体位，充分暴露外敷部位，垫治疗巾或一次性垫巾	·注意保暖及保护隐私
3.药物准备　遵医嘱将备好的药物用涂药板均匀地涂抹在大小合适的纱布上	·药物涂在纱布或医用棉垫中央位置 ·薄厚均匀，一般以 0.2～0.5cm 为宜 ·药物面积略大于患处
4.定位　遵医嘱选取部位或穴位	·外敷部位交替使用，不宜单个部位连续使用 ·除拔膏外，患处有红肿及溃烂时，不宜外敷药物 ·用生理盐水棉球清洁局部皮肤

续表

操作步骤	要点与注意事项
5. 外敷中药　将涂好药物的纱布外敷于局部皮肤或相应的穴位，用医用胶布固定	· 胶布固定松紧度适宜 · 外敷过程中观察患者局部皮肤情况并询问其感受，如局部皮肤出现红疹、水疱或瘙痒等过敏症状时，立即停止使用，并通知医生，配合处理 · 对有脓头或成脓阶段的肿疡，宜中间留空隙，围敷四周 · 乳痛外敷药物时，在敷料上剪孔或剪一缺口，使乳头露出
6. 整理床单位，清理用物 （1）再次核对，协助患者整理衣物并取安全舒适卧位，整理床单位 （2）清理用物，归回原处，备用	
7. 洗手，再次核对，按要求记录及签名记录	· 记录外敷的部位、时间、效果及患者反应
8. 健康教育到位	· 告知患者相关注意事项：外敷时间一般为 6～8 小时，外敷后如出现皮肤微红为正常现象；如出现红疹、瘙痒、水疱等现象，应立即告知护士；若出现敷料松动或脱落，及时告知护士

（三）操作后评价

1. 患者　体位安排合理，敷料面积大小合适，薄厚均匀，安全、舒适，症状改善。

2. 护士　部位或穴位正确，方法正确，操作熟练；熟悉注意事项和常见不良反应及其处理。

三、常见不良反应及其处理

1. 中毒　如出现头晕、心悸、恶心、呕吐等中毒症状，立即除去药物，通知医生，配合处理。

2. 疼痛　在外敷部位出现热、凉、麻、痒、蚁行感或轻中度疼痛属于正常现象，一般无需处理，待达到所要求的外敷时间去除药物即可。如外敷部位有烧灼感或针刺样剧痛，患者无法忍受，应立即去除药物。

3. 水疱（发疱法除外）　若皮肤出现水疱，将外敷药物取下，小水疱不必处理，等待自行吸收。如水疱较大，应消毒局部皮肤，用无菌注射器抽出疱液，并用无菌敷料覆盖。

4. 过敏　外敷部位出现红疹、发热、瘙痒等症状时，应立即停止；对胶布过敏者可改用纱布、绷带固定。操作前详细询问患者过敏史。

5. 感染　患者发热、外敷部位皮损、颜色发红或出现化脓等症状时，立即去除药物，通知医生，配合处理。

四、技术质量考核评价表

技术质量考核评价见表 2-18。

NOTE

表 2-18　中药外敷技术质量考核评价表

项目		要求	应得分	实得分
素质要求（10）		仪表大方，举止端庄，态度和蔼。服装、鞋帽整齐	5	
		洗手、戴口罩	5	
操作前评估（20）	医嘱	遵照医嘱要求	5	
	患者	患者评估正确、全面	5	
	环境	评估环境安全、舒适	5	
	物品	治疗盘、外敷药物、涂药板、无菌纱布或医用棉垫、医用胶布、生理盐水棉球、治疗巾或一次性垫巾	5	
操作实施（55）	患者	核对姓名、诊断、部位、介绍并解释操作目的、步骤及配合要点，患者理解与配合	3	
		体位舒适合理，暴露外敷部位，注意保暖及保护隐私	2	
	定位	再次核对部位，定位准确	5	
		清洁局部皮肤	2	
	敷药	药物涂在纱布中央，厚薄适中，面积大小合适	5	
		外敷穴位或部位准确	10	
		固定牢固，松紧度适宜	10	
	观察	询问患者感受，并观察局部皮肤情况，有无红疹、发热、疼痛等不适症状	5	
	整理	整理床单位，合理安排体位	5	
		清理用物，洗手	2	
		物品处理符合要求	2	
	记录	再次核对，按要求记录及签名	2	
	告知	告知到位	2	
操作后（10）	评价	患者敷药薄厚、大小合适，感觉达到要求。外敷部位准确、操作熟练	10	
理论提问（5）		回答全面、正确	5	
合计			100	

考核者签名：　　　　　　　　　　　　　　　　考核时间：　　　年　　月　　日

附：罨包技术与拔膏疗法

（一）罨包技术

罨包技术是将制备好的药物，用纱布袋或棉布包扎加热后置于局部皮肤或穴位上，以达到温通经络、行气活血、祛瘀消肿、散寒止痛等作用的一种中医护理技术。罨包法可分为干罨和湿罨两种。将药粉撒于患处，称为干罨；将药液蘸于包布上，称为湿罨。罨包法技术是近年来推广运用的实用新技术，是由中药热熨技术演变而来。中药熨疗历史悠久，源远流长，我国现存的最早医学书籍《五十二病方》中，就已有熨疗法的记载；中医经典著作《黄帝内经》也有"病生于筋，治之以熨引"的论述，并载有药熨方专治寒痹；古代名医扁鹊巧用熨法救治虢太子厥的故事至今仍是人们争相传颂的佳话。吴师机的《理瀹骈文》，创造性地发展了熨法理论并以此通治全身各种病症。

1. 基础知识

（1）罨包技术适应证与禁忌证

①适应证：因风湿痹证引起的关节酸、麻、冷、胀、痛、沉等；跌打损伤引起的局部肿胀、疼痛、瘀血等；扭伤引起的腰背部不适；脾胃虚寒引起的胃脘疼痛、泄泻、呕吐等症状。

②禁忌证：局部感知觉障碍者；大血管处；皮损、有炎症、水疱者、孕妇腹部及腰骶部；妇女月经期等。

（2）形式

①渍法：将蘸有药液的纱布敷于患处。

②熨法：将药物加热后用布包熨摩患处。

③蒸法：将药汁加热，使药汁烟气上蒸，借助热力与药力的作用达到治疗目的。

2. 操作程序

（1）操作前评估

①医嘱评估：核对医嘱，了解患者年龄、文化程度、既往史、过敏史、临床表现、发病部位、相关因素、诊断等。

②患者评估：体质、全身情况，对温度的敏感程度；局部皮肤情况，有无禁忌证；心理状态和对疾病的认识等；排空二便。

③环境评估：是否清洁、安静、舒适，光线充足；是否根据季节关好门窗、调节室温，做好遮挡及保暖工作。

④用物评估：治疗盘，所需药物、治疗碗、凡士林、纱布袋2个或双层棉布、大毛巾、温度计。（彩图2-3）

彩图 2-3

（2）操作实施：操作实施步骤见表2-19。

表 2-19　罨包技术操作步骤

操作步骤	要点与注意事项
1. 核对、解释　备齐用物至床旁，核对患者姓名、床号、手腕带、敷药部位，向患者解释操作的目的、步骤及配合要点	·确认患者，并取得患者的理解和配合 ·患者排空二便
2. 药物准备　遵医嘱备药，将药物加热至60～70℃，装入纱布袋或棉布后放入大毛巾中保温备用	·加热后的药物应装入双层布袋
3. 患者准备　予患者取合适体位，充分暴露操作部位	·注意保暖及保护隐私
4. 定位　遵医嘱选取部位或穴位	·确认操作部位皮肤完好 ·操作部位均匀涂抹少量凡士林

NOTE

续表

操作步骤	要点与注意事项
5.熨药　将准备好的药袋放置相应的穴位来回推熨	·力量均匀，开始时力量轻，速度可稍快，随药袋温度的降低，力量可逐步增大，速度可减慢 ·推熨力度以患者能耐受为宜 ·药熨温度保持 50～60℃为宜，不超过 70℃；年老、婴幼儿及感觉障碍者不宜超过 50℃，药袋温度过低时及时更换或加温 ·随时询问患者感受，并观察局部皮肤颜色情况，如出现局部温度过高，或红肿、丘疹、瘙痒、水疱等情况，立即停止操作 ·操作时间每次 15～30 分钟
6.整理床单位，清理用物 （1）再次核对，协助患者整理衣物并取安全舒适卧位，整理床单位 （2）清理用物，归回原处，备用	·布袋若重复使用，应清洗消毒后晾干备用
7.洗手，再次核对，按要求记录及签名	·记录罨包的部位、时间、效果及患者反应
8.健康教育到位	·罨包结束后需休息片刻方可活动或离开，如有不适及时告知护士

（3）操作后评价

①患者：体位安排合理，力度、温度适宜，无烫伤，安全、舒适，症状改善。

②护士：部位或穴位正确，操作熟练，手法正确，熟悉注意事项和常见不良反应及其处理。

3.常见不良反应及其处理

（1）过敏：熨药后局部皮肤出现红疹、瘙痒、水疱症状，立即停止操作，温水擦净局部皮肤，并通知医生，配合处理。

（2）烫伤：如局部出现小水疱，可不必处理，待自行吸收；如水疱较大，应消毒局部皮肤后，用无菌注射器吸出液体，覆盖无菌敷料。

4.技术质量考核评价表　技术质量考核评价见表 2-20。

表 2-20　罨包技术质量考核评价表

项目		要求	应得分	实得分
素质要求（10）		仪表大方，举止端庄，态度和蔼。服装、鞋帽整齐	5	
		洗手、戴口罩	5	
操作前评估（20）	医嘱	遵照医嘱要求	5	
	患者	患者评估正确、全面	5	
	环境	评估环境安全、舒适	5	
	物品	治疗盘、所需药物、治疗碗、凡士林、纱布袋 2 个或双层棉布、大毛巾、温度计	5	

续表

项目		要求	应得分	实得分
操作实施（55）	患者	核对姓名、诊断、部位，介绍并解释操作目的、步骤及配合要点，患者理解与配合	3	
		体位舒适合理，暴露外敷部位，注意保暖及保护隐私	2	
	定位	再次核对部位，定位准确	5	
		清洁局部皮肤，涂少量凡士林	2	
	外敷	药熨温度保持 50～60℃为宜，不超过 70℃；年老、婴幼儿及感觉障碍者不宜超过 50℃，药袋温度过低时及时更换或加温	5	
		将准备好的药袋放置相应的局部或穴位用力来回推熨	10	
		力量均匀，开始时力量轻，速度可稍快，随药袋温度的降低，力量可逐步增大，速度可减慢，推熨力度以患者能耐受为宜	10	
	观察	部位准确、操作熟练、动作轻巧、皮肤情况、力度适中、温度适宜、患者感觉、目标达到的程度	5	
	整理	整理床单位，合理安排体位	5	
		清理用物，洗手	2	
		物品处理符合要求	2	
	记录	再次核对，按要求记录及签名	2	
	告知	告知到位	2	
操作后（10）	评价	患者药熨温度、力度合适，感觉达到要求。外敷部位准确、操作熟练	10	
理论提问（5）		回答全面、正确	5	
合计			100	

注：若有皮肤烫伤等为不合格。

考核者签名：　　　　　　　　　　　　　　　　　考核时间：　　年　　月　　日

（二）拔膏疗法

拔膏疗法是指用黑色、脱色拔膏棍或稀释拔膏，温热后外贴于患者局部，达到拔毒提脓、通经止痛、破瘀软坚、除湿止痒杀虫等功效的一种中医皮科外治疗法。拔膏疗法是赵炳南先生在 1958 年吸取前人的经验，不断摸索，将内治与外治有机地结合，改革而成。拔膏疗法可改善局部血液循环，促进炎症吸收，软化角质和瘢痕。

1. 基础知识

（1）适应证：皮肤浸润、肥厚、增生性皮肤病，如慢性湿疹皮炎、瘢痕疙瘩、盘状红斑狼疮、乳头状皮炎、穿掘性毛囊炎、局限性硬皮病、皮肤淀粉样病变等；皮肤角化性皮肤病，如鸡眼、寻常疣、老年疣、角化过度型手足癣、甲癣、皮角等；皮肤干燥皲裂性皮肤病，如手足皲裂等；皮肤湿热毒类皮肤病，如多发性毛囊炎、须疮、聚合性痤疮、结节性痒疹、带状疱疹后遗神经痛等；斑秃、白癜风、黄褐斑、睑黄疣等。

（2）禁忌证：皮肤糜烂渗出者；汞过敏者。

2. 组成与剂型　其药味组成和剂型源于古代的膏药，但有不同。香油八斤、生桐油二斤倾入铁锅内，浸泡群药后，文火炸成深黄色，离火后过滤；再将药油置武火熬炼至滴后成珠（温度大约为240℃），然后下丹。

黑色拔膏棍：每斤药油加樟丹十两，药面三两，松香二两。

脱色拔膏棍：每斤药油加宫粉十四两，樟丹二两，药面二两，松香二两。

稀释拔膏：每斤药油加樟丹一两，宫粉七两，药面一两，松香二两。

黑色拔膏棍作用较强；脱色拔膏棍作用与之相同，因脱去黑色，外贴时较为美观；稀释拔膏作用较为缓和。

3. 形式

（1）摊贴法：取略大于皮损的干净厚布一块，将已融化的拔膏摊于布上，2～3mm厚，面积略小于皮损面，趁热贴敷于患处。

（2）滴药法：用胶布保护正常皮肤，将黑色拔膏棍一端在火上烧熔成滴，然后直接滴于皮肤表面，至布满创面为止。

（3）蘸烙法：用胶布保护正常皮肤，将黑色拔膏棍加热软化，并捏成与皮损相同大小的截面，然后将截面在火上加热，随机快速用截面对准患处一烙即起。

（4）加药法：将拔膏放入小铁碗中，然后将此碗放入沸水中（水浴），待碗内拔膏完全融化，随机兑入遇热稳定性的药物。若属遇热不稳定的药物则需待凉至半凝状态再兑入。用胶布保护正常皮肤，将兑好的拔膏摊于干净的厚布上，面积略小于皮损面，敷于患处；或直接将兑好的拔膏敷于患者创面。

2. 操作程序

（1）操作前评估

①医嘱评估：核对医嘱，了解患者年龄、文化程度、既往史、过敏史、临床表现、发病部位、相关因素、诊断等。

②患者评估：体质、全身情况；拔膏局部皮肤情况，有无禁忌证；心理状态和对疾病的认识等；排空二便。

③环境评估：是否光线充足，清洁、安静、舒适；是否根据季节关好门窗、调节室温，做好遮挡及保暖工作。

④用物评估：治疗盘、遵医嘱准备拔膏棍、酒精灯、打火机、厚棉布、热水（80～90℃）涂药板、胶布、手套等。（彩图2-4）

彩图 2-4

（2）操作实施：操作实施步骤见表2-21。

表 2-21　拔膏疗法操作步骤

操作步骤	要点与注意事项
1. 核对、解释备齐用物至床旁，核对患者姓名、床号、手腕带、拔膏部位，向患者解释操作的目的、步骤及配合要点	·确认患者，并取得患者的理解和配合 ·患者排空二便
2. 患者准备　予患者取合适体位，充分暴露操作部位	·注意保暖及保护隐私

续表

操作步骤	要点与注意事项
3. 用物准备　根据医嘱选取拔膏棍及方法	· 黑色拔膏棍在酒精灯上进行加热，待融化欲滴时摊涂于厚棉布上 · 脱色拔膏棍需在热水（80～90℃）中浸软，待软化后迅速将水擦拭，即刻用手捏成要求的大小与厚度，再摊于厚棉布上 · 稀释拔膏放在温水（80～90℃）上隔水加温5分钟，然后用涂药板将药摊涂在厚棉布上 · 厚棉布略大于患处 · 摊药厚度均匀，厚度为0.3～1cm
4. 敷药　将准备好的药物敷于患处	· 敷药面积略小于患处 · 温度适宜，以40～50℃为宜
5. 整理床单位，清理用物 （1）再次核对，协助患者整理衣物并取安全舒适卧位，整理床单位 （2）清理用物，归回原处，备用	
6. 洗手，再次核对，按要求记录及签名	
7. 健康教育到位	· 告知患者如出现局部疼痛、瘙痒等不适症状，及时通知护士

（3）操作后评价

①患者：体位合适，温度适宜，注意保暖，患者症状改善。

②护士：部位或穴位正确，操作熟练，手法正确，熟悉注意事项和常见不良反应及其处理。

3. 常见不良反应及其处理

（1）过敏：敷药后局部皮肤出现红疹、瘙痒、水疱症状，立即停止操作，温水擦净局部皮肤，并通知医生，配合处理。

（2）烫伤：如局部出现小水疱，可不必处理，待自行吸收；如水疱较大，应消毒局部皮肤后，用无菌注射器吸出液体，覆盖无菌敷料。

4. 技术质量考核评价表　技术质量考核评价见表2-22。

表2-22　拔膏疗法质量考核参考评价表

项目		要求	应得分	实得分
素质要求（10）		仪表大方，举止端庄，态度和蔼。服装、鞋帽整齐	5	
		洗手、戴口罩	5	
操作前评估（20）	医嘱	遵照医嘱要求	5	
	患者	对患者评估正确、全面	5	
	环境	评估环境安全、舒适	5	
	物品	治疗盘，遵医嘱准备拔膏棍、酒精灯、打火机、厚棉布、热水（80～90℃）、涂药板、胶布、手套	5	

续表

项目		要求	应得分	实得分
操作实施（55）	患者	核对姓名、诊断、部位，介绍并解释操作目的、步骤及配合要点，患者理解并配合	3	
		体位舒适合理，暴露外敷部位，注意保暖及保护隐私	2	
	定位	再次核对部位，定位准确	5	
		清洁局部皮肤	2	
	外敷	遵医嘱选取拔膏方式，操作正确	5	
		拔膏温度适宜，敷药温度为 40～50℃	10	
		厚棉布大小适宜，棉布上摊药面积合适，摊药厚度均匀合适。患者局部敷药面积适宜	10	
	观察	部位准确、操作熟练、动作轻巧、皮肤情况、温度适宜、患者感觉、目标达到的程度	5	
	整理	整理床单位，合理安排体位	5	
		清理用物，洗手	2	
		物品处理符合要求	2	
	记录	再次核对，按要求记录及签名	2	
	告知	告知到位	2	
操作后（10）	评价	患者外敷薄厚、大小合适，感觉达到要求。外敷部位准确、操作熟练	10	
理论提问（5）		回答全面、正确	5	
合计			100	

注：若有皮肤烫伤等为不合格。

考核者签名：　　　　　　　　　　　　　　　　　　　　考核时间：　　年　　月　　日

复习题

1. 中药外敷技术适宜的患者是（　　　）

　　A. 局部皮肤有创伤、溃疡、感染或有较严重的皮肤病者

　　B. 孕妇的腹部、腰骶部及某些敏感穴位

　　C. 有药物过敏史者

　　D. 腹胀患者

　　E. 刚刚饱餐后的患者

2. 中药外敷时间一般为（　　　）

　　A. 2～3 小时　　　　　　B. 4～5 小时　　　　　　C. 6～8 小时

　　D. 8～10 小时　　　　　E. 10～12 小时

3. 中药外敷，药物准备的厚度正确的是（　　　）

　　A. 0.1～0.2cm　　　　　B. 0.3～1.0cm　　　　　C. 1.5～2.0cm

　　D. 2.0～2.5cm　　　　　E. 2.5～3cm

第八节　中药涂药技术

学习目标
　　1. 识记　能正确陈述中药涂药技术的概念。
　　2. 理解　能正确理解中药涂药技术的适应证及禁忌证。
　　3. 应用　能应用中药涂药技术，正确处理不良反应。

　　中药涂药技术是指将水剂、酊剂等各种外用中药直接涂于患处局部皮肤，通过吸收而达到治疗全身疾病的一种中医外治法。其原理是以中医脏腑经络学说为理论指导，将中药经过涂药技术，以达到祛风除湿、解毒消肿、止痒止痛等功效。现代医学认为中药涂药技术可促进毛细血管再生，改善创面的血液循环，加强代谢功能，达到治疗疾病的目的。

一、基础知识

（一）中药涂药技术适应证与禁忌证

1. 适应证　疮疡、跌打损伤、水火烫伤、虫咬伤、痔瘘等。

2. 禁忌证　婴幼儿颜面部、药物过敏者禁用。

（二）中药涂药常用剂型

1. 水剂　以水为药物溶剂，将药物与水按一定比例调配制成的一种制剂。如薄荷水、姜汁水、红花水等。

2. 酊剂　用规定浓度的乙醇将药物有效成分浸出或溶解而制成的澄清制剂。如红花酊、消肿止痛酊等。

3. 油剂　是指用油脂浸出药中的有效成分，制得含药油剂，或用具有药性的动植物油配制成的药剂。如谷糠油、紫草油等。

4. 膏剂　将药物用水或植物油煎熬浓缩而成的膏状剂型。外用膏剂，分为软膏剂和硬膏剂。中药涂擦主要使用软膏剂，如鱼石脂软膏。

二、操作程序

（一）操作前评估

1. 医嘱评估　核对医嘱，了解患者年龄、文化程度、既往史、药物过敏史、临床表现、涂药部位、相关因素、诊断等。

2. 患者评估

（1）舌苔、脉象、体质、全身状况及患者对疼痛的耐受程度；

（2）涂药部位的皮肤情况、有无禁忌证；

（3）心理状态和对疾病的认识等；

（4）是否排空二便等。

NOTE

3.环境评估

（1）是否光线充足，清洁、安静、舒适。

（2）是否根据季节调节室温，必要时做好遮挡，保护隐私。

4.用物评估　治疗盘、遵医嘱配制的药物、0.9%氯化钠溶液、干棉球数个、无菌纱布、胶布、绷带、弯盘、棉签、镊子、治疗巾等。

（二）操作实施

操作实施步骤见表2-23。

表2-23　中药涂药技术操作步骤

操作步骤	要点与注意事项
1.核对、解释　备齐用物至床旁，核对患者姓名、床号、手腕带、涂药部位，向患者解释操作目的、步骤及配合要点	·确认患者，并取得患者的同意和配合 ·评估涂药部位皮肤状况 ·告知患者局部涂药后可出现药物颜色、油渍等污染衣物
2.患者准备　患者取合理体位，松开衣着，暴露涂药部位	·注意保暖，必要时屏风遮挡 ·患处酌情铺橡胶中单
3.清洁皮肤　生理盐水润湿干棉球，用镊子取湿棉球，清洁涂药部位皮肤，待干	·皮肤消毒剂，需依据伤口而定，未明情况下，选择生理盐水清洁伤口 ·清洁皮肤，动作轻柔
4.涂药　将药物摇匀润湿棉球，用镊子取蘸有药物的棉球均匀涂抹于皮肤	·棉球蘸药量适宜，涂药注意厚薄均匀 ·混悬液需要摇匀后再涂药
5.酌情包扎　用无菌纱布覆盖伤口，胶布固定	·妥善固定纱布，胶布尽量不接触皮肤，松紧度适宜，便于松开观察涂药局部皮肤
6.病情观察	·注意观察局部皮肤转归、用药后是否有过敏反应
7.整理床单位，清理用物	·水剂、酊剂使用后须注意密封，防止挥发
8.洗手，再次核对，按要求记录及签名	·记录涂药的时间、效果及患者反应
9.健康教育到位	·换药结束后需休息片刻方可活动或离开，如有不适及时告知护士

（三）操作后评价

1.患者　体位安排合理、安全、舒适，局部涂药厚薄均匀，症状改善。

2.护士　涂药方法正确，操作熟练；熟悉注意事项和常见不良反应及其处理。

三、常见不良反应及其处理

局部皮肤过敏：①霜剂应用手掌或手指反复擦抹，使之渗入肌肤，涂药不宜过厚、过多。②刺激性较强的药物，不可涂于面部；婴幼儿忌用。③涂药前需清洁局部皮肤，涂药次数依病情、药物而定；涂药后观察局部皮肤，如有丘疹、奇痒或局部肿胀等过敏现象时，停止用药，并将药物拭净或清洗。④遵医嘱内服或外用抗过敏药物。

四、质量参考评价表

技术质量考核评价见表2-24。

表 2-24　中药涂药技术质量考核评价表

项目		要求	应得分	实得分
素质要求（10）		仪表大方，举止端庄，态度和蔼。服装、鞋帽整齐	5	
		洗手，戴口罩	5	
操作前评估（20）	医嘱	遵照医嘱要求	5	
	患者	对患者评估正确，全面	5	
	环境	光线充足、清洁、安静、舒适，室温适合	2	
	物品	治疗盘、遵医嘱配制的药物、0.9% 氯化钠溶液、干棉球数个、无菌纱布、胶布、绷带、弯盘、棉签、镊子、橡胶单、中单	8	
操作实施（55）	患者	核对姓名、诊断、介绍并解释操作目的、步骤及配合要点，患者理解与配合	5	
		体位舒适合理，暴露涂药部位，注意保暖	3	
	定位	再次核对；明确涂擦部位，体位舒适合理	2	
	清洁皮肤	使用适量 0.9% 氯化钠溶液润湿棉球	8	
		用镊子取湿棉球，清洗涂药部位，待干	8	
	涂药	混匀药物，用镊子夹干棉球蘸药物，涂抹至局部皮肤	10	
		涂抹药物均匀，厚薄适宜，不污染衣物	10	
	整理	整理床单位，协助患者取合理、舒适体位	3	
		清理用物，垃圾分类处理，洗手	2	
	记录	再次核对，按要求记录及签名	2	
	告知	告知到位	2	
操作后（10）	评价	患者体位安排合理、安全、舒适，局部涂药厚薄均匀；护士涂药方法正确，操作熟练	10	
理论提问（5）		回答全面、正确	5	
合 计			100	

考核者签名：　　　　　　　　　　　　　　　　考核时间：　　　年　　月　　日

复习题

1. 中药涂药禁忌证是（　　　）

　A. 疮疡　　　　　　　　B. 跌打损伤　　　　　C. 药物过敏

　D. 水火烫伤　　　　　　E. 虫咬伤

2. 取用水剂药时，方法不正确的是（　　　）

　A. 取不足 1mL 的药液用滴管　　　　　　B. 药瓶标签应朝手心

　C. 倒药液时使量杯所需刻度应低于视线　　D. 取水剂药前将药液摇匀

　E. 两种药液应分别放置

3. 护士执行中医涂药技术中最重要的是（　　　）

　A. 遵医嘱给药　　　　B. 给药途径要准确　　　C. 给药时间要准确

　D. 注意用药的不良反应　　E. 给药中要经常观察疗效

第九节　中药超声雾化吸入技术

学习目标

1. 识记　能正确陈述中药超声雾化吸入技术的概念。
2. 理解　能正确理解中药超声雾化吸入技术的适应证及禁忌证。
3. 应用　能应用中药雾化超声吸入技术，正确处理不良反应。

中药超声雾化吸入法是应用超声波声能将药液变成细微的气雾，再由呼吸道吸入，以预防和治疗呼吸道疾病的方法。吸入治疗最早可以追溯到 4000 年以前的印度，随着 19 世纪手持式玻璃球雾化器的发明、1956 年 pMDI 改良雾化器的发明而广泛应用于临床。其原理是以中医脏腑经络学说为理论指导，通过中药超声雾化技术以达到止咳、化痰、平喘等功效；现代研究认为吸入一定的中药雾化剂，可刺激呼吸道及肺部的局部黏膜和毛细血管，扩张支气管，达到镇咳、祛痰、消炎、解除支气管痉挛、改善通气功能等目的。

一、基础知识

（一）中药超声雾化吸入技术适应证与禁忌证

1. 适应证　呼吸道感染的辅助治疗、支气管痉挛、喉头水肿、痰液黏稠不易咳出、慢性咽炎、扁桃体炎局部用药、呼吸道湿化等。

2. 禁忌证　对药物过敏者、呼吸道有异物或梗阻、自发性气胸及肺大疱患者。

（二）中药超声波雾化吸入器的构造

超声波雾化吸入器由四部分组成。

1. 超声波发生器　通电后可输出高频电能，其面板上有电源和雾量调节开关，指示灯及定时器。

2. 水槽与晶体换能器　水槽内盛冷蒸馏水，其底部有一晶体换能器，接收发生器输出的高频电能，并将其转化为超声波声能。

3. 雾化罐与透声膜　雾化罐盛药液，其底部为一半透明的透声膜，声能可透过此膜与罐内药液作用，产生雾滴喷出。

4. 螺纹管和口含嘴（或面罩）

二、操作程序

（一）操作前评估

1. 医嘱评估　核对医嘱，了解患者年龄、文化程度、既往史、药物过敏史、临床表现、心理状态等。

2. 患者评估

（1）舌苔脉象、体质、全身情况；

（2）评估患者呼吸道有无梗阻或异物；

（3）心理状态和对疾病的认识等；

（4）是否排空二便等。

3.环境评估

（1）是否光线充足，清洁、安静、舒适。

（2）是否根据季节调节室温，必要时做好遮挡，保护患者隐私。

4.用物评估　超声波雾化吸入器、中药液（遵医嘱准备）、冷蒸馏水、水温计、弯盘、10mL注射器。

（二）操作实施

操作实施步骤见表2-25。

表 2-25　中药超声雾化吸入技术操作步骤

操作步骤	要点与注意事项
1.核对、解释　备齐用物至床旁，核对患者姓名、床号、手腕带，向患者解释操作的目的、步骤及配合要点	·确认患者，并取得患者的同意和配合，向患者介绍超声波雾化吸入器的作用原理并教会其正确的使用方法
2.体位安置　协助患者取坐位或半坐卧位，根据情况安装床护栏	
3.检查、连接　使用前检查雾化器各部件是否完好，有无松动、脱落等异常情况；连接雾化器主件与附件	·中药雾化管道有天然色素沉着，不能与西药的雾化管道混合使用
4.加水　加蒸馏水于水槽内，水量视不同类型的雾化器而定，要求浸没雾化器底部的透声膜	·水槽和雾化罐内忌加温水或热水，水槽内无水时，不可开机，以免损坏仪器
5.加药　将药液用生理盐水稀释至30～50mL倒入雾化罐内，检查无漏水后，将雾化罐放入水槽内，盖紧水槽盖	·水槽底部的晶体换能器和雾化器底部的透声膜薄而质脆，易破碎，操作中注意不要损坏
6.调雾化量　接通电源，先开电源开关，调整定时开关至所需时间，打开雾化开关	·大挡雾量3L/min，中挡雾量2L/min，小挡雾量1L/min ·一般每次15～20分钟
7.雾化吸入　将口含嘴放入患者口中（也可用面罩），嘱患者做闭口深呼吸，直至药液吸完	·水槽内保持足够的冷水，如发现水温超过50℃或水量不足，应关机，更换或加入冷蒸馏水 ·雾化期间如有咳嗽咳痰为正常反应，护士可协助患者拍背排痰
8.结束雾化　雾化结束，取掉口含嘴或面罩，先关雾化开关，再关电源开关	·连续使用雾化器时，需间隔30分钟
9.操作后处理　协助患者擦干面部，清洁口腔，整理床单位；清理用物，放掉水槽内的水，擦干水槽；将口含嘴、雾化罐、螺纹管浸泡于消毒液内1小时，再洗净晾干，备用	·中药雾化对雾化管道、雾化机器的损耗较大，尤其是雾化罐底部透声膜，应注意及时清洗、晾干和更换
10.洗手，记录	·记录雾化开始与持续时间、患者反应及效果
11.健康教育到位	·根据操作前的辨证，结合患者咳出痰液的性质、颜色等对患者进行健康指导

（三）操作后评价

1.患者　体位安排适宜，安全、舒适，配合良好，症状改善。

2.护士　药物选择和操作方法正确，操作熟练；熟悉注意事项和常见不良反应及其处理。

三、常见不良反应及其处理

面部皮肤受损及其过敏：①每次雾化后要及时洗脸或用湿毛巾擦干净口鼻部留下的雾珠，防止残留雾滴刺激口鼻皮肤。②幼儿面部皮肤薄且血管丰富，残留药液可被吸收，有可能增加药物不良反应，因此需注意观察面部皮肤情况。③遵医嘱内服或外用抗过敏药物。

四、技术质量考核评价表

技术质量考核评价见表 2-26。

表 2-26　中药超声雾化吸入技术质量考核评价表

项目		要求	应得分	实得分
素质要求（10）		仪表大方，举止端庄，态度和蔼。服装、鞋帽整齐	5	
		洗手，戴口罩	5	
操作前评估（20）	医嘱	遵照医嘱要求	5	
	患者	对患者评估正确、全面	5	
	环境	评估环境安全、舒适	2	
	物品	超声波雾化吸入器、中药液（遵医嘱准备）、冷蒸馏水、水温计、弯盘、10mL 注射器	8	
操作实施（55）	患者	核对姓名、诊断，介绍并解释操作目的、步骤及配合要点，患者理解与配合	3	
		坐位或半卧位，体位舒适，注意拉好床护栏	2	
	核对	再次核对；明确雾化吸入药物	5	
	装置准备	水槽内加冷蒸馏水，水量视不同类型的雾化器而定，要求浸没雾化罐底的透声膜	5	
		将药液用生理盐水稀释至 30～50mL 倒入雾化罐内，检查无漏水后，将雾化罐放入水槽内，盖紧水槽盖	5	
	实施雾化	接通电源，先开电源开关，调整定时开关至所需时间，打开雾化开关，调节雾化量	10	
		将口含嘴放入患者口中（也可用面罩），嘱患者做闭口深呼吸，直至药液吸完为止；雾化结束，取掉口含嘴或面罩，先关雾化开关，再关电源开关	10	
	整理	协助患者擦干面部，清洁口腔，整理床单位；清理用物，放掉水槽内的水，擦干水槽；将口含嘴、雾化罐、螺纹管浸泡于消毒液内 1 小时，再洗净晾干备用	6	
		洗手，记录雾化开始与持续时间、患者反应及效果	5	
	记录	再次核对，按要求记录及签名	2	
	告知	告知到位	2	
操作后（10）	评价	雾化吸入药物选择准确，无不良反应；药物选择和操作方法正确，动作熟练；熟悉注意事项和常见不良反应及其处理	10	
理论提问（5）		回答全面、正确	5	
合计			100	

考核者签名：　　　　　　　　　　　　　　　　　　　考核时间：　　　年　　月　　日

复习题

1. 雾化罐内加中药的量正确的是（　　　）

　　A. 40mL　　　　　　　　B. 80mL　　　　　　　　C. 120mL

　　D. 160mL　　　　　　　 E. 200mL

2. 中药超声雾化吸入治疗目的错误的是（　　　）

　　A. 消除炎症　　　　　 B. 解除支气管痉挛　　　 C. 稀释痰液

　　D. 帮助祛痰　　　　　 E. 保持口腔清洁

3. 中药超声雾化吸入下列叙述错误的是（　　　）

　　A. 水槽内加入冷蒸馏水

　　B. 水槽内的水要浸没透声膜

　　C. 使用中需加药液时不必关机

　　D. 如需连续使用应间歇 1 小时

　　E. 使用毕，先关雾化开关，再关电源开关

第十节　中药氧气雾化吸入技术

学习目标

1. 识记　能正确陈述中药氧气雾化吸入技术的概念。
2. 理解　能正确理解中药氧气雾化吸入技术的适应证及禁忌证。
3. 应用　能应用中药氧气雾化吸入技术，正确处理不良反应。

　　中药氧气雾化吸入技术是借助高速氧气气流，使中药形成雾状，随吸气进入呼吸道的方法。早在唐代，我国已有用中药蒸气形成的气雾，治疗中风口噤不语的记载。其原理是以中医脏腑经络学说为理论指导，将中药通过氧气雾化吸入而作用于气道，具有化痰、止咳、平喘等功效。西医学认为中药雾化吸入法可刺激呼吸道及肺部的局部黏膜和毛细血管，扩张支气管，达到镇咳、祛痰、消炎、解除支气管痉挛、改善通气功能等目的。

一、基础知识

（一）中药氧气雾化吸入技术适应证与禁忌证

1. 适应证　呼吸道感染的辅助治疗，支气管痉挛、喉头水肿、痰液黏稠不易咳出、慢性咽炎，扁桃体炎局部用药，呼吸道湿化等。

2. 禁忌证　对药物过敏者、呼吸道有异物或梗阻、自发性气胸及肺大疱患者。

（二）中药氧气雾化供氧装置和雾化器的构造

1. 氧气雾化供氧装置　包括氧气筒及氧气压力表装置、氧气管道装置（中心供氧装置）。

2. 氧气雾化器的构造　包括盛药物的储药罐、吸入管口、雾化口含嘴。

NOTE

二、操作程序

（一）操作前评估

1. 医嘱评估　核对医嘱，了解患者年龄、文化程度、既往史、药物过敏史、临床表现、心理状态等。

2. 患者评估

（1）舌苔脉象、体质、全身情况。

（2）评估患者呼吸道有无梗阻或异物。

（3）心理状态和对疾病的认识等。

（4）是否排空二便等。

3. 环境评估

（1）是否光线充足、清洁、安静、舒适；有无易燃易爆物品；氧气筒有无标明"四防"标志（防火、防油、防热、防震）。

（2）是否根据季节关好门窗、调节室温，做好遮挡及保暖工作。

4. 用物评估　氧气雾化吸入器、氧气装置一套（湿化瓶勿放水）、弯盘、药液（遵医嘱准备）、生理盐水。

（二）操作实施

操作实施步骤见表 2-27。

表 2-27　中药氧气雾化吸入技术操作步骤

操作步骤	要点与注意事项
1. 核对、解释　备齐用物至床旁，核对患者姓名、床号、手腕带，向患者解释操作的目的、步骤及配合要点	·确认患者，并取得患者的同意和配合，向患者介绍氧气雾化吸入器的作用原理并教会其正确的使用方法，叮嘱患者用氧安全
2. 体位安置　协助患者取坐位或半坐卧位，根据情况安装床护栏	
3. 加药　遵医嘱将药液稀释至 5mL，注入雾化器的药杯内	·氧气湿化瓶内勿放水，以免液体进入雾化吸入器
4. 连接　将雾化器的接气口连接于氧气筒或中心吸氧装置	·叮嘱患者不能自行调节氧气流量
5. 调节　调节氧流量，一般为 6～8L/min	
6. 二次核对	·操作中查对患者床号、姓名、药名、浓度、剂量、给药方法及时间
7. 开始雾化　指导患者手持雾化器，将吸嘴放入口中紧闭嘴唇深吸气，用鼻吸气，如此反复，直至药液吸完为止	·深吸气，使药液充分到达细支气管和肺内，可提高治疗效果 ·雾化期间如有咳嗽咳痰为正常反应，护士可协助患者拍背排痰
8. 再次核对	·操作后查对患者床号、姓名、药名、浓度、剂量、给药方法及时间
9. 结束雾化　取出雾化器，关闭氧气开关	
10. 操作后处理　协助患者擦干面部、清洁口腔、取舒适卧位、整理床单位；清理用物；洗手、记录	
11. 健康教育到位	·根据操作前的辨证及结合患者咳出痰液的性质、颜色等对患者进行健康指导

（三）操作后评价

1. 患者　体位安排适宜，安全、舒适，配合良好，症状改善。

2. 护士　氧气雾化操作方法正确熟练，熟悉注意事项和常见不良反应及其处理。

三、常见不良反应及其处理

面部皮肤受损及其过敏：①每次雾化完后要及时洗脸或用湿毛巾擦干净口鼻部留下的雾珠，防止残留雾滴刺激口鼻皮肤。②幼儿面部皮肤薄且血管丰富，残留药液可被吸收，有可能增加药物不良反应，因此需注意观察面部皮肤情况。③遵医嘱内服或外用抗过敏药物。

四、技术质量考核评价表

技术质量考核评价见表 2-28。

表 2-28　中药氧气雾化吸入技术质量考核评价表

项目		要求	应得分	实得分
素质要求（10）		仪表大方，举止端庄，态度和蔼。服装、鞋帽整齐	5	
		洗手，戴口罩	5	
操作前评估（20）	医嘱	遵照医嘱要求	5	
	患者	对患者评估正确、全面	5	
	环境	评估环境安全、舒适	2	
	物品	氧气雾化吸入器、氧气装置一套（湿化瓶勿放水）、弯盘、药液（遵医嘱准备）、生理盐水	8	
操作实施（55）	患者	核对姓名、诊断，介绍并解释操作目的、步骤及配合要点，患者理解与配合	3	
		坐位或半卧位，体位舒适，注意安装床护栏	2	
	核对	再次核对；明确雾化吸入药物	5	
	装置准备	用蒸馏水稀释药液 5mL 以内，注入雾化器内	8	
		将雾化器与氧气装置连接	5	
	实施雾化	调节氧流量为 6 ~ 8L/min，指导患者手持化器，将吸嘴放入口中紧闭嘴唇深吸气，用鼻吸气，如此反复，直至药液吸完为止	10	
		雾化结束，取出雾化器，关闭氧气开关	10	
	整理	整理床单位，合理安排体位	3	
		洗手，记录雾化开始与持续时间、患者反应及效果	5	
	记录	再次核对，按要求记录及签名	2	
	告知	告知到位	2	
操作后（10）	评价	患者：体位安排适宜、安全、舒适，配合良好，症状改善 护士：氧气雾化操作方法正确熟练，熟悉注意事项和常见不良反应及其处理	10	
理论提问（5）		回答全面、正确	5	
合计			100	

考核者签名：　　　　　　　　　　　　　　考核时间：　　　年　　月　　日

复习题

1. 中药氧气雾化吸入法药液稀释的量正确的是（　　　）

A.1mL　　　　　　B.5mL　　　　　　C.10mL　　　　　　D.15mL　　　　　　E.20mL

2. 下列各项，不属于中药氧气雾化吸入作用的是（　　　）

A. 镇静、催眠　　　　　　B. 控制呼吸道感染　　　　　　C. 稀释痰液

D. 解除支气管痉挛　　　　　　E. 减轻呼吸道黏膜水肿

3. 中药氧气雾化的氧流量正确的是（　　　）

A.2 ～ 3L/min　　　　　　B.4 ～ 6L/min　　　　　　C.6 ～ 8L/min

D.8 ～ 10L/min　　　　　　E.10 ～ 12L/min

第三章 灸法技术

第一节 悬灸技术

学习目标
1. 识记　能正确陈述悬灸技术的概念、种类、注意事项。
2. 理解　能正确理解悬灸技术适应证及禁忌证。
3. 应用　能正确运用所学知识完成悬灸技术的操作。

悬灸在我国的应用至少有 2300 年的历史，是一种古老而又有现代魅力的养生保健方法。悬灸是点燃用蕲艾和特种配方中药制成的艾条，在穴位或病痛部位上方悬空施灸的一种方法，通过艾条燃烧热量刺激穴位或病痛部位，达到温经散寒、扶阳固脱、消瘀散结、防治疾病的目的。其原理是施灸时，艾条燃烧产生的近红外线可激发人的经络感传现象，促进经气运行，从而起到祛寒祛湿、疏通经络、调和气血、平衡阴阳、扶正固脱的效果。

一、基础知识

（一）悬灸的适用证与禁忌证

1. 适用证　各种慢性虚寒型疾病及寒湿所致的疼痛，如胃脘痛、腰背酸痛、四肢凉痛、月经寒痛等；中气不足所致的急性腹痛、吐泻、四肢不温等症状。

2. 禁忌证　患者疲乏、饥饿或精神高度紧张时；施术部位皮肤有感染、瘢痕或肿痛；中风闭证、阴虚阳亢、热毒炽盛、中暑高热；咯血吐血等出血性疾病；孕妇的腹部和腰骶部。

（二）种类

根据施灸手法不同分为温和灸、雀啄灸、回旋灸。

1. 温和灸　点燃艾条的一端，悬于施灸部位，距离皮肤 2～3cm，固定不移，以患者局部有温热感而无灼痛为宜。一般每处灸 10～15 分钟，灸至局部皮肤产生红晕为度。对于昏厥、局部知觉减退的患者和小儿，操作者可将食、中两指分开，置于施灸部位两侧，这样可以通过操作者手指的感觉来测知患者局部的受热程度，以便随时调节施灸距离，防止烫伤。适用于慢性气管炎、冠心病、疝气等各种慢性病。

2. 雀啄灸　施灸时，将艾条一端点燃，悬于施灸部位约 3cm 之上，将艾条像鸟雀啄食一样上下移动，由上而下移动速度较慢，接近皮肤适当距离时短暂停留，在患者感觉灼痛之前迅速提起，如此反复操作，一般每穴 5 ～ 10 分钟，至局部皮肤产生红晕为度。此法热感较强，注意防止烫伤。适用于急性感冒、疼痛、脱肛、晕厥等急性病。

3.回旋灸　施灸时，将点燃的艾条一端悬于施灸部位上约 2cm，然后均匀地向左右移动或反复旋转施灸，移动范围 3cm 左右，一般每处灸 10 ～ 15 分钟。适用于近视、白内障、慢性鼻炎、带状疱疹等病证。

二、操作程序

（一）操作前评估

1.医嘱评估　核对医嘱，了解患者年龄、文化程度、既往史、临床表现、发病部位、相关因素、诊断等。

2.患者评估

（1）患者的神志及全身情况；

（2）局部皮肤情况，有无禁忌证；

（3）心理状态和对疾病的认识等；

（4）是否排空二便等。

3.环境评估

（1）是否光线充足、清洁、安静、舒适；

（2）是否根据季节关好门窗、调节室温，做好遮挡及保暖工作。

4.用物评估　治疗盘、艾条、酒精灯、打火机、纱布弯盘、广口瓶、一次性垫布、计时器，必要时备浴巾、屏风。

（二）操作实施

操作实施步骤见表 3-1。

表 3-1　悬灸法操作步骤

操作步骤	要点与注意事项
1.核对、解释　备齐用物至床旁，核对患者姓名、床号、手腕带、施灸部位，向患者解释操作的目的、步骤及配合要点	·确认患者，并取得患者的理解和配合
2.患者准备　患者取合理体位，松开衣着，暴露施灸部位	·注意保护隐私及保暖 ·夏季施灸时，室内空调不要调太低，或不直接吹身体
3.定穴　询问患者有无酸胀感，以校准穴，指掐标记	
4.施灸　再次核对，以左手示指、中指拇指指腹轻轻地按压所选择的穴位，右手持艾条将点燃的一端对准施灸穴位，进行施灸	·持艾条的右手肘关节自然下垂，不能压在患者身上，使患者感到不适；左手中、示指放于被灸的穴道两旁 ·遵照先上后下，先阳后阴的施灸原则，依次进行 ·施灸部位会产生热、胀、痛等灸感 ·随时观察皮肤的颜色和询问患者有无不适，调整距离，防止烫伤 ·及时将艾灰弹入弯盘，防止艾灰脱落烧伤皮肤或衣物
5.整理床单位，清理用物 （1）再次核对，协助患者整理衣着，取安全舒适卧位，整理床单位，酌情开窗通风 （2）清理用物，归回原处备用	·悬灸完毕，给患者饮 200mL 左右的温开水

续表

操作步骤	要点与注意事项
6.洗手，再次核对，按要求记录及签名	
7.健康教育到位	

（三）操作后评价

1.患者 体位安排合理，无烫伤，衣被无烧损，安全、舒适，症状改善。

2.护士 选穴准确，操作熟练，熟悉注意事项和常见不良反应及其处理。

三、常见不良反应及其处理

（一）晕灸

1.轻度晕灸 立即停灸，将患者扶至空气流通处。抬高双腿，头部放低，静卧。如患者仍感不适，给予温热开水或热茶饮服。

2.重度晕灸 立即停灸，将患者平卧，头向一侧，并通知医生，掐人中（水沟）、足三里、涌泉等，及时执行医嘱。

（二）烫伤

如局部出现小水疱，无需处理，可自行吸收；水疱较大，可用无菌注射器抽吸疱液，用无菌纱布覆盖。

四、技术质量考核评价表

技术质量考核评价见表3-2。

表3-2 悬灸法技术质量考核评价表

项目		要求	应得分	实得分
素质要求（10）		仪表大方，举止端庄，态度和蔼	5	
		服装、鞋帽整齐	5	
操作前评估（20）	医嘱	遵照医嘱要求，对患者评估正确，全面	5	
	护士	洗手，戴口罩	2	
	物品	治疗盘、艾条、酒精灯、打火机、纱布、弯盘、广口瓶、计时器、一次性垫布、必要时备浴巾、屏风	5	
	患者	核对姓名、诊断、介绍并解释操作目的、步骤、配合要点，患者理解与配合	3	
		体位舒适合理，暴露施灸部位，保暖	2	
	环境	光线充足、清洁、安静、舒适；根据季节调节室温	3	
操作实施（55）	定位	再次核对；明确腧穴部位及施灸方法	10	
	施灸	点燃艾条，灸法正确	5	
		艾条与皮肤距离符合要求	5	
		及时除掉艾灰	5	
		艾条灸至局部皮肤稍起红晕，施灸时间合理	10	
	观察	观察局部皮肤及病情，询问患者有无不适	5	
	灸毕	灸后彻底熄灭艾条，清洁皮肤，告知注意事项	8	

NOTE

续表

项目		要求	应得分	实得分
	整理	整理床单位，合理安排体位	3	
		清理用物，归还原处，洗手。艾条处理符合要求	2	
	记录	按要求记录及签名	2	
操作后（10）	评价	施灸部位准确、操作熟练，皮肤情况、患者感觉、目标达到的程度；皮肤无烫伤、衣物无烧损	10	
理论提问（5）		回答全面、正确	5	
合　计			100	

考核者签名：　　　　　　　　　　　　　　　　　　考核时间：　　年　月　日

知识拓展

艾灸红外热辐射特性

　　从前人所测艾灸光谱来看，艾灸的光谱在近红外和远红外都有分布。艾绒燃烧时能产生一种辐射能谱在 $0.8 \sim 5.6\mu m$ 的红外线，这表明燃烧艾绒时的辐射能谱不仅具有热辐射（远红外辐射），而且具有光辐射（近红外辐射），其中近红外辐射占主要部分。根据物理学原理，一般远红外线能直接作用于人体的较浅部位，靠传导而扩散热量；而近红外线较远红外线波长短，能量强，可直接渗透到深层组织，穿透机体的深度可达 10mm 左右，并通过毛细血管网传到更广泛的部位，而被人体吸收。

复习题

1. 悬灸的适应证是（　　　）

　　A. 咯血　　　　　　　　　　B. 中风闭证　　　　　　C. 中暑高热

　　D. 脾胃虚寒型胃脘痛　　　　E. 吐血

2. 温和灸进行施灸时距离皮肤正确的是（　　　）

　　A. $1 \sim 2cm$　　　　　　　B. $2 \sim 3cm$　　　　　C. $3 \sim 4cm$

　　D. $4 \sim 5cm$　　　　　　　E. 5cm 以上

3. 下列各项，适用温和灸的是（　　　）

　　A. 慢性气管炎　　　　　　　B. 急性感冒　　　　　　C. 疝气

　　D. 晕厥　　　　　E. 带状疱疹

4. 下列各项，适用雀啄灸的是（　　　）

　　A. 慢性气管炎　　　B. 急性感冒　　　　　C. 疝气

　　D. 晕厥　　　　　E. 带状疱疹

5. 下列各项，适用回旋灸的是（　　　）

　　A. 慢性气管炎　　　B. 急性感冒　　　　　C. 疝气

　　D. 晕厥　　　　　E. 带状疱疹

第二节 雷火灸技术

雷火灸法始于《本草纲目》。20世纪90年代初期，在雷火神针疗法基础上创新发展而来。雷火灸法是用中药粉末加艾绒制成药艾条，施灸于相应的部位或腧穴上的一种灸法，雷火灸以祛风散寒、利湿通络作用的药力，渗透入穴位，起到活血化瘀、通关利窍、舒筋活络、消肿镇痛、扶正祛邪、改善微循环的作用，从而促进组织修复，以达到防病保健、治病强身的目的。

一、基础知识

（一）雷火灸的适应证与禁忌证

1. 适应证 各种痛症、鼻炎、眼疾、耳鸣、耳聋、胸腹胀满、慢性胃肠病、肥胖、妇科疾病等。

2. 禁忌证 青光眼、眼底出血、孕妇、心脏病、呼吸衰竭、哮喘及高血压并发症等患者禁灸。

（二）雷火灸常用的手法

1. 雀啄法 雷火灸火头对准应灸部位或穴位，采用像雀啄食似的上下移动的方法。多用于泻法。

2. 小回旋灸法 雷火灸火头对准应灸部位或穴位，做固定的小回旋转。顺时针旋转多用于泻法；逆时针旋转多用于补法。

3. 螺旋形灸法 雷火灸火头以应灸部位为中心点，逐渐由小而大，可旋至碗口大，反复使用。顺时针旋转，多用于泻法；逆时针旋转，多用于补法。

4. 横行灸法 施灸时超越病灶部位，距离皮肤1～2cm，多用于泻法；距离皮肤3～5cm，多用于补法。

5. 纵行灸法 施灸时超越病灶部位，上下移动灸条火头，距离皮肤1～2cm，多用于泻法；距离皮肤3～5cm，多用于补法。

6. 斜向灸法 施灸时超越病灶部位，灸条火头斜向移动，距离皮肤1～2cm，多用于泻法；距离皮肤3～5cm，多用于补法。在治疗鼻炎等疾病上常采用，如印堂穴移到迎香穴，必须采用斜向灸法。

7. 拉辣式灸法 操作者用左手三指平压躯干软组织，向中心线外侧移动，雷火灸距离皮肤2cm，保持红火，随着操作者的手在患者皮肤上熏烤，每个方位每次移动距离不少于10cm，

NOTE

移动次数以 3 ～ 5 遍为佳。

8.摆阵法　用温灸斗（一孔式、两孔式等），根据病情可摆横阵、竖阵、斜阵、平行阵、丁字阵等。

二、操作程序

（一）操作前评估

1.医嘱　评估核对医嘱，了解患者年龄、文化程度、既往史、临床表现、相关因素、诊断等。

2.患者评估

（1）有无感觉迟钝或障碍、对热的敏感和耐受程度、体质、全身情况；

（2）检查施灸部的皮肤情况及有无禁忌证等；

（3）心理状态及合作程度；

（4）是否排空二便，安置患者于安全舒适体位。

3.环境评估

（1）是否光线充足、清洁安静；

（2）有无吸氧装置及易燃物品；

（3）必要时做好遮挡及保暖工作。

4.用物评估　治疗盘内放雷火灸条 2 根、灸具 2 只、大头针 1 盒、治疗碗盛少量清水、酒精灯、打火机、刮灰板、止血钳。

（二）操作实施

操作实施步骤见表 3-3。

表 3-3　雷火灸操作步骤

操作步骤	要点与注意事项
1.核对、解释　备齐用物至床旁，核对患者姓名、床号、手腕带、施灸穴位（部位），向患者解释操作目的、步骤及配合要点	·确认患者，并取得患者的理解和配合。患者精神紧张、疲劳、饥饿时暂不施灸
2.患者准备　协助患者取合理体位，松开衣物，暴露施灸部位	·注意保暖及保护患者隐私，必要时屏风遮挡
3.施灸 （1）再次核对患者、施灸穴位（部位）及方法 （2）拧开灸具顶部，揭开灸具底部，拿起药艾从底部向前推至露出约 5cm 处停止，取大头针从灸具两边针孔插入固定药艾 （3）点燃酒精灯，撕开药艾前端包装纸，点燃药艾顶端，将其对准施灸部位，遵照医嘱要求的灸法施灸 （4）火燃至盒口，取出大头针，拉开底盖，用拇指推出药棒，再用大头针固定继续施灸	·操作中随时观察病情，询问患者感觉，灸至局部皮肤发红，深部组织发热，无灼痛感为度 ·施灸时，火头应与皮肤保持施灸距离，切忌火头接触皮肤，并注意及时刮灰 ·对体质虚弱、神经衰弱的患者，火力宜小 ·注意对患者其他暴露部位保暖
4.灸毕须取出大头针，盖好盒盖，火自动熄灭，清洁患者局部皮肤，询问患者对操作的感受，告知注意事项	·用纱布轻轻清洁局部皮肤，观察局部皮肤有无烫伤 ·注意灸条是否彻底熄灭 ·告知患者，施灸后皮肤出现微红灼热，属正常现象 ·治疗后，半小时内请勿洗浴

续表

操作步骤	要点与注意事项
5. 整理床单位，清理用物 （1）再次核对，观察局部皮肤，协助患者整理衣着，选取安全舒适卧位，整理床单位 （2）清理用物，清洁灸具与药艾，放回原位备用	
6. 洗手，再次核对，按要求记录及签名 7. 健康教育到位	·记录施灸的部位、时间、效果及患者的反应 ·施灸结束后需休息片刻方可活动，如有不适，及时告知护士

（三）操作后评价

1. 患者　体位安置合理、舒适，局部皮肤无烫伤、衣被无烧损，症状有改善。

2. 护士　操作熟练、规范，熟悉注意事项及不良反应与处理，语言通俗易懂，态度和蔼，沟通有效。

三、常见不良反应及其处理

1. 局部不适　施灸过程中，患者灼痛感明显时，应立即观察局部皮肤，调整施灸距离，必要时停止施灸。

2. 烫伤　灸毕如局部皮肤出现小水疱，可不必处理，待自行吸收；如水疱较大，应消毒局部皮肤后，用无菌注射器吸出液体，覆盖无菌纱布，保持干燥，防止感染。

四、技术质量考核评价表

技术质量考核评价见表3-4。

表3-4　雷火灸法操作质量考核评价表

项目		要求	应得分	实得分
素质要求（10）		仪表大方，举止端庄，态度和蔼，精神饱满；服装、鞋帽整齐	5	
		洗手，戴口罩	5	
操作前评估（20）	医嘱	遵照医嘱要求	5	
	护士	评估患者正确、全面	2	
	患者	核对姓名、年龄、诊断、既往史，介绍并解释操作目的、步骤及配合要点，患者理解并配合	5	
	环境	清洁、卫生、干燥、光线充足	3	
	物品	雷火灸条2根、灸具2只、大头针1盒、治疗碗盛少量清水、酒精灯、打火机、刮灰板、止血钳	5	
操作实施（55）	定位	再次核对患者信息、施灸穴位（部位），定位准确	10	
	施灸	将雷火灸药艾正确安装于底灸器上	3	
		点燃酒精灯	2	
		撕开药艾前端包装纸，点燃药艾顶端，将其对准施灸部位，遵照医嘱要求的灸法施灸	10	
	观察	操作中随时观察病情，询问患者感觉，灸至局部皮肤发红，深部组织发热，无灼痛感为度	8	

续表

项目		要求	应得分	实得分
	灸毕	须取出大头针，盖好盒盖，火自动熄灭	5	
		清洁患者局部皮肤，协助穿衣，避免受凉	5	
		询问患者对施灸的感受，告知注意事项	5	
	整理	整理床单位，合理安排体位	3	
		清理用物，归还原处，洗手。灸具处理符合要求	2	
	记录	再次核对，按要求记录及签名	2	
操作后（10）	评价	施灸部位准确、操作熟练、皮肤情况、患者感觉、目标达到的程度	10	
理论提问（5）		回答全面、正确	5	
合计			100	

注：若有皮肤烫伤，衣裤等被烧坏均为不合格。

考核者签名：　　　　　　　　　　　　　　　　　考核时间：　　年　月　日

知识拓展

雷火灸的历史源流

　　雷火灸药条由沉香、木香、乳香、茵陈、羌活、干姜等药物组成，共研细末，再取纯净艾绒28克，加入上述药粉研制而成。雷火灸药条燃烧时具有独特的热力与红外线辐射作用，最高温度可达240℃，且其药力峻猛、渗透力强，各种不同配制的药物分子因其未被破坏，被迅速吸附在人体表层，通过一定时间的熏烤，在皮肤周围形成高浓药区，渗透到腧穴内，通过人体经络传导，增强了疗效，也扩大了中医火热灸法的治疗范围。

复习题

1. 雷火灸操作中行横行、纵行、斜行灸法时，实施泻法时，需距离皮肤（　　　）

　　A. 1～2cm　　　　　　B. 2～3cm　　　　　　C. 3～4cm

　　D. 4～5cm　　　　　　E. 5～6cm

2. 雷火灸操作中行横行、纵行、斜行灸法时，实施补法时，需距离皮肤（　　　）

　　A. 1～3cm　　　　　　B. 2～4cm　　　　　　C. 3～5cm

　　D. 4～6cm　　　　　　E. 5～7cm

3. 如拟灸印堂穴移到迎香穴，采用的灸法是（　　　）

　　A. 小回旋灸法　　　　B. 螺旋形灸法　　　　C. 横行灸法

　　D. 斜向灸法　　　　　E. 纵行灸法

4. 实施拉辣式灸法，最佳拉动次数是（　　　）

A. 1～2 次　　　　　B. 3～5 次　　　　　C. 6～8 次

D. 8～10 次　　　　 E. 10 次以上

5. 下列各项，属于施行雷火灸的适应证是（　　　）

A. 青光眼　　　　　B. 眼底出血　　　　C. 心脏病

D. 哮喘　　　　　　E. 耳鸣

第三节　艾炷灸技术

学习目标

1. **识记**　正确陈述艾炷灸的概念、作用原理、种类、注意事项。
2. **理解**　正确理解艾炷灸的适应证与禁忌证、不良反应发生原因及处理。
3. **应用**　能正确运用所学知识完成艾炷灸操作。

艾炷灸是将艾绒先捏成大小不等的圆锥体放在穴位上，然后点燃施灸，这种捏成圆锥体的艾绒，古代称为艾炷，故称艾炷灸法。《灵枢·官能》篇中所述："针所不为，灸之所宜。"《扁鹊心书·住世之法》中有"保命之法，灼艾第一，丹药第二，附子第三"之说，李时珍在《本草纲目》中对艾炷灸在防病治病中的作用给予了高度评价："灸之则透诸经，而治百种病邪，起沉疴之人为康泰，其功亦太矣。"其原理是借灸火的热力给人体以温热性刺激，通过经络的传导，起到温通气血、扶正祛邪的作用，以达到治病、防病目的。现代研究证实艾炷灸对微循环功能、血液流变学和血流动力学均有明显的影响。在代谢作用方面，可抑制脂肪变性的进程及调节微量元素的代谢等。

一、基础知识

（一）艾炷灸的适应证与禁忌证

1. 适应证　各种慢性虚寒型疾病。隔姜灸适用于一切虚寒病证，如虚寒性呕吐、胃脘痛、胃肠炎、痛经等。隔蒜灸适用于治疗早期肺结核、未化脓的疖肿和类风湿关节炎。隔盐灸适用于虚脱和虚寒吐泻。隔附子饼灸适用于因命门火衰而致的阳痿、早泄、遗精和疮疡久溃不敛等病证。

2. 禁忌证　有精神病、传染病者；大醉、大怒、大惊、大喜、过劳、过饱、过饥；皮肤过敏者、孕妇、妇女月经期间不宜艾灸；有高血压危象、肺结核晚期、严重贫血、皮肤痈疽伴发热者。

（二）形式

包括直接灸和间接灸。直接灸包括化脓灸、非化脓灸。间接灸包括隔姜灸、隔蒜灸、隔盐灸、隔附子灸。

1. 直接灸　将艾炷直接放置于穴位皮肤上烧灼的方法，可分化脓灸、非化脓灸。

（1）化脓灸：又称瘢痕灸法，是用大艾炷直接放置腧穴上施灸，局部组织经灼伤后产生无菌性化脓现象的灸法。适用于哮喘、支气管炎、慢性肠胃病、肺结核、瘰疬等。

（2）非化脓灸：即用麦粒大的小艾炷在腧穴上直接施灸，但又控制灸后不引起化脓的灸法。待燃烧接近皮肤时用镊子将未燃尽艾炷移开；反复施灸 3～7 壮，穴位局部皮肤出现潮红，但不破溃为宜。适用于一般虚寒性疾患。

2. 间接灸 又称隔物灸。是在艾炷与皮肤之间衬垫某些药物而施灸的一种方法。此法具有艾灸和药物的双重作用，火力较温和，通常不易起疱。间隔灸分隔姜灸、隔蒜灸、隔盐灸和隔附子灸。一般每次施灸 5～10 壮。

（1）隔姜灸：将鲜生姜切成厚约 0.3cm 的生姜片，用针扎孔数个，置于施灸穴位上，大、中艾炷点燃，放在姜片中心施灸。若患者有灼痛感可将姜片提起，使之离开皮肤片刻，旋即放下，再行灸治，反复进行，以局部皮肤潮红湿润为度。一般每次施灸 5～10 壮。适于风寒咳嗽、虚寒腹痛、呕吐、泄泻、风寒湿痹等寒湿阻滞者。

（2）隔蒜灸：分隔蒜片灸和隔蒜泥灸两种。隔蒜片灸是将独头大蒜横切成约 0.3cm 的薄片，用针扎孔数个，放在患处或施灸穴位上，大、中艾炷点燃，放在蒜片中心施灸，每次施灸 4～5 壮。以灸处出现大片红晕潮湿，患者觉热为度。隔蒜泥灸是将大蒜捣成蒜泥状，置患处或施灸穴位上。在蒜泥上铺上艾绒或艾炷，点燃施灸，以灸处泛红为度。可用治虚劳顽痹。

（3）隔盐灸：一般用于神阙穴，将干燥的食盐填平脐孔，上置底面直径约 10mm、高约 15mm 的圆柱形大艾炷。从顶端点燃艾炷，待快燃尽时再连续一个艾炷。以腹腔觉热为度。适于寒证吐泻、腹痛、癃闭、四肢厥冷等寒滞气虚者。

（4）隔附子灸：有隔附子片灸与隔附子饼灸两种。可治疗阳痿、早泄、遗精及疮疡久溃不敛、指端麻木等病证。

①隔附子片灸：将附子用水浸透后，切成 0.3～0.5cm 的薄片，用针扎数孔，放于施灸部位施灸（同隔姜灸法）。

②隔附子饼灸：取生附子切细研末，用黄酒调和做饼，大小适度，厚 0.4cm，中间用针扎数孔，置穴位上，再以大艾炷点燃施灸，附子饼干焦后再换新饼，以肌肤内温热、局部肌肤红晕为度。一般可灸 5～10 壮。每日灸 1 次。

二、操作程序

（一）操作前评估

1. 医嘱评估 核对医嘱，了解患者年龄、文化程度、既往史、临床表现、发病部位、相关因素、诊断等。

2. 患者评估

（1）舌苔、脉象、体质、全身情况；

（2）局部皮肤情况，有无禁忌证；

（3）心理状态和对疾病的认识；

（4）是否排空二便。

3. 环境评估

（1）是否光线充足、清洁、安静、舒适；

（2）是否根据季节关好门窗、调节室温，做好遮挡及保暖工作。

4.用物评估 治疗盘、艾炷、打火机、大蒜汁或凡士林、棉签、镊子、纱布、弯盘、打火机、线香、一次性垫布、计时器。根据间隔灸类型准备牙签、姜片、蒜片、盐和附子等，必要时备浴巾、屏风等。

（二）操作实施

操作实施步骤见表3-5。

表3-5 艾炷灸法操作步骤

操作步骤	要点与注意事项
1.核对、解释 备齐用物至床旁，核对患者姓名、床号、手腕带、施灸部位，向患者解释操作的目的、步骤及配合要点	·确认患者，并取得患者的理解和配合
2.患者准备 患者取合理体位，松开衣着，暴露施灸部位	·注意保护隐私及保暖 ·夏季施灸时，不宜开空调
3.施灸 再次核对，根据医嘱选择艾炷，常用施灸方法： （1）直接灸：在穴位上涂些大蒜汁或凡士林以黏附艾炷，并用线香点燃艾炷顶端，当艾炷燃尽熄灭，除去灰，再重新换取一个艾炷点燃 （2）间接灸：将间隔物放于穴位，点燃艾炷顶端放于间隔物上，待快燃尽时在旁边接续一个艾炷	·施灸时宜先灸阳经、身体上部、背部、头身；后灸阴经、身体下部、腹部、四肢 ·化脓灸：①灸完1壮后，用纱布蘸冷开水抹净所灸穴位；②灸后5～7天，灸穴处通常会逐渐出现无菌性化脓现象，有少量分泌物，隔1～2天更换膏药及干敷料；如疮面分泌物过多，可用盐水清洗干净 ·患者若有灼痛感可将间隔物提起，使之离开皮肤片刻，旋即放下，再行灸治，反复进行，以局部皮肤潮红湿润为度，及时清理灰烬 ·以局部出现红晕，患者感觉温热为度
4.整理床单位，清理用物 （1）再次核对，清洁患者皮肤，协助患者整理衣着，取安全舒适卧位，整理床单位，酌情开窗通风 （2）清理用物，归回原处备用	·施灸后宜暂避吹风或空调，注意保暖，促使汗孔闭合
5.洗手，再次核对，按要求记录及签名	
6.健康教育到位	·结束后需休息片刻方可活动或离开，如有不适及时告知护士 ·施灸治疗周期不吃或少吃寒凉食物，如西瓜、香蕉、螃蟹、冷饮、凉茶

（三）操作后评价

1.患者 体位安排合理，无烫伤，衣被无烧损，安全、舒适，症状改善。

2.护士 方法正确，操作熟练；熟悉注意事项和常见不良反应及其处理。

三、常见不良反应及其处理

常见不良反应及处理方法同悬灸技术。

四、技术质量考核评价表

技术质量考核评价见表3-6。

表 3-6　艾炷灸法技术质量考核评价表

项目		要求	应得分	实得分
素质要求（10）		仪表大方，举止端庄，态度和蔼	5	
		服装、鞋帽整齐	5	
操作前评估（20）	护士	遵照医嘱要求，对患者评估正确、全面	5	
		洗手，戴口罩	2	
	患者	核对姓名、诊断，介绍并解释操作目的、步骤及配合要点，患者理解与配合	3	
		体位舒适合理，暴露施灸部位，注意保暖	2	
	环境	光线充足、清洁、安静、舒适；根据季节调节室温	3	
	物品	治疗盘、艾炷、打火机、大蒜汁或凡士林、棉签、镊子、纱布、弯盘、打火机、线香、一次性垫布。根据间隔灸类型准备牙签、姜片、蒜片、盐和附子等，必要时备浴巾、屏风	5	
操作实施（55）	定穴	再次核对；明确腧穴部位及施灸方法	5	
	施灸	清洁皮肤、涂少量凡士林，取间隔物，其上置于艾炷，点燃艾炷，灸法正确	10	
		艾条与皮肤距离符合要求	10	
		及时除掉艾灰	5	
		艾条灸至局部皮肤稍起红晕，施灸时间合理	8	
	观察	观察局部皮肤及病情，询问患者有无不适	5	
	灸毕	灸后艾条彻底熄灭，告知注意事项	5	
	整理	整理床单位，合理安排体位	3	
		清理用物，归还原处，洗手。艾条处理符合要求	2	
	记录	按要求记录及签名	2	
操作后（10）	评价	施灸部位准确、操作熟练、轻巧；运用灸法正确	10	
理论提问（5）		回答全面、正确	5	
合计			100	

注：若有皮肤烫伤，衣裤等被烧坏均为不合格。

考核者签名：　　　　　　　　　　　　　　　　　考核时间：　　年　月　日

附：麦粒灸技术

　　麦粒灸是将艾绒搓成如麦粒样大小的艾炷直接置于皮肤上施灸，艾炷多为卵圆形或长圆形，为方便置于穴位处，也可将艾炷底部压平呈半米粒状。其特点是所需艾绒很少，烟雾小，刺激量可大可小，灼热、灼痛感明显。

　　其原理是取艾温热之性，结合腧穴的作用，达到扶正祛邪、温经散寒、活血通络、益气回阳的目的。

（一）基础知识

1.麦粒灸的适应证与禁忌证

　　（1）适应证：应用范围较广，尤其对风寒湿痹、寒痰喘咳，以及脏腑虚寒、元阳虚损引起的各种病症疗效较好。

　　（2）禁忌证：心脏搏动处、颜面部位、关节活动处、大血管处，以及皮薄肌少部位禁忌施灸；大怒、过饱、过饥、大醉、劳累、大渴之时，出现脉乱气散，营卫失调时，亦不能施灸。

2.分类

（1）灸粒大小：分为大、中、小3种。大麦粒形艾炷为高约5mm，腹径3mm的艾炷；中等麦粒形艾炷为高约4mm，腹径2.5mm的艾炷；小麦粒形艾炷为高3mm，腹径2mm的艾炷。

（2）形式：根据艾炷的紧实程度分为软丸、中等硬丸和硬丸。

软丸制作方法：取少量艾绒，略加按压成形，由于纤维未经过搓捻缠绕，因此制作出来的艾炷比较松散，含绒量也较少，燃烧时间较短，温度也较低。硬丸制作方法：用右手拇指、示指均匀反复揉搓艾绒，纤维缠绕较紧，含艾绒量较高，燃烧时间较长，温度较高。介于两者之间的称为中等硬丸。当病情危重时，需要在短时间内达到较大刺激量，多用硬丸艾炷，或者用较常规壮数多的艾炷。

3.方法　根据麦粒灸对皮肤的灼烫程度，又分为非化脓麦粒灸和化脓麦粒灸两种。

（1）非化脓麦粒灸：非化脓麦粒灸多采用半粒米样小艾炷，或大半个麦粒样艾炷，用艾绒制作成软丸或中等硬丸样艾炷。软丸样艾炷可以让艾炷在皮肤上自行烧完，当患者感觉灼痛时，用左手拇、示、中指在艾炷四周皮肤略加按压以减轻痛感，软丸样艾炷因艾绒量少，因此局部灼痛的时间十分短暂，不会产生瘢痕。

（2）化脓麦粒灸：化脓麦粒灸的艾炷多采用大艾炷或中等麦粒形艾炷，用艾绒制作成中等硬丸或硬丸样艾炷，对疼痛敏感者艾炷也可由小渐大，由松渐实。由于每壮艾炷都要求燃烧完毕，因此刺激程度比非化脓麦粒灸强，施灸后会出现起疱、化脓现象。

（二）操作程序

1.操作前评估　参照本章第三节艾炷灸技术。

2.操作实施　操作实施步骤见表3-7。

表3-7　麦粒灸操作步骤

操作方法	要点与注意事项
1.核对、解释　备齐用物至床旁，核对患者姓名、床号、手腕带、施灸部位，向患者解释操作的目的、步骤及配合要点	·确认患者，并取得患者的理解和配合
2.患者准备　患者取合理体位，松开衣着，暴露施灸部位	
3.定穴　根据医嘱取穴，在选定的穴位上，用消毒棉签使用凡士林作为黏附剂	
4.施灸　根据取穴部位，放置艾炷，点燃艾炷，以患者感觉温热为度，移除艾炷，如此反复。非化脓性麦粒灸一般灸2～3壮，化脓性麦粒灸一般灸5～7壮	·将艾炷粘于皮肤上时镊子要用力平压，以确保艾炷稳稳地粘于皮肤上，如果艾炷掉落，容易引起意外 ·用线香点燃艾炷顶端，嘱咐患者不要任意移动肢体，以防艾灰掉落灼伤皮肤
5.观察　观察敷贴局部皮肤有无过敏，询问患者有无不适	
6.整理　艾炷燃尽，清洁局部皮肤，处置用物，注意安全	·移除艾炷：待艾炷燃烧剩2/5～1/5时，准确无误地用镊子将艾炷拣到盛水的小杯。软丸样艾炷可以直接在皮肤上自行烧完。用纱布将穴位处残留灰烬和凡士林搓拭干净 ·化脓灸灸疮处理：用消毒干敷料覆盖。5～7天后焦痂开始浮动，内有脓样分泌物，可每隔1～2天更换一次敷料。疮口周围用乙醇或盐水棉球揩干净，仍用消毒敷料覆盖。妥善保护灸痂

NOTE

续表

操作方法	要点与注意事项
7.记录 记录时间、部位及皮肤情况	·记录麦粒灸的部位、时间、效果及患者反应 ·灸后需休息片刻方可活动或离开，如有不适及时告知护士
8.健康教育到位	注意保暖，饮食清淡

3.操作后评价

（1）患者：体位舒适合理，治疗过程注意保暖，力度适宜，局部皮肤无损伤，症状改善。

（2）护士：选取部位合适，手法正确，操作熟练；熟悉注意事项和常见不良反应及其处理。

（三）常见不良反应及其处理

1.上火 表现为口干舌燥、牙龈红肿、头晕、咽痛等。可适当控制艾灸的火力和时间。灸后多喝温开水，以清淡饮食为宜。上火比较严重的，可以停灸一二天，待平复后再进行艾灸。

2.烫伤 患者局部出现水疱。水疱较小的，可以不用处理，待其自行复原。水疱较大，可以用针刺破并保留表皮，外涂碘伏防止感染即可。灸伤一般不用包扎。在灸疮痊愈之前疮处可能不断有水/脓排出（正常现象），一般2～4个星期会痊愈。

（四）技术质量考核评价表

技术质量考核评价参照本章第三节艾炷灸技术。

复习题

1.不属于间接灸的种类是（   ）

　　A.隔姜灸　　　B.隔蒜灸　　　C.隔盐灸　　　D.隔附子灸　　　E.隔葱灸

2.化脓灸多用于治疗的病证是（   ）

　　A.风寒痹痛　　　B．阳虚顽症　　　C．肺痨瘰疬　　　D.阳痿早泄　　　E.疮疡久溃不敛

3.有关施灸顺序的叙述，错误的是（   ）

　　A.先灸阳经、身体上部　　　　　B.先灸腹部、四肢

　　C.先灸阴经、身体下部　　　　　D.后灸背部、头身

　　E.先灸阴经、身体下部

4.下列各项，不属于隔物灸的适应证的是（   ）

　　A.隔姜灸适用于虚寒性呕吐、胃脘痛

　　B.隔蒜灸适用于治疗早期肺结核、未化脓的疖肿

　　C.隔盐灸适用于虚脱和虚寒吐泻

　　D.隔附子饼灸多用于治疗命门火衰而致的阳痿、早泄、遗精

　　E.隔蒜灸适用于实热证、阴虚发热、邪热内炽患者

5.间接灸每次施灸的壮数是（   ）

　　A.1～5壮　　　B.5～10壮　　　C.10～15壮　　　D.15～20壮　　　E.20～25壮

第四节 督灸

督灸又称"长蛇灸"，属"大灸"之法，是在脊柱上施以隔物艾灸的一种中医特色外治疗法，是在中医古老疗法"铺灸"的基础上改良而成。该法最初为治疗强直性脊柱炎而起，以"治在骨上""药熨"、隔物灸法、发疱灸法为理论基础。督灸通过在脊柱行隔物灸，运用经络、药物、艾灸、发疱等综合作用为一体，充分发挥温肾壮阳、行气破瘀、拔毒散结、驱寒利湿、通督止痛的功效。该法通过铺药灸，且艾绒多、艾炷大、温度高，能加快机体局部和脏腑器官血液循环，从而促进代谢产物及有害物排出和营养物质的吸收利用，提高机体组织细胞的活性和免疫力。

一、基础知识

（一）督灸适应证与禁忌证

1. 适应证 强直性脊柱炎和类风湿关节炎患者；怕冷、怕风，体质虚弱，易感冒、易疲劳、易失眠等亚健康状态人群；生殖系统疾病，如妇科炎症、痛经、宫寒不孕者；可作为冬病夏治、穴位贴敷疗法的补充和加强。

2. 禁忌证 实热证或阴虚发热、邪热内炽等证患者；孕妇、哺乳期妇女或崩漏的患者；极度疲劳、过饥过饱状态；心脑血管以及肝、肾和造血系统等严重疾病患者；精神病患者及过敏体质者；各种原因导致不能长时间俯卧者。

（二）铺灸材料

1. 艾绒 艾绒是由艾叶经过精细加工制成，其具有通经活络、散寒除湿、回阳救逆、消瘀散结、防病保健的功效。

2. 生姜 将生姜碾碎后用纱布将姜汁滤去，制成姜泥，其具有解表散寒、温经通络的功效。

3. 中药粉 常用的中药粉有肉桂、麝香、丁香、川芎、斑蝥、冰片、附子、桂枝、细辛等，此类药物具有温肾通督、补精益髓、壮骨透肌、破瘀散结、通痹止痛、祛寒除湿等功效。

二、操作程序

（一）操作前评估

1. 医嘱评估 核对医嘱，了解患者年龄、文化程度、既往史、临床表现、发病部位、相关因素、诊断等。

2.患者评估

（1）舌苔、脉象、体质、神志及全身情况；

（2）施灸局部皮肤情况，有无禁忌证；

（3）心理状态和对疾病的认识等；

（4）是否排空二便等。

3.环境评估

（1）是否光线充足、清洁、安静、舒适；

（2）是否关好门窗、调节室温、打开排气设备，做好遮挡及保暖工作。

4.用物评估　治疗车上层：姜汁、姜末（姜泥）、灸粉、桑皮纸、艾条、酒精棉球、棉签、止血钳、毛巾、打火机；治疗车下层：盛温水的水盆、治疗盆。必要时备屏风。

（二）操作实施

操作实施步骤见表3-8。

表3-8　督灸技术操作步骤

操作步骤	要点与注意事项
1.核对、解释　备齐用物至床旁，核对患者姓名、床号、手腕带、施灸部位，向患者解释操作的目的、步骤及配合要点	·确认患者，并取得患者的理解和配合
2.患者准备　患者取合理舒适体位，松开衣物，暴露施灸部位	·体位：患者头偏一侧，胸部、髋部下方各置一个枕头，双臂置于头部两侧，双手自然放于头部前方 ·注意遮挡和保暖
3.定位　取督脉的大椎穴至腰俞穴作为施灸部位，从大椎开始用手指沿脊柱按压"十"字痕迹	·避免因脊柱侧弯而影响定位
4.消毒　75%酒精棉球沿施术部位自上而下消毒3遍	·酒精不仅有消毒的作用，还可扩张局部血管，加速皮肤对药物的吸收
5.撒灸粉　按"十"字印记撒灸粉	·勿偏离穴位和脉向
6覆盖桑皮纸　将裁好的桑皮纸覆盖在药粉上	·应完全覆盖药粉
7.铺姜墙　姜墙厚度2～3cm、宽8～10cm，紧实稳固	·姜墙应呈梯状，成型不松散，厚薄、宽窄适宜。姜墙过厚易致导热不佳，过薄易烫伤，过窄艾炷易滑落
8.放置艾炷　将艾条折断成2～3cm长的条形艾炷置于姜墙上	·艾炷应首尾相接，直径如患者的中指中节直径为宜
9.点燃艾炷　用止血钳夹取酒精棉球，点燃艾炷上中下3点，任其自燃自灭	
10.更换艾炷	·一般连续灸3壮
11.移去姜墙，擦净药粉	·用湿热毛巾轻轻擦净后药粉及艾灰；嘱患者缓慢坐起，并在治疗床上静坐5～10分钟，以免出现体位性眩晕而摔倒
12.整理床单位，清理用物 （1）再次核对，观察皮肤情况，协助患者整理衣着并取安全舒适卧位，整理床单位 （2）清理用物	
13.洗手，再次核对，按要求记录及签名	·记录施灸的部位、患者反应

续表

操作步骤	要点与注意事项
14. 健康教育到位	・告知患者注意事项和常见的不良反应及处理方法 ・嘱患者灸后饮食清淡，忌食肥甘厚腻之品，忌海鲜、酒水、香菜、辣椒等发物；忌受凉，注意保暖

（三）操作后评价

1. 患者 体位合理，局部皮肤潮红；患者安全，无皮肤灼伤、烧伤；自觉温热、舒适，症状缓解，取得预期效果。

2. 护士 姜墙形态适宜，艾炷摆放合理，施灸方法正确、手法熟练；熟悉注意事项和常见不良反应及其处理。

三、常见不良反应及其处理

1. 水疱（发疱法除外） 若皮肤出现水疱，对小水疱表面涂龙胆紫后待其自行吸收；水疱较大者可用一次性无菌注射器抽出疱液后涂龙胆紫，并用无菌敷料覆盖。

2. 过敏 外敷部位出现红疹、发热、瘙痒等症状时，应立即停止；若出现全身过敏反应，应及时到医院就诊。操作前应详细询问患者过敏史。

3. 体位性眩晕 由于施灸部位充血以及突然改变体位可导致短暂的头部缺血缺氧，出现头晕、眼花等症状。治疗结束后应叮嘱患者缓慢坐起，并静坐 5～10 分钟后再离床，以免出现体位性眩晕而摔倒。

四、技术质量考核评价表

技术质量考核评价见表3-9。

表3-9 督灸技术质量考核评价表

项目		要求	应得分	实得分
素质要求（10）		仪表大方，举止端庄，态度和蔼；服装、鞋帽整齐	5	
		洗手，戴口罩	5	
操作前评估（20）	医嘱	遵照医嘱要求	5	
	患者	核对、评估正确、全面	3	
		体位舒适合理，暴露施灸部位，保暖	2	
	环境	评估环境安全、舒适	2	
	物品	姜汁、姜末（姜泥）、灸粉、桑皮纸、艾条、酒精棉球、止血钳、毛巾、打火机、盛温水的水盆、治疗盆等	8	

续表

项目		要求	应得分	实得分
操作实施（55）	定位	再次核对穴位；定位准确	5	
	消毒	正确消毒局部皮肤	5	
	施灸	沿施灸部位正确涂抹姜汁，撒灸粉，覆盖桑皮纸	10	
		姜墙成型不松散、宽窄、厚薄适宜，艾炷放置合理	10	
		正确、熟练地点燃艾炷，更换艾炷	8	
	观察	检查局部皮肤情况；询问患者的感觉	5	
	灸毕	用湿热毛巾轻轻擦净灸后药粉及艾灰；嘱患者缓慢坐起，并在治疗床上静坐 5～10 分钟，告知到位	5	
	整理	整理床单位，合理安排体位	3	
		清理用物，归还原处，洗手；用物处理符合要求	2	
	记录	再次核对，按要求记录及签名	2	
操作后（10）	评价	施灸部位准确、操作熟练、皮肤情况、目标达到的程度	10	
理论提问（5）		回答全面、正确	5	
合计			100	

注：若有皮肤烫伤，衣裤等被烧坏均为不合格。

考核者签名：　　　　　　　　　　　　　　　　　　考核时间：　　年　月　日

复习题

1.下列各项，不适合采用督灸的是（　　　　）

　　A.强直性脊柱炎和类风湿关节炎患者　　　　B.怕冷、怕风，体质虚弱易感冒人群

　　C.痛经、宫寒不孕者　　　　　　　　　　　D.阴虚发热者

　　E.亚健康状态人群

2.下列各项，不属于督灸适应证的是（　　　　）

　　A.强直性脊柱炎　　　　B.类风湿性关节炎　　　　C.宫寒不孕

　　D.体虚感冒　　　　　　E.崩漏

3.关于督灸疗法，下列叙述错误的是（　　　　）

　　A.督灸又称"长蛇灸"，属"大灸"之法

　　B.督灸具有温肾壮阳、行气破瘀、驱寒利湿、通督止痛的功效

　　C.督灸适用于实热证患者

　　D.督灸主要取督脉的大椎穴至腰俞穴作为施灸部位

　　E.督灸可作为冬病夏治、穴位贴敷疗法的补充和加强

4.督灸后应对患者进行相应的健康教育，下列各项叙述错误的是（　　　　）

　　A.嘱患者缓慢坐起，并在治疗床上静坐 5～10 分钟

B.灸后饮食清淡，忌食肥甘厚腻之品

C.灸后应忌海鲜、酒水、香菜、辣椒等发物

D.酒后应注意保暖

E.外敷部位出现发热、瘙痒等症状时，应立即冷敷促进舒适

第五节　天灸技术

学习目标

1.识记　能正确陈述天灸技术的概念。

2.理解　能正确理解天灸技术的适应证和禁忌证。

3.应用　能熟练应用天灸技术；正确处理天灸的不良反应。

天灸是以中医基本理论为指导，以经络腧穴为核心，将一些对皮肤有刺激性的药物（如毛茛、斑蝥、天南星、蓖麻子、白芥子等）捣碎或研末贴敷于特定的穴位或患处（图3-1），借助药物的刺激作用，使局部充血潮红，甚至起疱，以激发经络、调理气血，从而达到防病治病的一种治疗方法。因天灸的药物是自动渗透到人体皮肤或腧穴中，所以又称"自然灸"或"自灸"。又因天灸是不用任何热源而进行灸治的方法，故又称"无热灸"或"冷灸"。天灸疗法其实质是一种融经络、穴位、药物于一体的复合性治疗方法，既有药物对穴位的刺激作用，又有药物本身的作用，通过经络的传导和调整，可纠正脏腑阴阳的偏衰，改善经络气血的运行。几种治疗因素相互影响、相互作用、相互补充，共同发挥整体作用以起到防病治病的功效。

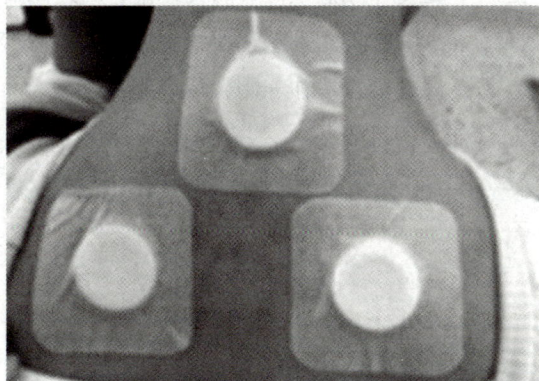

图3-1　天灸技术

一、基础知识

（一）天灸的适应证与禁忌证

1.**适应证**　过敏性疾病，如过敏性鼻炎、哮喘；慢性咽喉炎、慢性支气管炎、虚人感冒、虚寒胃脘痛、风湿痹症等。

2.**禁忌证**　实热证，阴虚发热，高血压，昏迷、消渴患者，皮肤有溃疡、炎症、水疱处，

NOTE

颜面部，孕妇及年老体弱、皮肤过敏者应慎用或禁用。

（二）常用方法

1. 毛茛灸　取新鲜毛茛洗净切碎，捣烂后做成铜钱大薄饼敷贴于穴位上，胶布固定；或将泥状毛茛放置于直径 5cm 的圆形胶布中央，直接敷贴在穴位上，敷灸时间为 1 ～ 3 小时，以局部充血、潮红或皮肤起疱为度。常用于治疗哮喘、痹症、胃痛、牙痛等病证。

2. 白芥子灸　取白芥子适量研末，用醋调为糊膏状，取 5 ～ 10g 敷贴于穴位上，用油纸覆盖，胶布固定；或将糊状白芥子放置于直径 5cm 的圆形胶布中央，直接敷贴在穴位上，敷灸时间为 2 ～ 4 小时，以局部充血、潮红或皮肤起疱为度。适用于风寒湿痹痛、肺结核、哮喘、口眼㖞斜、关节痹痛等病证。

3. 天南星灸　取天南星适量，研成细末，用生姜汁调和成糊状，敷贴于穴位上，胶布固定；或将糊状天南星放置于直径 5cm 的圆形胶布中央，直接敷贴在穴位上，敷灸时间为 1 ～ 3 小时，以局部充血、潮红或皮肤起疱为度。常用于治疗咳嗽、哮喘、痈肿、瘰疬等。

4. 蒜泥灸　将大蒜（以紫皮蒜为优）捣烂如泥，取 3 ～ 5g 涂敷于穴位上，用纱布覆盖，胶布固定，敷灸时间为 1 ～ 3 小时，以局部皮肤发痒、变红起疱为度。常用于治疗感冒、牙痛、咽痛、痈肿、瘰疬等。

5. 斑蝥灸　取斑蝥适量研末，以甘油调和成糊状敷贴于穴位上，胶布固定；或取胶布一块，中间剪一小孔，贴在有关穴位上，以暴露穴位并保护周围皮肤，将斑蝥粉少许置于孔内，上面再贴一胶布，以局部起疱为度。常用于治疗牛皮癣、神经性皮炎、痹病等病证。

（三）"三伏天灸"与"三九天灸"

三伏天阳光照射时间长，热度高，是一年中自然界阳气最旺盛之时，人体腠理开泄，此时天灸药物也更易渗透至脏腑以激发体内阳气，最大限度地鼓舞人体正气，同时，此时天灸也可以为秋冬储备阳气，使冬季阳气充足、阴精敛藏而不外泄，从而达到调理阴阳，治未病和防止痼疾复发的目的。入冬至三九，是全年气温最低、阴气最盛时，人体阳气敛藏，气血不畅，毛孔闭塞，此时予以天灸治疗，能温阳益气，健脾补肾，祛风散寒，通络止痛。"三九天灸"是"三伏天灸"的补充，前者是夏病冬治，重在养阴，后者是冬病夏治，重在养阳，阴阳并调，更能达到提高机体素质和抗病能力的目的。

二、操作程序

（一）操作前评估

1. 医嘱评估　核对医嘱，了解患者年龄、文化程度、既往史、药物过敏史、临床表现、发病部位等。

2. 患者评估

（1）体质、全身情况；

（2）贴敷局部皮肤情况，有无禁忌证；

（3）心理状态，对疾病的认知和对疼痛的耐受度等。

3. 环境评估

（1）是否光线充足、清洁、舒适；

（2）是否需要根据季节关好门窗、调节室温，做好遮挡及保暖工作。

4.用物评估 治疗盘内放药贴（根据医嘱准备，药物干湿适中，取适量置于备好的医用无菌敷料或胶布中）、盛温水的治疗碗、棉签、绵纸、弯盘等，必要时备浴巾、屏风。

（二）操作实施

技术质量考核评价见表3-10。

表 3-10 天灸操作步骤

操作步骤	要点与注意事项
1.核对、解释 备齐用物至床旁，核对患者姓名、床号、手腕带、贴敷部位，向患者解释操作的目的、步骤及配合要点	·确认患者，并取得患者的理解和配合
2.患者准备 患者取合理体位，松开衣着，暴露贴敷部位，清洁局部皮肤	·毛发多者宜刮净 ·夏季注意擦干汗液，冬季注意保暖，必要时屏风遮挡
3.按医嘱准确地将药贴敷在相应的穴位上，贴药时间一般1～3小时，小儿酌减	·贴敷处避免挤压，局部皮肤有轻度灼热感属正常现象 ·如贴药后，局部灼热难受，可提前除去 ·贴药具体时间根据所用药物和治疗目的而定，还应根据季节、年龄和个体的耐受性进行适当调整
4.整理床单位，清理用物 （1）再次核对，观察贴药处皮肤情况，协助患者整理衣着并取安全舒适卧位，整理床单位 （2）清理用物	
5.洗手，再次核对，按要求记录及签名	·记录所贴药物的名称，贴药的时间、部位、患者反应
6.健康教育到位	·门诊患者嘱其休息片刻方可离开 ·嘱患者治疗当天应忌食生冷、寒凉、辛辣之物 ·2小时内贴药部位勿湿冷水，治疗当天温水洗浴 ·告知常见不良反应及处理方法

（三）操作后评价

1.患者 体位安排合理，安全、舒适，局部皮肤无异常。

2.护士 贴敷部位正确，操作熟练；熟悉注意事项和常见不良反应及其处理。

三、常见不良反应及其处理

1.皮肤发疱（发疱法除外） 贴药后皮肤出现红晕属正常现象，如因贴药时间过长引起水疱，嘱患者不可自行刺破，以防感染。小水疱无需特殊处理，注意保持局部清洁、干燥，待其自行吸收；如水疱较大，应消毒局部皮肤后，用无菌注射器在水疱下方抽出液体，覆盖无菌敷料，以防感染。若水疱体积过大，或水疱中有脓性分泌物应及时就诊。

2.皮肤过敏 贴药后局部皮肤出现红肿、瘙痒等症状，可涂抗过敏药膏，如范围较大、程度较重，甚至出现全身过敏反应，应及时到医院就诊。

3.中毒 对于使用一些剧毒的药物，如斑蝥、砒石等，不宜过量或持续使用。如出现头晕、心悸、恶心、呕吐等中毒症状，应立即去除药物，及时就诊处理。

NOTE

四、技术质量考核评价表

技术质量考核评价见表3-11。

表3-11　天灸技术质量考核评价表

项目		要求	应得分	实得分
素质要求（10）		仪表大方，举止端庄，态度和蔼；服装、鞋帽整齐	5	
		洗手，戴口罩	5	
操作前评估（20）	医嘱	遵照医嘱要求	5	
	患者	核对、评估正确、全面	3	
		体位舒适合理，暴露天灸部位，保暖，保护隐私	2	
	环境	评估环境安全、舒适	2	
	物品	治疗盘、按医嘱准备的药贴、盛温水的治疗碗、棉签、绵纸、弯盘	8	
操作实施（55）	定位	再次核对穴位，定位准确	12	
	清洁	清洁局部皮肤	8	
	天灸	按医嘱准确地将药贴敷在相应的穴位上	13	
	观察	检查局部皮肤情况，有无红肿、瘙痒或水疱；询问患者感觉	10	
	灸毕	取下药敷贴，清洁局部。告知到位	5	
	整理	整理床单位，合理安排体位	3	
		清理用物，归还原处，洗手；用物处理符合要求	2	
	记录	再次核对，按要求记录及签名	2	
操作后（10）	评价	天灸部位准确、操作熟练、皮肤情况、患者感觉、目标达到的程度	10	
理论提问（5）		回答全面、正确	5	
合计			100	

考核者签名：　　　　　　　　　　　　　　　　　考核时间：　　年　　月　　日

知识拓展

天灸疗法的作用途径

　　天灸疗法的作用机制较为复杂，有研究显示，天灸疗法之所以产生治疗作用，主要是从以下三大途径进行脏腑功能调节。①通过皮肤应激反应进行调节：天灸疗法通过药物刺激皮肤，使皮肤产生一系列非特异性应答，皮肤在应激刺激下，可以通过神经或体液因素激活中枢和局部下丘脑－垂体－肾上腺皮质轴（HPA轴），使皮肤和机体的内环境保持稳态。②通过药物－经穴的联合效应进行调节：天灸疗法通过药物与经络穴位的双重刺激和相互作用，能影响皮肤的结构和功能，既刺激了药物对局部的效应产生，又促进了穴位对药物的渗透、吸收和放大作用，相互影响、协调，共同促进天灸疗效的发挥。③通过神经－内分泌－免疫系统进行调节：不论是皮肤，还是药物和穴位在天灸疗法中产生的效应，都能引起机体的神经、内分泌、免疫系统的反应，构成一个网络调节系统。天灸疗法可通过改善 HPA 轴系统的内分泌功能，反射性调整神经系统功能，从而提高机体的免疫功能，使机体达到稳定的状态。

复习题

1. 以下各项，不适宜使用天灸疗法的是（　　　）

　　A. 哮喘　　　　　　　　B. 过敏性鼻炎　　　　　C. 虚寒胃脘痛

　　D. 虚人感冒　　　　　　E. 高血压

2. 天灸又称为（　　　）

　　A. 自然灸　　　　　　　B. 发疱灸　　　　　　　C. 直接灸

　　D. 实按灸　　　　　　　E. 间隔灸

3. 关于天灸贴敷时间，错误的是（　　　）

　　A. 一般成人 2～3 小时，小儿 1～2 小时

　　B. 如贴药后，局部灼热难受，应叮嘱患者坚持

　　C. 贴药具体时间应根据所用药物和治疗目的而定

　　D. 贴药具体时间应根据季节、年龄和个体的耐受性进行适当调整

　　E. 如贴药后，局部灼热难受，可提前除去

4. 关于天灸疗法，描述错误的是（　　　）

　　A. 贴敷当日患者应忌食生冷、寒凉、辛辣之物

　　B. 贴敷处避免挤压，局部皮肤有轻度灼热感属正常现象

　　C. 贴药后皮肤出现红晕应及时冷敷

　　D. 斑蝥灸不宜过量或持续使用，以免中毒

　　E. 贴药后 2 小时内贴药部位勿湿冷水

NOTE

第四章 拔罐技术

拔罐法，是我国医药学的传统方法之一，是疗效较好的常用外治方法。其种类繁多，临床最常用的是拔火罐技术，本章仅介绍拔火罐、拔水罐、抽气罐技术。

第一节 拔火罐技术

> **学习目标**
> 1. **识记** 能正确陈述拔火罐的概念。
> 2. **理解** 能正确理解拔火罐的适应证和禁忌证。
> 3. **应用** 能应用拔火罐的操作实施拔罐护理技术。

拔火罐法是以罐为工具，利用燃烧的方法，排出罐内空气造成负压，使罐吸附于施术部（穴）位，发生温热刺激，将充斥于体表的病灶及经络、穴位，乃至深层组织器官内的风寒、瘀血、热毒、脓血等，经过在皮肤上的吸拔，排出体外，使邪出正复，经络气血得以舒畅，从而达到治疗目的的一种外治法。现代医学研究认为，拔火罐疗法具有机械刺激、温热效应、解毒和生物作用。拔火罐法常用的有投火法、贴棉法、滴酒法、闪火法和架火法。本章仅介绍拔火罐法之闪火法，具体操作以留罐为例进行吸拔。

一、基础知识

（一）拔火罐的适应证与禁忌证

1. 适应证 外感风寒之头痛、关节疼痛、腰背酸痛、咳嗽气喘、脘腹胀满、腹痛泄泻，疮疡将溃或已溃脓毒不泄的外科疾患，以及蛇伤急救排毒等。

2. 禁忌证 高热抽搐，凝血机制障碍患者；皮肤过敏、溃疡破溃处，水肿、肿瘤和大血管处，骨骼凹凸不平和毛发较多处；孕妇腹部及腰骶部等；饥饿、疲劳、精神过于紧张时，不宜立即拔罐。

（二）拔罐形式

1. 留罐 又称坐罐（小视频 4-1）。指罐吸拔在应拔部位后留置一段时间（5～15分钟）的拔罐方法，具有温经散寒，舒筋去湿作用，适用于风、寒、湿等所致的背、腰、骶、四肢及关节疼痛的患者。留罐时间视拔罐反应、患者体质及吸拔力大小而定。罐大吸拔力强，应适当减少留罐时间；肌肤薄处留罐时间不宜过长，以免损伤皮肤。

2. **闪罐**　又称连续闪罐法（小视频 4-2），指罐吸拔在应拔部位后随即取下，反复操作至皮肤潮红为止。若连续吸拔 20 次左右，具有较明显兴奋作用，适用于痿弱、皮肤麻木或功能减退的虚弱病症、中风后遗症等。闪罐是在留罐的基础上进行，为"留－拔－留"的循环手法；沿着神经或膀胱经，从患者背部按左上－左下－中上－中下－右上－右下的顺序进行，拔罐时要快而突然，有爆发力，发出大声响。

3. **走罐**　又称拉罐、推罐、行罐、移罐等（小视频 4-3）。指罐被吸住后，再反复推拉移动罐具，以扩大施术面积的拔罐方法。主要适用于如腰背、大腿等面积较大、肌肉丰厚的部位。应先在所吸拔部位的皮肤或罐口涂凡士林或按摩乳，且罐口必须十分光滑，以免拉伤皮肤，故以玻璃罐最好。

4. **摇罐**　指在留罐的基础上和缓摇动，多方向摇动（小视频 4-4）。主要以补法形式出现，主要适用于体弱多病、重病恢复期的患者。施术时负压中等，用力和缓、均匀。

5. **摩罐**　指在穴位或部位涂上润滑剂，以平衡穴位或腧穴为中心，做环旋运动（小视频 4-5）。具有和中理气、活血化瘀、扩张血管、调节末梢神经功效。主要适用于腹部疾患，对胃脘痛、食积胀满等有良好治疗效果。施术时负压不宜过大，润滑剂要涂匀，用力要均匀，动作要有节律。

6. **抖罐**　为典型的泻法，指罐体移动的方向垂直于神经或经络走向快速抖动，从上到下，从左到右（小视频 4-6）。具有清热泻火、活血化瘀等功效，主要适用于实热型疾病，常用部位有腰、背、骶、上肢正中神经、下肢坐骨神经。频率 120 次 / 分，施术时空心握罐，手腕灵活。

7. **擦罐**　沿神经或经络走行直线双向擦罐（小视频 4-7）。常治疗内脏虚损、气血失常等病，主要适用于年老体弱、大病恢复患者。

8. **推罐**　沿神经或经络走向进行直线单向擦动（小视频 4-8）。具有提高神经、肌肉兴奋性，加快血液循环，推动新陈代谢的作用，主要适用于偏瘫后遗症等。

9. **振罐**　由向上的提罐（泻法）和向下的按罐（补法）两种手法组成（小视频 4-9）。向下或向上作用于指定的部位，不移位用力并发生震颤，持续 2 ～ 3 分钟。具有调节内分泌的作用，主要适用于消化系统、泌尿系统及生殖系统疾病等的治疗。手法频率为每分钟大于 200 次，操作要循序渐进，调节最适力度，避免负压过重。

（三）罐斑的鉴别

拔罐后局部皮肤发生了颜色与形态的变化，这种现象称为"罐斑"或"罐印"。常见罐斑与病症之间的关系如表 4-1 所示。罐斑是拔罐疗法的治疗效应，一般持续一至数天便可消失。

表 4-1　从罐斑颜色辨病症

罐斑颜色	病症
罐斑紫黑而暗	一般表示供血不足，行经不畅有血瘀现象
罐斑发紫并伴有斑块	一般表示寒凝血瘀证
罐斑呈散在点状且深浅不一	表示气滞血瘀证
罐斑鲜红而艳	一般表示阴虚、气血两虚或阴虚火旺证

小视频 4-2

小视频 4-3

小视频 4-4

小视频 4-5

小视频 4-6

小视频 4-7

小视频 4-8

小视频 4-9

NOTE

续表

罐斑颜色	病症
罐斑红而暗	表示血脂高，且有热邪
罐斑灰白，触而不温	多为虚寒或湿邪
罐斑表面有皮纹或微痒	表示风邪或湿证
罐斑内壁有水汽	表示该部位有湿气
罐斑出现水疱	体内湿气重，如果水疱内有血水，是湿热毒的反应

　　如彩图 4-1 表示患者体内湿盛，或因感受潮湿而致病；若水泡呈血红或黑红色，多为久病夹湿血瘀证；若出现紫红或紫黑色的罐斑，多提示患有血瘀证，兼见发热或丹痧者，表示患有热毒证；若皮肤表面无皮色变化，触之不温，多为虚寒证。

彩图 4-1

二、操作程序

（一）操作前评估

1. 医嘱评估　核对医嘱，了解患者年龄、文化程度、既往史、临床表现、发病部位、相关因素、诊断等。

2. 患者评估

（1）舌苔脉象、体质、全身情况；

（2）拔罐局部皮肤情况，有无禁忌证；

（3）心理状态和对疾病的认识等；

（4）是否排空二便等。

3. 环境评估

（1）是否光线充足、清洁、安静、舒适；床单元是否完好，有无易燃易爆物品。

（2）是否根据季节关好门窗、调节室温，做好遮挡及保暖工作。

4. 用物评估　治疗盘内放罐具（根据部位和拔罐方法选择合适的罐具，并检查罐口边缘是否光滑，有无裂痕）、纱布、长柄弯止血钳、95% 乙醇棉球、打火机、小口瓶等。（彩图 4-2）

彩图 4-2

（二）操作实施

见操作实施步骤表 4-2。

表 4-2　拔火罐技术操作步骤

操作步骤	要点与注意事项
1. 核对、解释　备齐用物至床旁，核对患者姓名、床号、手腕带、穴位或拔罐部位，向患者解释操作的目的、步骤和配合要点	· 确认患者，并取得患者的理解与配合
2. 患者准备　患者取合理体位，松开衣着，暴露拔火罐穴位或部位（肌肉丰厚、有弹性）	· 注意保暖 · 选穴准确
3. 清洁皮肤　用纱布抹干局部的汗液，清洁皮肤，有较粗长毛发者宜刮净	· 注意不要刮损皮肤 · 如有疮疡，拔罐时应预先在罐口周围填以脱脂棉花或纱布，防止起罐时脓血污染衣物、被褥等物品

续表

操作步骤	要点与注意事项
4.操作 （1）拔罐：再次核对，检查罐口有无缺损裂缝。一手持火罐，另一手持止血钳夹95%乙醇棉球点燃，伸入罐内中下端，绕1～2周后迅速退出，迅速将罐口扣至选定部位（穴位）不动，待吸牢后撒手，将乙醇棉球放在小口瓶内灭火	·动作要稳、准、快，棉球不宜吸取酒精太多，防止烧伤皮肤 ·避免变换体位，以免罐具脱落 ·拔罐过程中随时观察罐口吸附情况、皮肤的颜色和患者全身情况
（2）闪罐：在留罐的基础上进行"留-拔-留"的循环手法；沿着神经或膀胱经，从患者背部按左上-左下-中上-中下-右上-右下的顺序进行	·拔罐时要快、突然、有爆发力，负压大并要连贯 ·功能温经散寒。对体弱、年老、病情长或恢复期患者更佳
（3）留罐：颈部留罐5分钟，大椎、双侧肩关节、膻中留罐10分钟，其他部位留罐15分钟；留罐可密排、疏排	·罐体间距小于4cm为密排法，罐体间距大于7cm为疏排法 ·功能温经散寒，舒筋祛湿。对风、寒、湿等所致背、腰、骶、四肢及关节疼痛效果更佳
（4）摇罐：在留罐的基础上和缓摇动，负压中等偏大，多方向摇动，用力和缓、均匀	·功能舒筋活血，行经通络，同时还有调和营卫、增强机体免疫力等功效 ·以补法形式出现，体弱多病、重病恢复期的患者常用
（5）摩罐：涂匀润滑剂在留罐的基础上起罐后，以平衡穴位或腧穴为中心，用罐的底部做环旋运动，负压中等，用力要均匀，动作要有节律	·功能和中理气，活血化瘀，对胃脘痛、食积胀满等有良好效果
（6）抖罐：在留罐的基础上垂直神经或经络方向快速抖动，从上到下，从左到右。负压中度偏小，空心握罐，手腕灵活，泻法要快	·频率120次/分，此法为典型的泻法，清热泻火，活血化瘀 ·适用于实热型疾病，腰、背、骶、上肢正中神经、下肢坐骨神经等病证
（7）擦罐：起罐后用罐口边缘沿神经或经络走行直线双向擦罐。对肌肉发达、体胖者双向擦罐，刺激用补法，温热柔和	·功能温经通络，行气活血 ·对内脏虚损，气血失常者效果佳，适用于年老体弱，大病康复者
（8）振罐：在留罐的基础上可向上提罐（泻法）或向下按罐（补法），不移位用力并发生震颤，循序渐进，负压中等，频率200次/分，持续2～3分钟	·调节内分泌，对消化系统、泌尿系统及生殖系统疾病效果更佳
（9）推（走）罐：在留罐吸附皮肤的基础上沿神经或经络走向进行直线单向擦动	·提高神经、肌肉兴奋性，加快血液循环，推动新陈代谢，适用于偏瘫后遗症等
（10）起罐：一手轻按罐体向左倾斜，另一手食指或拇指按住罐口右侧的皮肤，使罐口与皮肤之间形成空隙，空气进入罐内则罐自起	·不可硬拉或旋转罐具，以免损伤皮肤
（11）起罐后用纱布轻轻擦去罐斑处皮肤上的小水珠，观察罐斑，瘙痒者切勿抓破皮肤	·如有脓血护士应戴手套将其擦净，适当处理伤口
5.整理床单位，清理用物 （1）再次核对，协助患者整理衣着并取安全舒适卧位，整理床单位 （2）清理用物，消毒罐具，归回原处备用	·记录拔火罐的部位、时间、效果及患者反应
6.洗手，再次核对，按要求记录及签名	·拔罐结束后需休息片刻方可活动或离开，如有不适及时告知护士
7.健康教育到位	·根据罐斑的颜色结合操作前辨证对患者进行健康宣教

（三）操作后评价

1.患者 体位安排合理，局部皮肤吸附力强，无烫伤，衣被无烧损，安全、舒适，症状改善。

2.护士 选罐合适，方法正确，操作熟练；熟悉注意事项和常见不良反应及其处理。

NOTE

三、常见不良反应及其处理

1.局部不适 拔罐时应注意询问患者的感觉，观察局部和全身的情况。如出现局部发热、发紧、发酸、痛较明显或灼热，应取下重拔。

2.晕罐 拔罐时如患者出现头晕、恶心、面色苍白、四肢厥冷、呼吸急促、脉细数等症状时，应立即去罐，并立即使患者平卧，轻者服用温糖水，静卧片刻即可恢复，重者应立即做相应的处理。

3.烫伤 如局部出现小水疱，可不必处理，待其自行吸收；如水疱较大，应消毒局部皮肤后，用无菌注射器吸出液体，覆盖无菌敷料。

四、技术质量考核评价表

技术质量考核评价见表4-3。

表4-3 拔火罐技术质量考核评价表

项目		要求	应得分	实得分
素质要求（10）		仪表大方，举止端庄，态度和蔼。服装、鞋帽整齐	5	
		洗手，戴口罩	5	
操作前评估（20）	医嘱	遵照医嘱要求	5	
	患者	患者评估正确、全面	5	
	环境	评估环境安全、舒适	2	
	物品	治疗盘、95%乙醇棉球、长柄弯血管钳、罐具、打火机、小口瓶	8	
操作实施（55）	患者	核对姓名、诊断、穴位，介绍并解释操作目的、步骤及配合要点，患者理解与配合	3	
		体位舒适合理，暴露拔火罐部位，保暖	2	
	定位	再次核对穴位；定位准确	8	
	查罐	检查罐口有无损坏	2	
	拔罐	乙醇棉球干湿适当	3	
		点燃乙醇棉球后在罐内中下段环绕，未烧罐口	10	
		准确扣在已经选定的部位，罐内形成负压，吸附力强，安全熄火。根据医嘱或病情合理应用不同拔罐形式	10	
	观察	随时检查火罐吸附情况，局部皮肤红紫的程度，皮肤有无烫伤或小水疱；留罐时间5～15分钟，询问患者的感觉	5	
	起罐	起罐方法正确	3	
	整理	整理床单位，合理安排体位	3	
		清理用物，归还原处，洗手；罐具处理符合要求	2	
	记录	再次核对，按要求记录及签名	2	
	告知	告知到位	2	

续表

项目		要求	应得分	实得分
操作后（10）	评价	患者局部皮肤吸附力、感觉达到要求。拔罐部位准确、操作熟练	10	
理论提问（5）		回答全面、正确	5	
合计			100	

注：若有皮肤烫伤，衣裤等被烧坏均为不合格。

考核者签名：　　　　　　　　　　　　　　　　　　考核时间：　　年　　月　　日

知识拓展

拔罐技术作用机制研究概述

拔罐机制的实验研究多集中于负压作用对罐斑的影响，拔罐局部血流量、氧分压变化，以及其对免疫功能的影响等。①火罐内负压在 $-0.02 \sim -0.05$ MPa 效果最佳，超过 -0.05 MPa 可能对组织有损害；②拔罐后留罐时间对血流的影响，起罐后20分钟基本恢复到拔罐前的皮肤血流；③健康人大椎穴拔罐，能加快左肺俞的耗氧；背部膀胱经走罐能明显提高正常人红细胞免疫功能；④拔罐对患者心理产生影响，在拔罐过程中，医者对患者身体的"治愈性接触"会对心理产生很大的影响，使患者放松下来，为人体生理机能的运作及发挥最强力量提供良好的环境，从而使身体上的疾病症状得到缓解。

附：平衡火罐法

平衡火罐源于火罐疗法，自1984年起应用于临床，是以中医的基本理论为基础，在传统罐法的基础上配合热疗、推拿等多种物理刺激达到温经通络、祛邪外达的疗效，从而激发人体阳气，调和脏腑，平衡阴阳。现代研究表明，平衡火罐疗法对于颈肩腰腿痛、慢性疲劳综合征、亚健康状态、痛经、胃肠功能紊乱综合征、广泛性肌筋膜炎、强直性脊椎炎等有较好疗效。

（一）基础知识

1. 平衡火罐的适应证与禁忌证

同拔火罐技术。

2. 治疗部位的选择原则

（1）以躯体为主，四肢为辅。

（2）胸、腹、盆腔器官的治疗，以背、腰、骶为主。

（3）急性病或慢性病急性发作常取健侧，慢性病或急性病的恢复期宜取患侧。

NOTE

3. 方法

（1）补泻原则

1）摩罐时，顺时针为补，逆时针为泻。

2）推罐的方向，顺经络为补，逆经络或垂直为泻。

3）摇罐的轻重，轻缓为补，重急为泻。

（2）常用手法　平衡火罐以闪罐、留罐、走罐等手法为基础，综合运用摇罐、摩罐、抖罐、擦罐、推罐和振罐。

（二）操作程序、不良反应及其处理、技术质量考核评价

程序操作、常见不良反应及其处理、技术质量考核评价表同拔火罐技术。

复习题

1. 拔罐过程中出现不良反应，以下处理措施中正确的是（　　　）

　　A. 烫伤小水疱可待自行吸收

　　B. 晕罐先兆症状较轻者马上高流量吸氧

　　C. 晕罐严重者平卧即可

　　D. 烫伤大水疱用普通针挑破即可

　　E. 晕罐时起罐马上重新拔罐

2. 属于拔罐禁忌证的是（　　　）

　　A. 外感风寒之头痛　　　　B. 腰背酸痛　　　　　　C. 小腿溃疡

　　D. 脘腹胀满　　　　　　　E. 腹痛泄泻

3. 拔罐后出现罐斑灰白，触而不温，多表示（　　　）

　　A. 风热证　　　　　　　　B. 血瘀证　　　　　　　C. 阴虚证

　　D. 虚寒证　　　　　　　　E. 实热证

4. 留罐又称坐罐，即拔罐后留置的时间是（　　　）

　　A. 2～3 分钟　　　　　　B. 5～7 分钟　　　　　　C. 10～15 分钟

　　D. 16～20 分钟　　　　　E. 30 分钟

5. 闪罐遵循的循环手法是（　　　）

　　A. 拔—留—拔　　　　　　B. 拔—推—留　　　　　　C. 留—拔—留

　　D. 留—推—拔　　　　　　E. 拔—留—推

6. 对平衡火罐法的描述错误的是（　　　）

　　A. 平衡火罐源于火罐疗法　　　　　　　　B. 自 1984 年起用于临床

　　C. 是以中医理论为基础　　　　　　　　　D. 配合热疗、推拿手法

　　E. 对亚健康状态调节作用较差

第二节　抽真空拔罐技术

学习目标

1. 识记　能正确陈述抽真空拔罐技术的概念、主要方式和注意事项。
2. 理解　能正确理解抽真空拔罐技术的适应证、禁忌证、罐斑的鉴别、常见不良反应及处理方法。
3. 应用　能应用所学知识规范完成抽真空拔罐技术。

抽真空拔罐是用直接抽出罐内空气的方式形成罐内负压的一种拔罐方法。真空拔罐器的主要特点是罐体透明，罐内负压可根据患者的体质和病情调整，易于观察罐内皮肤变化，便于掌握拔罐时间，与传统火罐比较，疗效一致，但使用更安全，无烫伤之忧，操作简便，罐具不易破碎，既适用于医院，又可用于个人和家庭的自我医疗保健，是目前较普及的新型拔罐器。

一、基础知识

（一）抽真空拔罐的适应证与禁忌证

1. 适应证　拔罐法有温经通络、行气活血、消肿止痛、除湿祛寒的作用，抽真空拔罐适用范围较为广泛，可用于个人及家庭的自我医疗保健，如以下病症：

（1）各种急慢性疼痛，如风湿痹痛、腰腿痛、肩背痛、头痛、各种神经麻痹、痛经等。

（2）内脏疾病，如胃痛、腹痛、腹泻、呕吐等。

（3）肺部疾患及外感疾病，如咳嗽、感冒、咯血、哮喘等。

（4）外科疾病，如急性腰扭伤，慢性腰肌劳损有瘀血者和部分皮肤病如丹毒、神经性皮炎、红丝疗、毒蛇咬伤、疮疡初起未溃者。

2. 禁忌证

（1）高热、抽搐和痉挛发作者不宜拔罐。对于癫痫患者则应在间歇期使用。

（2）有出血倾向疾病的患者，如血友病、紫癜病、白血病等。

（3）中度或重度心脏病、心力衰竭或全身高度浮肿的患者。

（4）骨折患者在未完全愈合前不可拔罐，以免影响骨折对位及愈合。急性关节扭伤者，如韧带已发生断裂，不可拔罐。

（5）皮肤高度过敏，受术部位皮肤破损溃烂；或外伤新鲜骨折；或有静脉曲张、癌肿、恶病质，皮肤丧失弹性者。

（6）有严重肺气肿或者活动性肺结核的患者，尤其是背部和胸腹部不宜拔罐。

（7）孕妇、妇女月经期的腰骶腹部，以及血海、三阴交等穴位处、乳房部。

（8）大血管分布处及瘢痕处，五官部位、前后二阴及心尖搏动处，醉酒、过饥、过饱、过渴、过度疲劳者，患接触性皮肤传染病（如癣疥）者。

NOTE

（9）精神失常、精神病发作期、狂躁不安、破伤风、狂犬病等不能配合者不宜拔罐。

（二）拔罐形式

1. 留罐法　即将罐具拔于皮肤后停留一般10分钟，儿童3分钟，少女5分钟，妇女7分钟，皮肤细嫩者可根据人体耐受度调整。待拔罐部位皮肤充血瘀血时起罐。若罐具大而吸拔力强时，可适当缩短留罐的时间。病情重、病灶深及疼痛性疾患，拔罐时间宜长；病情轻、病灶浅及麻痹性疾患，拔罐时间宜短；拔罐部位肌肉丰厚，如背部、臀部、大腿部，拔罐时间宜长；拔罐部位肌肉薄，如头部、胸部、上肢部，拔罐时间宜短。气候寒冷时拔罐时间可适当延长；天热时则可相应缩短。留罐法是最常用的拔罐方法，保健理疗和疾病治疗均可采用。

2. 走罐法　亦称推罐、行罐。即拔罐前在所拔部位的皮肤上涂抹润肤乳或润肤油，先将罐具拔住，然后沿着经脉或者需要拔罐的线路来回推拉罐具，至所拔部位的皮肤红润、充血或瘀血时，将罐具起下。此法可起到拔罐和刮痧的双重作用，适用于面积较大、皮肤平滑、肌肉丰厚的部位，如脊椎、腰背、大腿等部位。

3. 闪罐法　即将罐具拔住后，立即起下，如此反复多次拔住起下，起下拔住，直至皮肤潮红。此法一般用于不太平整、容易掉罐具的部位，以及颜面等不宜留瘀斑的部位。

（三）罐斑的鉴别

参照本章第一节拔火罐技术。

二、操作程序

（一）操作前评估

1. 医嘱评估　核对医嘱，了解患者年龄、文化程度、既往史、临床表现、发病部位、相关因素、诊断等。

2. 患者评估

（1）体质、全身情况；

（2）拔罐局部皮肤情况，有无禁忌证；

（3）心理状态和对疾病的认识等；

（4）是否排空二便等。

3. 环境评估

（1）是否光线充足、清洁卫生、安静、舒适；

（2）是否根据季节关好门窗、调节室温，做好遮挡及保暖工作。

4. 用物评估　真空枪1个、连接管1根（彩图4-3）、治疗盘内放真空罐若干个（根据部位和拔罐方法选择合适型号的罐具，并检查罐口边缘是否光滑，有无裂痕）（彩图4-4）、纱布若干、治疗巾1块、弯盘，必要时备浴巾和屏风（彩图4-5）。

（二）操作实施

操作实施步骤见表4-6。

彩图 4-3

彩图 4-4

彩图 4-5

表 4-6　抽真空拔罐操作步骤

操作步骤	要点与注意事项
1.核对、解释　备齐用物至床旁，核对患者姓名、床号、手腕带、拔罐部位，向患者解释操作的目的、步骤及配合要点	·确认患者，并取得患者的理解和配合 ·选择肌肉丰厚、有弹性的部位
2.患者准备　患者取合适体位，松开衣着，暴露拔罐部位	·用纱布抹干皮肤汗液，清洁皮肤，有较粗长毛发者宜刮净，皮肤干燥者，给皮肤涂抹润肤油后再拔罐 ·注意保暖
3.通气　根据拔罐部位选择合适型号的罐具，将选好的罐具顶部活塞向上轻轻拉一下，以保证通气	·患者在初次治疗时，应先选用小罐具，并用小力度拔罐，减轻刺激
4.拔罐　将抽气枪口轻轻套住罐具顶部活塞后，罐具扣在选定部位（穴位）上不动，垂直快速提拉抽气枪拉杆数次，至罐内皮肤隆起，患者可耐受为度	·拔罐处皮肤异常紧拉、疼痛或者严重不适，立即拉动罐具顶部活塞稍放一点气或者起罐重新吸附 ·若无法拔住皮肤，应检查真空枪和罐具连接是否严封，真空枪和罐具是否垂直拔罐部位皮肤
5.使用连接管　在个人独自操作无法直接拔罐的部位（如脊椎、腰部等）可使用连接管 连接管安装方法：先将连接管一端连接备用前嘴的大孔，再将另一端连接真空枪枪口，然后将备用前嘴套在活塞顶部，最后将罐具扣在需要治疗的部位，同操作 4 将罐具吸附于体表	·避免变换体位，以免罐具脱落 ·拔罐过程中随时观察罐口吸附情况、皮肤颜色和患者全身情况 ·拔罐顺序应从上到下，罐的型号则应上小下大
6.撤枪　罐具吸附于体表之后，将负压枪口左右轻轻旋动向后退下，然后轻按一下罐具活塞以防漏气	·使用罐具数目多时，罐与罐之间应保留一定距离，不宜排列过近 ·需要在关节等不平部位拔罐时，可选用 U 形口罐具
7.起罐　治疗结束时提一下活塞放气，空气进入罐内即可取下罐具	·不可硬拉或旋转罐具，以免损伤皮肤 ·按顺序起罐，防止发生头晕、恶心、呕吐等不良反应
8.起罐后用纱布轻轻擦去罐斑处皮肤上的小水珠，观察罐斑，瘙痒者切勿抓破皮肤	·拔罐过程中罐具脱落，应该立即更换清洁罐具，重新计时 ·治疗疮疡时，应预先在罐口周围填以脱脂棉花或纱布，防止起罐时脓血污染衣物和被褥 ·如有脓血应擦净，适当处理伤口
9.整理床单位，清理用物 （1）再次核对，协助患者整理衣着并取安全舒适卧位，整理床单位 （2）清理用物，消毒罐具，放回原处备用	
10.洗手，再次核对，按要求记录及签名	·记录拔罐的部位、时间、效果及患者反应
11.健康教育到位	·拔罐结束后患者需休息 30 分钟方可活动或离开，如有不适及时告知护士 ·根据操作前的辨证，结合罐斑的分析对患者进行健康指导

（三）操作后评价

1.**患者**　体位安排合理，室内温 / 湿度适宜，患者无受凉，局部皮肤无破损，患者安全、舒适，症状改善。

2.**护士**　选罐合适，方法正确，操作熟练；熟悉注意事项和常见不良反应及其处理。

三、常见不良反应及其处理

1. 局部不适　拔罐时应注意询问患者的感觉，观察局部皮肤情况，如出现局部皮肤发紧、发酸、胀痛较明显时，应拉动罐具顶部活塞稍放一点气或者取下罐具重拔。起罐后局部皮肤干燥可涂上润肤霜或润肤油，以防皮肤干裂疼痛。

2. 皮肤损伤　起罐后局部皮肤出现小水疱，可不处理，保持局部皮肤清洁、干燥，嘱患者穿棉质衣物，水疱可自行吸收。如水疱较大，应消毒局部皮肤后，用无菌注射器抽出水疱内液体，覆盖无菌敷料，每天观察病情变化，做好患者情志护理，嘱患者适当多饮水，水疱未痊愈者不宜洗澡，以免感染，尽量不要外出，以免受风寒感冒。

3. 晕罐　参照本章第一节拔火罐技术。

四、技术质量考核评价表

技术质量考核评价见表 4-7。

表 4-7　抽真空拔罐技术质量考核评价表

项目		要求	应得分	实得分
素质要求（10）		仪表大方，举止端庄，态度和蔼，精神饱满；服装、鞋帽整齐	5	
		洗手，戴口罩	5	
操作前评估（20）	医嘱	遵照医嘱要求	5	
	患者	患者评估正确、全面	5	
	环境	评估环境安全、舒适	2	
	物品	治疗盘、罐具、真空枪、连接管、弯盘、纱布、治疗巾	8	
操作实施（55）	患者	核对姓名、诊断、穴位，介绍并解释操作目的、步骤及配合要点，患者理解与配合	3	
		体位舒适合理，暴露拔罐部位，保暖	2	
	定位	再次核对穴位，定位准确	5	
	查罐	检查罐口有无损坏	2	
	拔罐	罐体上端的活塞向上轻轻提拉一下	5	
		真空枪与罐具连接紧密不漏气	5	
		准确扣在已经选定的部位，垂直快速提拉真空枪拉杆数次，使罐内形成负压，罐内皮肤隆起，患者可耐受为度	10	
	观察	随时检查罐具吸附情况，局部皮肤红紫的程度，皮肤有无损伤或水疱；留罐时间 5～15 分钟，询问患者的感觉	8	
	起罐	起罐方法正确	6	
	整理	整理床单位，合理安排体位	3	
		清理用物，归还原处，洗手；罐具处理符合要求	2	
	记录	再次核对，按要求记录及签名	2	
	告知	告知到位	2	
操作后（10）	评价	拔罐部位准确、操作熟练，皮肤情况、局部皮肤吸附力、患者感觉、目标达到的程度	10	
理论提问（5）		回答全面、正确	5	
合计			100	

考核者签名：　　　　　　　　　　　　　　　　　考核时间：　　年　　月　　日

附：拔水（药）罐法

拔水罐法或拔药罐法是指拔罐时配合用水（药）的拔罐法。根据用水（药）的方式不同，分水（药）煮罐和水（药）蒸气罐、贮水（药）罐等。贮水罐可采用火罐罐具或抽气罐具，水煮罐或水蒸气罐宜用竹罐。

（一）贮水（药）罐

1. 水（药）煮罐　这是指用水（药）煮罐以形成罐内负压的拔罐方法。操作时锅内加水或加水后放中药包煮沸，将完好无缺的竹罐投入锅内煮 5 分钟。再用镊子将罐夹出，罐口朝下，迅速用湿毛巾扪住罐口（可吸去水液，降低罐口温度并保持罐内热气），立即将罐扣在应拔的部位上，然后手持竹罐按压约半分钟，使之吸牢。

2. 抽气法　在抽气罐内装入 1/3 温水（药液）后，将罐紧压在应拔部位，用注射器从橡皮塞抽出空气，使成负压。也可先将空罐扣在应拔部位，再用注射器将温水（药液）注入罐内，然后抽气将罐吸拔住。

3. 挤压法　在罐内装入 1/3 温水后，将罐紧压在应拔部位，挤压橡皮球使罐内形成负压而吸拔住。拔水罐时，若应拔部位不在侧面，可先选择侧卧拔罐（以免拔罐时水液溢出），待吸拔住后再恢复到舒适体位。

（二）水（药）蒸气罐

这是指用蒸汽熏蒸罐具排出罐内空气的方法。先将水（药物加水）放入壶内煮沸，当蒸汽从壶嘴大量喷出时（壶嘴可套橡胶管），将罐具套入喷气口 2～3 秒，随即取下并迅速扣在应拔部位。扣罐后用手持罐具按压约半分钟，使之吸牢。

（三）火力法

先在罐内装 1/3 温水（药液），将纸片或扯成棉花绒样的一小块酒精脱脂棉放在近瓶口处点燃，在火燃烧旺盛时投入罐内，并迅速将罐扣在应拔部位。

复习题

1. 以下关于抽真空拔罐的叙述，正确的是（　　　）

   A. 拔罐时应选择肌肉丰厚、有弹性的部位

   B. 高热时拔罐有助降温祛火

   C. 妇女痛经时拔罐可减轻疼痛

   D. 急性关节扭伤疼痛时拔罐有助缓解疼痛

   E. 肺气肿患者背部可以拔罐

2. 下列关于抽真空拔罐的叙述，不正确的是（　　　）

   A. 拔罐时间一般 5～15 分钟

   B. 病重、病灶深及疼痛患者拔罐时间宜短

   C. 若罐具大且吸拔力强时，可适当缩短留罐时间

   D. 初次治疗时，应先选用小罐具并用小力度拔罐

NOTE

E. 拔罐处皮肤异常紧拉、疼痛或者严重不适，立即拉动罐具顶部活塞稍放一点气

3. 下列关于抽真空拔罐的叙述，正确的是（   ）

A. 罐斑紫黑而暗，一般表示寒凝血瘀证

B. 罐斑呈散在点状且深浅不一，表示供血不足

C. 罐斑鲜红而艳，一般表示阴虚、气血两虚或阴虚火旺

D. 罐斑表面有皮纹或微痒，表示湿邪入体

E. 罐斑出现水疱，表示该部位有湿气

4. 下列关于抽真空拔罐的叙述，不正确的是（   ）

A. 拔罐时尽量避免变换体位

B. 罐疗拔不上，应检查真空枪和罐具连接是否严封，真空枪和罐具是否垂直皮肤

C. 罐斑瘙痒者切勿抓破皮肤

D. 使用罐具数目多时，应将罐具紧密排列在一起以达到更好的治疗效果

E. 起罐后局部皮肤出现小水疱一般不用处理

5. 下列关于抽真空拔罐时间的叙述，正确的是（   ）

A. 5 分钟　　　　B. 10 分钟　　　　C. 15 分钟　　　　D. 60 分钟　　　　E. 越久越好

第五章　简易经穴推拿技术

学习目标

1. **识记**　能正确陈述成人及小儿简易经穴推拿技术的原理、概念。
2. **理解**　能正确理解成人及小儿简易经穴推拿技术的适应证和禁忌证、常用手法。
3. **应用**　能熟练实施成人及小儿简易经穴推拿技术。

推拿古称"按摩""按跻""按扤""爪幕"等，被认为是人类最古老的一门医术。经过几千年的发展，按摩推拿学已成为中医学的重要组成部分，是治病、防病、保健的重要手段。

第一节　成人简易经穴推拿技术

成人推拿是指在中医学理论指导下，通过特定手法作用于成人人体体表的特定部位或穴位，调动人体的内在因素，使人身的精气与精微物质向着某一方面集中与移动，以治疗与改变某种疾病或改变某一局部与全身之机能。其属于中医外治法范畴，具有扶正祛邪、舒筋通络、健脾和胃、消积导滞、散寒止痛等作用。

一、基础知识

（一）成人简易经穴推拿的原理

1. 恢复阴阳平衡　推拿治病遵循《黄帝内经》"谨察阴阳所在而调之，以平为期"的原则，根据辨证分型，术者采用或轻，或重，或缓，或急，或刚，或柔等不同刺激量的手法，使虚者补之、实者泻之、热者寒之、寒者热之、邪在皮毛者汗而发之、病在半表半里者和而解之，以改变人体内部阴阳失调的病理状态，达到恢复阴阳的相对平衡、正复邪去的目的。

2. 恢复筋骨、关节的功能

（1）舒筋通络，解痉止痛：推拿可直接放松肌肉，并能解除引起肌紧张的原因。其作用机制是：①能加强局部血液循环，提高局部组织的温度，及时清除损伤组织内瘀滞的致痛物质；②通过适当刺激可提高局部组织痛阈；③充分舒展紧张或痉挛的肌肉，达到解除其紧张、痉挛的效果，而消除疼痛。

（2）理筋整复：即调理筋骨、整复错位。通过推拿的牵引、拔伸、摇扳或弹拨等手法，可使软组织撕裂者对位、肌腱滑脱者理正、关节脱位者整复、骨缝错开者合拢等，从而消除引起肌肉痉挛、局部疼痛的病理状态，有利于损伤组织的修复和功能重建。

（3）剥离粘连，疏通狭窄：运用局部弹拨手法和关节平端、拔伸、摇扳等手法，可使肌肉、肌腱、韧带等发生粘连的软组织松解粘连，起到滑利关节的作用。

3. 调整气血、经络与脏腑的功能　推拿手法作用于体表局部，在局部通经络、行气血、濡养筋骨，并通过气血、经络影响内脏及其他部位，起到调整阴阳平衡的作用。

（二）成人简易经穴推拿的适应证与禁忌证

1. 适应证　推拿的应用范围很广，内科、外科、妇科、儿科、骨伤科、五官科等临床科室中的多种病证均可采用，且对某些病证具有很好的疗效。不同的推拿手法其适应证有所不同，如一指禅推法可缓解肌肉痉挛、消除疲劳，滚法适用于软组织损伤等疾病患者。

2. 禁忌证　各种急性传染病、感染性疾病，诊断不明确的急性脊柱损伤或伴有脊髓损伤症状的患者；恶性肿瘤患者，结核病、血友病、恶性贫血等患者；治疗部位有皮肤损伤、皮肤病患者，严重心、脑、肺、肾等器质性疾病患者；妊娠期、月经期妇女的腰骶部、腹部；患者在剧烈运动后、饥饿或极度劳累时均不宜实施推拿，以免贻误病情或加重病情。

（三）成人简易经穴推拿手法的种类

推拿手法种类很多，根据手法的动作形态，可归纳为摆动类、摩揉类、振动类、按拿类、叩击类和关节运动类6类，每类又各有数种手法。

1. 摆动类手法　以指或掌、腕关节做协调的连续摆动称摆动类手法，其特点是往复摆动，是一种节律性的推、压动作，操作时要求持久、均匀、深透、富于节奏，并以柔和为贵。本类手法包括一指禅推法、滚法、揉法等。

（1）一指禅推法：术者以大拇指指端、罗纹面或偏峰着力于治疗部位，腕部放松，沉肩、垂肘、悬腕，肘关节略低于手腕，以肘部为支点，前臂做主动摆动，带动腕部摆动和拇指关节做屈伸活动，即一指禅推法（图5-1）。其中以拇指中峰着力者为一指禅中峰推法；以罗纹面着力的为一指禅罗纹推法。其具有舒筋活络，调和营卫，祛瘀消积，健脾和胃的功能。临床常用于头面、胸腹及四肢等处，头痛、失眠、面瘫、高血压、胃脘痛、腹痛及关节筋骨酸痛等均可使用本法治疗。手法频率为120～160次/分，动作要灵活，压力、频率、摆动幅度要均匀。

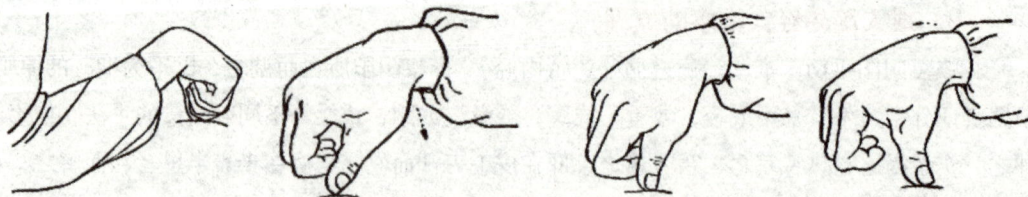

（1）坐位姿势　　（2）悬腕、手握空拳，拇指着力　　（3）腕部向内摆动　　（4）腕部向外摆动

图5-1　一指禅推法

（2）滚法：术者沉肩、垂肘，前臂旋内约45°，腕关节自然屈曲120°左右，并略尺屈，手握空拳，以食、中、无名、小指的近侧指间关节背侧的凸起部着力，前臂做连续的周期性的内外旋转，并带动着力点在治疗部位上往复摆动的手法，称为滚法（图5-2）。其刺激力量强，作用面积较大，能够使作用力深达体表深层而直达病所，通过腧穴的"得气"感应而起到疏通

经络、行气活血、调整阴阳、濡润筋骨等作用，并能对肌肉痉挛、强直和粘连等病态直接发挥明显的改善作用。临床常用于神经系统、运动系统疾病，尤其是软组织损伤等疾病患者。动作频率 140～200 次/分，用力灵活，切勿强力按压。

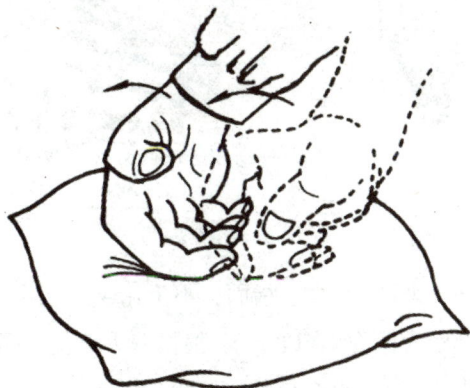

图 5-2　擦法

（3）揉法：以手指罗纹面或手掌大鱼际或掌根或全掌着力，吸定于体表施术部位上，做轻柔和缓的上下、左右或环旋动作，称为揉法（图 5-3）。可分为掌揉和指揉两种。其特点是轻快柔和，均匀深透，刺激量小，适用于全身各部。具有宽胸理气、消积导滞、活血祛瘀、消肿止痛等作用。临床常用于脘腹痛、胸闷胁痛、便秘、泄泻等肠胃疾患，以及因外伤导致的红肿疼痛等症。手法频率一般为 100～160 次/分，揉转幅度由小而大，用力先轻渐重。

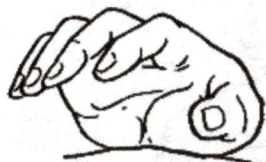
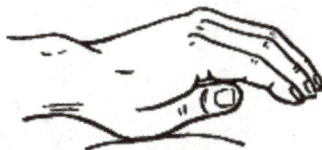

（1）掌根揉法　　　　　（2）大鱼际揉法

图 5-3　揉法

2. 摩揉类手法　以掌、指或肘贴附在体表做直线或环旋称摩揉类手法，其特点是对人体体表或深层组织进行的一种内外平移摩擦运动，操作时要求准确掌握运行的路线、轨迹、发力方向，以及作用层次与热效应的调控等。本类手法包括摩法、擦法、搓法等。

（1）摩法：用食、中、无名、小指指面或大鱼际肌腹或手掌面，着力于治疗部位，通过肩关节在前外方向的小幅度环转，使着力在治疗部位做有节奏的环形平移摩擦的手法称为摩法（图 5-4）。根据着力面不同，可分为指摩法、鱼际摩法、掌摩法。本法刺激轻柔缓和，是胸腹、胁肋部常用手法，具有和中理气、消积导滞、调节肠胃蠕动等作用，临床常用于治疗脘腹疼痛、食积胀满、气滞及胸胁进伤等病症。手法为频率 100～120 圈/分。

NOTE

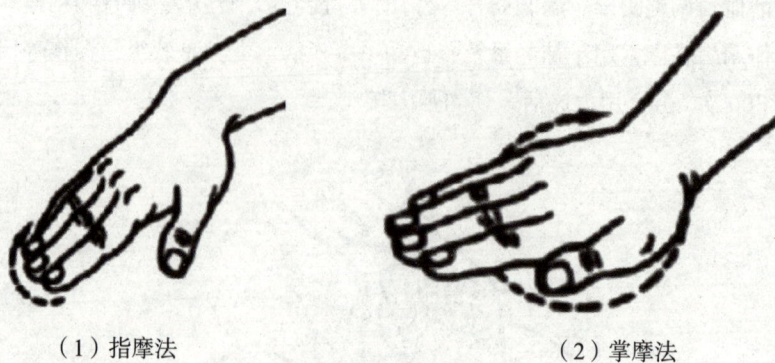

（1）指摩法　　　　　　　　　　　　　　　（2）掌摩法

图 5-4　摩法

（2）擦法：又称平推法，以手掌掌面、指面、小鱼际或大鱼际为着力面，在治疗部位沿直线做往返移动摩擦的手法，称为擦法（图 5-5）。根据着力部位不同，可分为掌擦法、大鱼际擦法、小鱼际擦法和指擦法。本法刺激温和湿热，具有温经通络、行气活血、消肿止痛、健脾和胃等作用，临床常用于治疗内脏虚损及气血功能失常的病症，尤以活血祛瘀作用更为显著。其中掌擦法多用于胸胁及腹部，大鱼际擦法可用于胸腹、腰背、四肢等部位，小鱼际擦法则多用于肩背腰臀及下肢部。术者呼吸自然，动作均匀连续，频率为 100 ～ 120 次 / 分，每次治疗以局部发热为度，时间不宜过长，以免损伤皮肤。

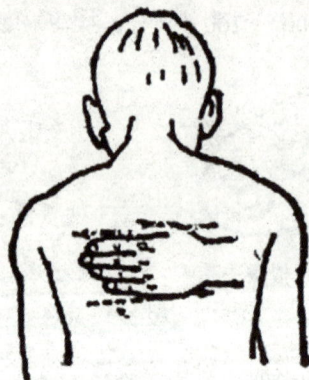

（1）掌擦法

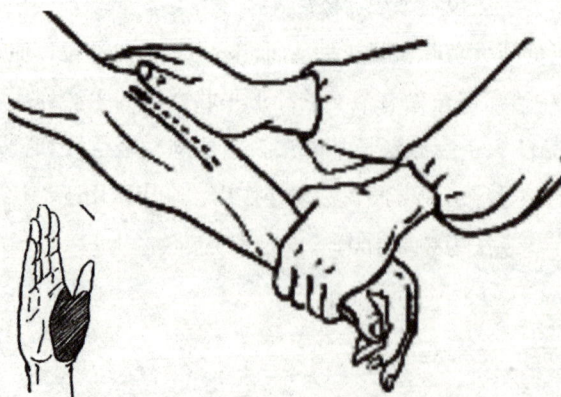

（3）大鱼际擦法

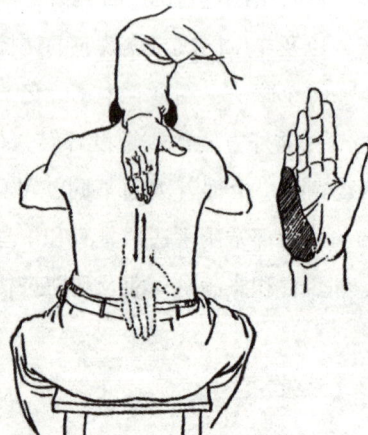

（4）小鱼际擦法

图 5-5　擦法

（3）搓法：用双手掌相对用力，对被夹持的肢体做快速、来回搓揉，同时做上下往返移动的手法称为搓法（图5-6），一般作为治疗的结束手法。其具有调和气血、疏经通络的作用，临床多用于腰背、胁肋及四肢部，尤以上肢部为最常用。操作时双手用力要对称，夹持肢体不可过紧，搓动频率要快，移动要慢。

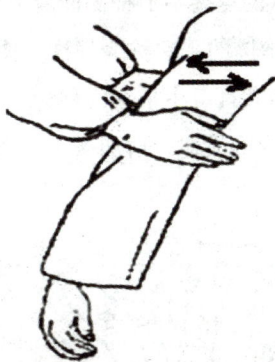

图5-6 搓法

3. 振动类手法 以较高频率的节律性轻重交替刺激，持续作用于人体，称振动类手法，其特点是操作时要求术者意念集中，并用呼吸等全身配合，使动作均匀、持久、自然流畅地进行，不可紧张、憋气。本类手法包括抖法、振法等。

（1）抖法：用双手握住患者的上肢或下肢远端，用力连续做小幅度的上下颤动的手法，称为抖法（图5-7）。有握手抖臂法、握腕抖臂法、握腕抖手法和抖下肢法。其具有调和气血、放松肌肉及理顺组织的作用。临床常用于四肢，常与搓法配合，作为治疗的结束手法。

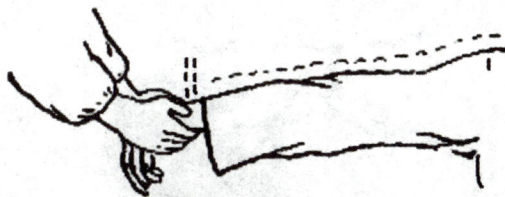

图5-7 抖法

（2）振法：以中指端或手掌为着力点，用前臂伸、屈肌群小幅度、快速交替收缩产生的轻柔振颤，持续作用于治疗部位的手法称为振法（图5-8）。根据其着力部位不同可分为指振法和掌振法。其具有祛瘀消积、和中理气、消食导滞、调节肠胃等作用，临床可适用于全身各部位和穴位。要求术者呼吸均匀，切勿屏气。振动频率为8～11次/秒。

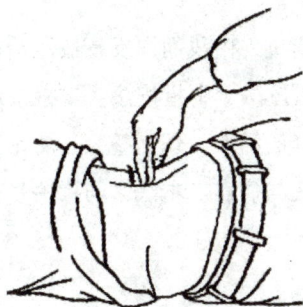

（1）指振法

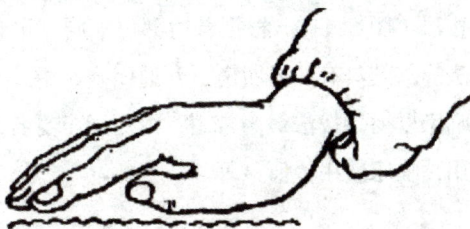

（2）掌振法

图5-8 振法

4. 按拿类手法　用指、掌或肢体其他部分按压或对称性挤压体表，称按拿类手法，其特点是节律性或不规则的推压、提拉动作，操作时要求把握好用力的方向、轻重刺激的作用层次（即在皮肤掐按有痛感而不损皮肤，且不超过受术者的耐受程度）。本类手法包括捏法、拿法、按法等。

（1）捏法：用拇指与屈曲成弓状的食指中节桡侧面着力或拇指和食、中指指面用力，将治疗部位的皮肤夹持、提起，并向前捻搓的手法称为捏法（图5-9）。用拇指和其余四指以全掌着力称为五指捏法，又称挪法；拇指和食、中指着力称为三指捏法；拇指和食指中节桡侧面着力称二指捏法。其具有舒筋通络、行气活血、解肌发表、解除疲劳的作用，临床多适用于头部、颈项、四肢及背脊等部位。

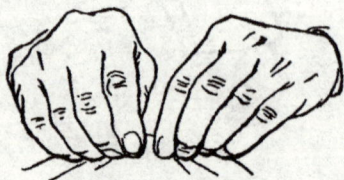

图 5-9　三指指捏

（2）拿法：用拇指与食、中二指或其余四指，或全掌缓缓对称用力，将治疗部位夹持、提起，同时捻搓揉捏的手法称为拿法（图5-10）。其中，拇指与食指着力称二指拿法；拇指与食、中二指操作称三指拿法；拇指与其余四指着力操作称五指拿法；以全掌着力操作称握拿法或握法。其具有疏经通络、祛风散寒、行气活血、解痉止痛、软坚化结、开窍醒神的作用，临床常配合其他手法用于颈项、肩部和四肢等部位。

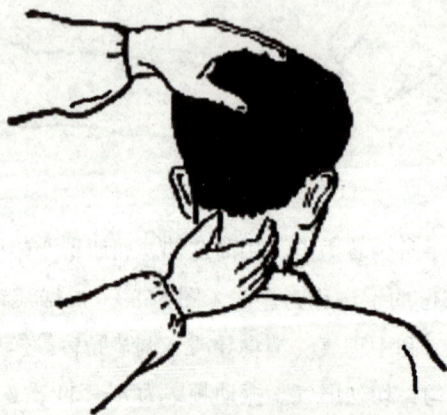

图 5-10　拿法

（3）按法：又称抑法，以指、掌或肘尖着力，先轻渐重，由浅而深反复按压治疗部位的手法称为按法（图5-11）。根据着力部位不同，可分为拇指按法、中指按法、掌根按法、掌按法和肘按法等。其具有放松肌肉、开通闭塞、解痉止痛、舒筋活血、理筋整骨、矫正脊柱畸形等作用，临床以拇指按法最为常用，可用于全身各部的经穴与痛点。本法常与揉法复合成"按揉法"使用，临床使用价值显著。

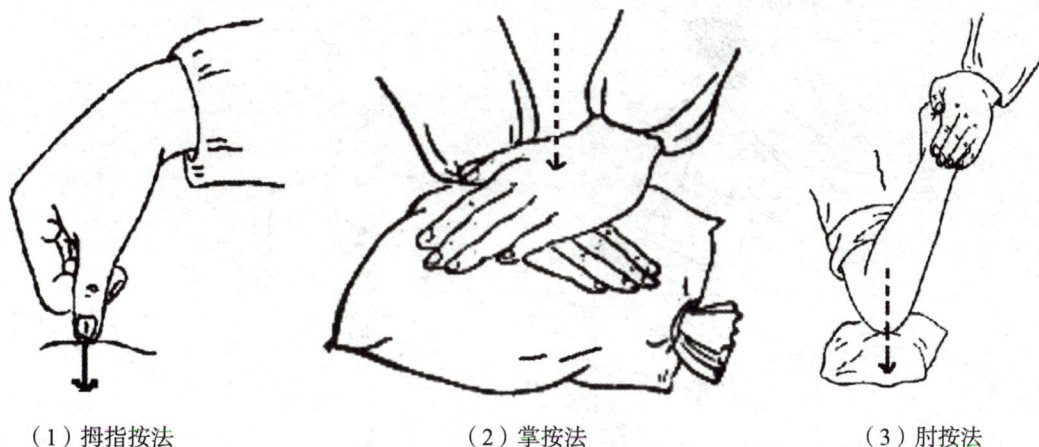

（1）拇指按法　　　　　　　　（2）掌按法　　　　　　　　（3）肘按法

图 5-11　按法

5. 叩击类手法　用手掌、拳背、手指、掌侧面、桑枝棒叩打体表，称叩击类手法，其特点是一种鞭打样动作的运动，操作时术者上肢做挥臂击打动作，要以大关节带动小关节，自肩、肘、腕一直到指关节，自上而下一次发力，类似于一条鞭子。本类手法包括拍法、击法等。

（1）拍法：用虚掌拍打体表的手法称为拍法或拍打法（图 5-12）。强而长时间的拍打具有镇静止痛、活血化瘀、解痉及强壮等作用；轻而短时间的拍打具有醒神健脑、兴奋神经、调理肠胃、宽胸理气等作用，临床常用于肩背、腰骶及下肢部等部位。

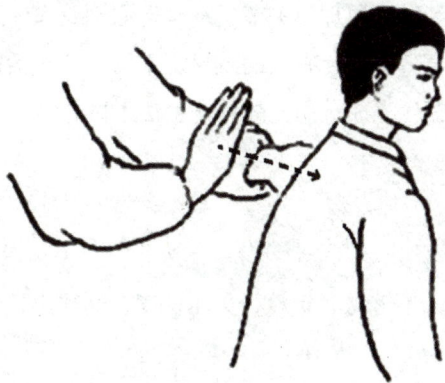

图 5-12　拍法

（2）击法：用拳背、掌根、掌心、掌侧小鱼际等叩击体表的手法称为击法（图 5-13）。根据着力面不同又分别称为拳背击法、掌根击法、掌心击法、小鱼际击法（侧击法）。拳背击法具有振奋精神、激越阳气、活血祛瘀、舒筋通络等作用，常用于腰背部；掌根击法具有活血祛瘀、解痉止痛作用，常用于腰骶部、臀部、大腿等肌肉厚实部位；掌心击法具有安神定魄、宣畅气血、潜阳降压的作用，常用于治疗头痛、失眠、原发性高血压缓进型、神经衰弱等；小鱼际击法具有放松肢体、解痉止痛、舒筋活血的作用，常用于肩背、腰骶及大腿、小腿各部。拳背击打时每个部位每次击打 3～5 次；掌根击打时每个部位连续击打 5～10 次；掌心击打时每次击打 3 次；小鱼际击打时叩击频率在 250～300 次/分。

NOTE

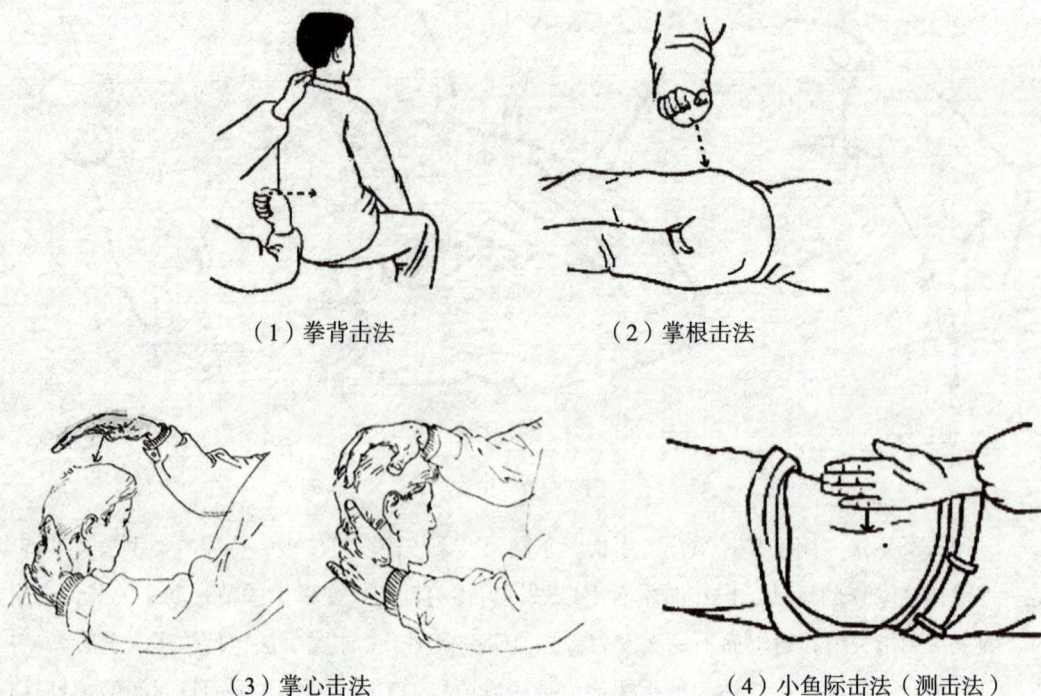

（1）拳背击法　　　　　　（2）掌根击法

（3）掌心击法　　　　（4）小鱼际击法（测击法）

图 5-13　击法

6. 关节运动类手法　对关节做被动性活动的一类手法称为关节运动类手法，其特点是通过手法作用，使受术者被动肢体环节沿关节的轴面方向，在其生理功能的范围内产生空间位置的变化，操作时要求按关节运动轴面原理、关节运动位区原理及人体运动解剖结构学原理和省力原理，达到合理、准确、安全、省力、有效的效果。本类手法包括摇法、扳法等。由于本手法护理人员一般作为助手协助医生完成操作，故具体手法不做介绍。

二、操作程序

（一）操作前评估

1. 医嘱评估　核对医嘱，了解患者年龄、文化程度、既往史、临床表现、发病部位、相关因素、诊断等。

2. 患者评估

（1）舌苔脉象、体质、全身情况；

（2）推拿局部皮肤情况，有无禁忌证；

（3）心理状态、对疼痛的耐受程度及对此操作的信任度等；

（4）腰骶部、腹部按摩时，先嘱患者排空二便。

3. 环境评估

（1）是否光线充足、清洁、安静、舒适；

（2）是否根据季节关好门窗、调节室温，做好遮挡及保暖工作。

4. 用物评估　治疗巾，大毛巾，介质（如葱姜水、麻油、冬青膏、红花油等），必要时备屏风。

（二）操作实施

操作实施步骤见表 5-1。

表 5-1　成人简易经穴推拿技术操作步骤

操作步骤	要点与注意事项
1. 核对、解释　备齐用物至床旁，核对患者姓名、床号、手腕带、推拿部位，向患者解释操作的目的、步骤及配合要点	· 确认患者，取得其理解和配合 · 术者修剪指甲，保持手部清洁 · 冬天施术时需保持手部温暖
2. 患者准备　患者取合理体位，松开衣着，暴露推拿部位	· 注意保暖
3. 定位　遵医嘱核对部位，明确腧穴部位及推拿手法	
4. 推拿　遵医嘱运用合适的手法和力度对所选部位进行推拿	· 推拿过程中用力均匀、时间合理
5. 观察　观察患者的一般情况、对手法的反应等	· 若有不适，及时停止
6. 整理床单位，清理用物 （1）再次核对，协助患者整理衣着并取安全舒适卧位，整理床单位 （2）清理用物，归回原处备用	
7. 洗手，再次核对，按要求记录及签名	· 记录推拿的部位、时间、效果及患者反应等
8. 健康教育到位	· 结束后告知患者休息片刻方可活动或离开，如有不适及时告知护士 · 根据操作前评估的结果对患者进行辨证施治等健康宣教

（三）操作后评价

1. **患者**　体位安排合理、安全、舒适，症状改善。

2. **护士**　根据病证，熟练选用相应手法，熟练掌握常用手法的基本要领，动作准确，用力均匀，手法柔和，时间合理。

三、常见不良反应及其处理

推拿手法是一种安全、舒适有效的物理刺激，受术者一般不会产生不适反应。但在某些特定情况下，部分受术者会出现一定的机体反应，包括良性反应和不良反应。

1. **良性反应及处理方法**　指在正常手法刺激下，受术者出现的一过性不适反应，可表现为治疗后产生疲劳感、嗜睡、手脚出汗、疼痛、饥饿感等，一般发生在开始的第 1～3 次治疗时，随着病情好转而消失。这类反应一般不需特殊处理，2～3 天后会自然消失，必要时可嘱受术者多喝温开水，增加营养，或任其自然入睡，并坚持推拿治疗。

2. **不良反应及处理方法**　指由于手法操作不当或刺激过大或违反手法解剖结构学原理导致受术者机体的损伤性反应，临床轻者可表现为治疗局部出现瘀斑、破皮、擦伤；重者可发生晕厥、神经挤压及扭伤、关节半脱位或脱位，甚至骨折；严重可导致颈脊髓损伤、椎动脉挤压伤而危及生命。此类反应重在预防，故要求术者操作时必须严格按照规范化动作要求实施各类手法，用力先轻渐重，不要用蛮力、暴力随意重压猛拍；对关节运动类手法必须根据解剖结构学原理，把握好操作的安全范围等；出现严重手法性损伤则必须立即进行抢救。

四、技术质量考核评价表

技术质量考核评价见表 5-2。

表 5-2　成人简易推拿技术操作考核评分标准

项目		技术操作要求	应得分	实得分
素质要求（10）		仪表端庄、大方，服装、鞋帽整齐	5	
		洗手、戴口罩	5	
操作前评估（20）	医嘱	遵照医嘱要求	5	
	患者	患者评估正确、全面	5	
	环境	评估环境安全、舒适	2	
	物品	治疗巾、大毛巾、介质，必要时备屏风	8	
操作实施（55）	患者	核对医嘱，解释作用、简单的操作方法、局部感受，取得患者配合	3	
		取舒适体位，充分暴露按摩部位，注意保护隐私	2	
	定位	遵医嘱确定经络走向与腧穴部位	10	
	推拿	正确选择点、揉、按等手法	10	
		力量及摆动幅度均匀	10	
		摆动频率均匀，时间符合要求	5	
		操作中询问患者对手法治疗的感受，及时调整手法及力度	5	
	观察	观察患者的一般情况、对手法的反应等	2	
	整理	整理床单位，合理安排体位	2	
		清理用物，归还原处，洗手	2	
	记录	再次核对，按要求记录及签名	2	
	告知	告知到位	2	
操作后（10）	评价	操作熟练、动作准确，患者舒适、症状改善	10	
理论提问（5）		回答全面、正确	5	
合计			100	

考核者签名：　　　　　　　　　　　　　　　　　　考核时间：　　年　　月　　日

复习题

1.古代官方推拿教学体制起源于（　　　）

　　A.宋代　　　　　　B.隋代　　　　　　C.唐代　　　　　　D.清代　　　　　　E.汉代

2.拇指与其他手指的罗纹面相对用力，提捏或揉捏肌肤或肢体的手法称为（　　　）

　　A.勒法　　　　　　B.捏法　　　　　　C.拿法　　　　　　D.握法　　　　　　E.拧法

3.搓法操作时宜（　　　）

　　A.搓动速度宜稍快，向下移动速度宜慢

  B. 搓动速度宜稍快，向下移动速度宜快

  C. 搓动速度宜稍慢，向下移动速度宜快

  D. 搓动速度宜稍慢，向下移动速度宜慢

  E. 搓动速度宜稍快，向上移动速度宜慢

4. 有关推拿对脾胃功能的作用论述错误的是（ ）

  A. 胃以通降为顺

  B. 脾的输布作用称为"升"

  C. 摩腹可促进胃的通降功能

  D. 推拿对脾胃的调节作用主要为加强胃脘的功能

  E. 擦背部的脾胃区域不能促进全身气血运行

第二节 小儿简易经穴推拿技术

  小儿推拿又称小儿按摩，其形成于明朝，是按摩推拿学的重要组成部分。它是以中医理论为指导，运用手法作用于小儿机体的特定部位，起到调整脏腑、气血、经络功能，从而达到防病治病目的的一种外治方法。由于儿童具有脏腑娇嫩、形气未充、生机蓬勃、发育迅速的生理特点，同时又具有抵抗力差、容易发病、传变较快、易趋康复的病理特点，因此小儿推拿（包括手法、穴位、操作、次数、时间）与成人推拿有许多不同之处。

一、基础知识

（一）小儿简易经穴推拿的原理

  小儿推拿是按摩推拿学的重要组成部分，其原理与成人推拿基本相同，但因小儿处在不断生长发育的过程中，在生理、病理、辨证和治疗等方面有其特点，推拿治疗时也有其特殊性。小儿脏腑娇嫩，形气未充，肌肤柔弱，推拿手法强调轻快柔和，平稳着实，适达病所而止，不可竭力攻伐。

（二）小儿简易经穴推拿的适应证与禁忌证

  1. 适应证 小儿推拿治疗疾病范围广泛，临床主要应用于消化系统、神经系统及呼吸系统疾病，其次为骨伤科、五官科、泌尿系统、杂病、先天性疾病等，共计 50 余种，如小儿呕吐、厌食、便秘、疳积、泄泻等常见病症，也可配合康复训练用于小儿脑性瘫痪、小儿肌性斜颈、小儿麻痹症等疑难病症。

  2. 禁忌证 同成人推拿。

（三）小儿简易经穴推拿的常用手法

  1. 推法 包括直推法、分推法、旋推法、合推法四种。

  （1）直推法：以拇指桡侧或指面，或食、中指指面，附着在穴位上做单方向直线推动，称直推法（图 5-14）。操作时一般配用适量介质，做直线推动，不宜歪斜；推动时要有节律，频率 200 ～ 300 次 / 分；用力宜柔和均匀，始终如一。在某些穴位上推动的方向与补泻有关，应根据不同部位和穴位而定。

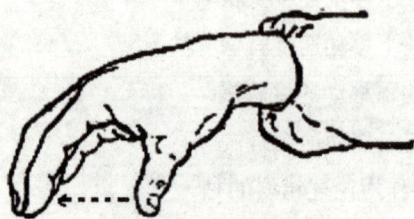

图 5-14 拇指直推法

（2）分推法：用两手拇指桡侧或指面，或食、中二指指面自穴位中间向两旁做分向推动；或做"∧"形推动，称分推法（图 5-15）。操作分向推动时，两手用力要均匀一致，频率 200～300 次 / 分。可根据患儿病证的寒热虚实，调节两手用力的大小。

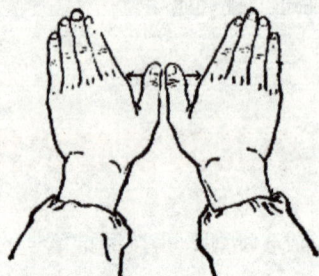

图 5-15 分推法

（3）旋推法：以拇指指面在穴位上做顺时针或逆时针方向旋转推动，称旋推法（图 5-16）。其操作速度较运法快，用力较指揉法轻。临床多用于手指罗纹面等部位的穴位，如旋推肺经、旋推肝经等。

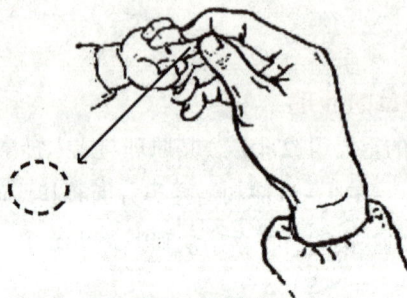

图 5-16 旋推法

（4）合推法：以两拇指罗纹面自穴两旁向穴中合拢推动，称合推法，又称合法（图 5-17）。操作时方向与分推法相反，用力要均匀，轻快柔和，平稳着力于皮肤，不宜使皮肤向中间起皱。频率 200～300 次 / 分。

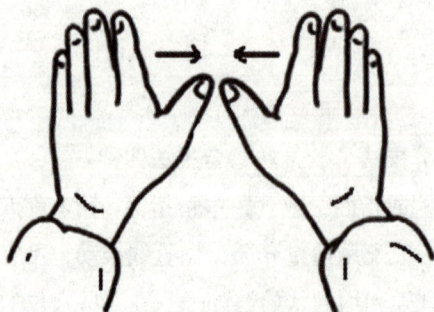

图 5-17 合推法

2. 揉法 以中指或拇指指端，或掌根，或大鱼际，吸定于一定部位或穴位上，做顺时针或逆时针方向旋转揉动，称揉法（图 5-18）。根据着力面不同，可分为中指揉法、拇指揉法、掌根揉法、鱼际揉法。操作时压力轻柔而均匀，手指不要离开接触的皮肤，使该处的皮下组织随手指的揉动而滑动，不要在皮肤上摩擦，频率 200～280 次 / 分。

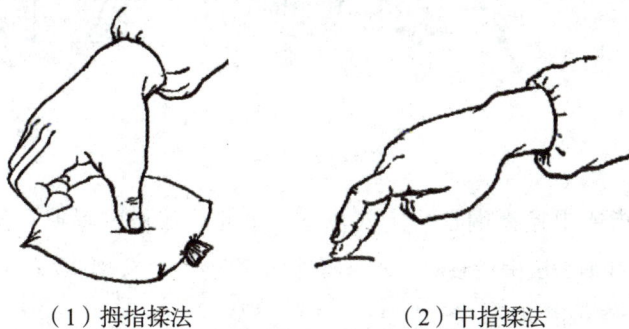

（1）拇指揉法　　　　（2）中指揉法

图 5-18　指揉法

3. 按法 以拇指或掌根在一定部位或穴位上逐渐向下用力按压，称按法。以指按法与掌按法应用居多，常与揉法结合运用，称按揉法。操作时当按压力达到所需的力量后，稍停片刻（按而留之），再松劲撤力，如此反复。用力宜由轻到重，稳而持续，使刺激充分达到肌体组织的深部。按压的用力方向多为垂直向下或与受力面相垂直。操作要有缓慢的节奏性，切勿突施暴力。

4. 摩法 以手掌面或食、中、无名指指面附着于一定部位或穴位上，以腕关节连同前臂做顺时针或逆时针方向环形移动摩擦，称摩法。可分为指摩法和掌摩法。操作时手法要轻柔，速度均匀协调，压力大小适当，频率 120～160 次 / 分。摩法的方向与补泻有关，使用时应根据不同穴位而定，如顺时针摩、揉腹部有消食和胃通便之作用，逆时针摩、揉腹部有温中健脾止泻的作用。

5. 掐法 以指甲重刺穴位称掐法（图 5-19），临床常与揉法配合应用，称掐揉法。操作时要逐渐用力，达深透为止，注意不要掐破皮肤。掐后轻揉局部，以缓解不适之感。

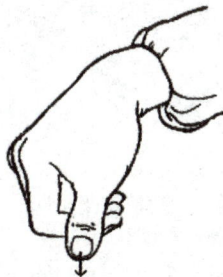

图 5-19　掐法

6. 捏法 用拇指桡侧缘顶住皮肤，食、中指向前按，三指同时用力提拿皮肤，双手交替捻动向前（图 5-20）；或食指屈曲，用食指中节桡侧顶住皮肤，拇指前按，两指同时用力提拿皮肤，双手交替捻动向前。操作时捏起皮肤多少及提拿用力大小要适当，切勿拧转；捏得太紧则不易向前捻动推进，捏少了则不易提起皮肤；捻动向前时，需做直线前进，不可歪斜。捏脊操作时，可捏三下提拿一下，称为"捏三提一法"。

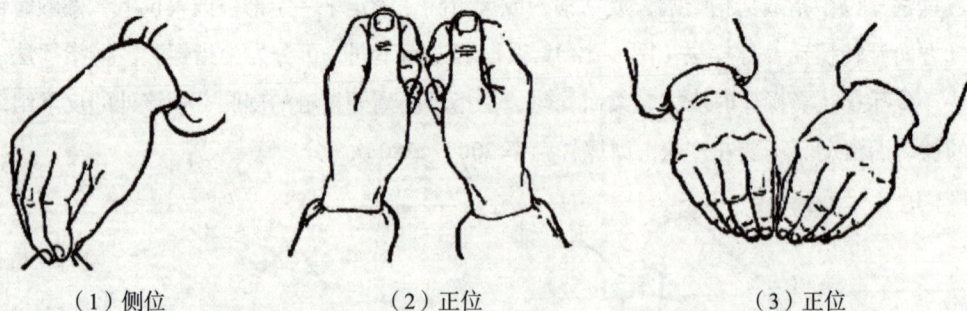

（1）侧位　　　　　　　　（2）正位　　　　　　　　（3）正位

图 5-20　捏法

7.运法　以拇指或中指指端在一定穴位上，由此往彼做弧形或环形推动称运法（图 5-21）。运法是小儿推拿手法中最轻的一种，操作时宜轻不宜重，宜缓不宜急；在体表旋绕摩擦推动，而不带动深层肌肉组织；频率 80 ～ 120 次 / 分。

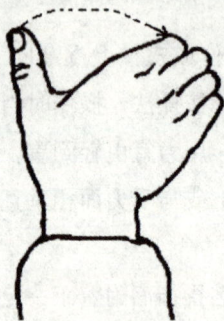

图 5-21　运法

二、操作程序

参见本章第一节成人简易经穴推拿技术。

三、常见不良反应及其处理

小儿推拿具有经济、简便、安全、易用的特点，除骨折、创伤出血等推拿禁忌证不宜实施外，现有文献未报道相关不良反应。

四、技术质量考核评价表

参见本章第一节成人简易经穴推拿技术质量评价表。

知 识 拓 展

小儿推拿的流派

小儿推拿历史悠久，可以追溯到明代以前。最早的小儿推拿专著是明代的《小儿按摩经》，又名《保婴神术》，标志着小儿推拿从民间技艺上升为比较成熟的理论体系，从此走上独立发展之道。在明清时期得到了蓬勃发展。小儿推拿经世代相传，因地域差异、历史等原因，在不同的地区其发展各具特色，形成了具有自身特色和风格的关于小儿推拿的理论体系及操作技能的群体，即小儿推拿流派。目前国内发展比较充分、影响较大的儿科推拿流派有湘西小儿推拿流派（其代表人物是湖南地区推拿名家刘开运）、小儿推拿三字经流派（其代表人物是山东青岛市中医院已故老中医李德修）、孙重三小儿推拿流派（其代表人物是山东中医药大学附属医院已故老中医孙重三）和冯氏小儿捏脊（积）流派（其代表人物是北京地区已故捏脊专家冯泉福）等。因流派不同，流派之间的学术思想及技法特点各不相同。如湘西小儿推拿流派的学术思想是取穴之本勿忘五经，配穴之要勿忘精要，推治始终勿忘开关。技法特点是摆动为主，频率均匀；轻快柔和，以数为度；推揉为主，拿按次之；旋推为补，直推为泄。而小儿推拿三字经流派的学术思想是辨证论治，突出主穴，随方加减；重视纯阳，以清见长；重脾胃，调中土，消补结合；培土生金，后天养先天。技法特点是取穴少，善用独穴；推时长，频率快；上推为补，下推为泄；较大小儿配合脏腑点穴。

复习题

1. 小儿推拿手法特点错误的是（　　　）

　　A. 轻快　　　　　B. 柔和　　　　　C. 平稳　　　　　D. 着实　　　　　E. 轻慢

2. 水底捞明月的功效是（　　　）

　　A. 健脾消食、温中理气　　　　　　　B. 清热凉血、宁心安神

　　C. 开胸顺气、退热通便　　　　　　　D. 养阴清热、退热通便

　　E. 退热镇静

3. 患儿，15个月，昨晚吃奶油蛋糕2块，夜间阵阵哭闹，呕吐两次，至今晨大便3次，便稀薄，便后哭闹减轻，不思进食，舌苔厚腻。其治法是（　　　）

　　A. 消食化滞　　　B. 温经散寒　　　C. 健脾益气　　　D. 清热化湿　　　E. 温补脾肾

第三节　开天门技术

学习目标

1. 识记　能正确陈述开天门的概念。
2. 理解　能正确理解开天门的适应证和禁忌证。
3. 应用　能应用开天门的操作程序实施开天门护理技术。

开天门是推拿技术的一种常用手法，操作者用两手十指作用于头面部穴位，运用多种手法进行推穴道、走经络的一种传统外治手法。开天门法具有简便易行、行之有效、安全易学等优点，被患者广为接受，是一种既可治疗，又可保健的自然疗法。其原理是以中医脏腑经络学说

NOTE

为理论指导，运用手法，作用于头面部的腧穴，具有开窍宁神、平肝息风、升阳固脱、疏风清热、通络明目、止痛等功效。

一、基础知识

（一）开天门的适应证与禁忌证

1. 适应证　头晕、头痛、偏头痛、神经衰弱、失眠等。

2. 禁忌证　局部有皮肤破损处、感染性病灶、局部肿瘤；有出血倾向及血液病者；极度疲劳、醉酒后神志不清、饥饿及饭后半小时内；体质虚弱者；妇女月经期及妊娠者慎用。

（二）开天门的补泻手法和常用穴位

1. 补泻手法　开天门法需要根据患者的体质强弱和病情的虚实，采取或补或泻，或兴奋或抑制等手法。轻刺激的手法为补，重刺激的手法为泻，即所谓"轻揉为补，重揉为泻"；频率快的手法为泻，频率慢的手法为补，即所谓"急为泻，缓摩为补"；操作时间较长的手法为补，操作时间较短的手法为泻，即所谓"长者为补，短者为泻"。

2. 常用穴位　印堂、上星、头维、太阳、攒竹、鱼腰、丝竹空、风池、百会、肩井。

二、操作程序

（一）操作前评估

1. 医嘱评估　核对医嘱，了解患者年龄、既往史、临床表现、发病部位、相关因素、诊断等。

2. 患者评估

（1）舌苔、脉象、体质、耐受能力，女性患者须了解经孕史；

（2）头面部皮肤情况，询问患者药物过敏史；说明所用按摩膏或香熏油的安全性及可能产生的副作用。

（3）心理状态和对疾病的认识等；

（4）是否排空二便等。

3. 环境评估

（1）是否光线充足、清洁、安静、舒适；

（2）根据季节关好门窗、调节室温，做好保暖工作。

4. 用物评估　大治疗巾（或大毛巾），按摩床一套，必要时备香熏油。（彩图 5-1）

5. 操作者　操作者应洗手、剪指甲。

（二）操作实施

操作实施步骤见表 5-3。

表 5-3　开天门操作步骤

操作步骤	要点与注意事项
1. 核对、解释　备齐物品至床旁，核对患者姓名、床号、手腕带，向患者解释操作的目的、步骤及配合要点	· 确认患者，并取得患者的理解和配合
2. 患者准备　患者取仰卧位，拨开患者头发，暴露按摩穴位，遵医嘱确定腧穴部位、选用适宜的推拿手法及强度	· 患者体位舒适，操作者坐于患者床头面向患者，取穴准确 · 操作者修剪指甲，以防损伤患者皮肤
3. 操作　推上星：印堂→上星36次；推头维：印堂→头维36次；抹眉：攒竹→鱼腰→丝竹空36次；梳理太阳经：双手指端交替梳推头额 10～20 次；叩印堂：36次（中指端弯着叩）；叩百会：36次；揉太阳：顺、逆时针各揉10次；轻拍头部：前额→左太阳穴→前额→右太阳穴→前额→额顶（共3分钟）；收功：按双侧风池及双侧肩井穴 5～10 次	· 推拿时及推拿后局部可能出现酸痛的感觉；一般每日1次，每次 10～15 分钟，10次为1个疗程 · 正确运用手法，操作时压力、频率摆动幅度均匀，时间符合要求 · 操作时用力要均匀、柔和、持久，禁用暴力
4. 观察　操作过程随时观察患者对手法的反应，根据患者症状、体质及耐受性，选用适宜的手法和刺激强度进行推拿	· 若有不适及时调整手法或停止操作，以防发生意外
5. 告知　治疗结束后嘱患者休息 20 分钟方能离开	· 推拿前后局部注意保暖
6. 治疗结束　协助患者整理衣服，取舒适卧位	
7. 整理床单位，清理用物，洗手	
8. 记录　再次核对，记录及签名	· 记录治疗时间、手法、部位及患者的反应
9. 健康教育到位	· 嘱患者休息片刻方能离开

（三）操作后评价

1. 患者　体位舒适合理，治疗过程注意保暖，力度适宜，局部皮肤无损伤，症状改善。

2. 护士　选取部位合适，手法正确，操作熟练；熟悉注意事项和常见不良反应及其处理。

三、常见不良反应及其处理

同本章第一节成人简易经穴推拿技术。

四、技术质量考核评价表

技术质量考核评价见表 5-4。

表 5-4　开天门技术质量考核评价表

项目		要求	应得分	实得分
素质要求（10）		仪表大方，举止端庄，态度和蔼，服装、鞋帽整齐	5	
		洗手，戴口罩	5	
操作前评估（20）	医嘱	遵照医嘱要求，核对姓名、诊断，操作部位	5	
	患者	对患者评估正确、全面	5	
	环境	评估环境安全，关门窗，拉屏风，调节室温	2	
	物品	大治疗巾（或大毛巾）、纱块，必要时备香熏油、屏风	8	

续表

项目		要求	应得分	实得分
操作实施（55）	患者	再次核对医嘱，介绍并解释操作目的、步骤及配合要点，患者理解与配合	3	
		体位舒适合理，暴露按摩部位，保暖	2	
	定位	取穴方法正确，定位准确	8	
	清洁	用纱块清洁局部皮肤	2	
	介质	根据医嘱选用介质涂于按摩部位	2	
	手法	按摩操作手法符合要求	6	
	顺序	按摩顺序符合要求	6	
	力度	按摩压力、频率、幅度符合要求	6	
	时间	时间合理	6	
	观察	局部皮肤情况，询问有无不适，调节手法、力度	5	
	告知	局部出现酸胀的感觉为正常现象，可自行消失	2	
	整理	擦干皮肤，整理衣着及床单位，安排舒适体位	3	
		清理用物，归还原处，洗手	2	
	记录	治疗时间、部位及患者感受，再次核对	2	
操作后（10）	评价	操作流畅、按摩穴位准确、熟练；感觉达到要求	10	
理论提问（5）		回答全面、正确	5	
合计			100	

注：损伤皮肤，扣20分。

考核者签名： 考核时间： 年 月 日

知识拓展

开天门技术的介质选择与作用

开天门技术是推拿技术中的一种手法。为了减少对皮肤的摩擦损伤，或者借助某些药物的辅助作用，可在按摩部位的皮肤涂上液体、膏剂、油剂、粉末，统称为介质。介质的作用主要是发挥和利用药物的治疗作用，提升治疗效果；便于手法操作、增强手法；增强润滑作用，保护患者皮肤，防止皮肤破损。并且应根据患者疾病、证型和年龄选择不同的介质，寒证应选择温热散寒作用的介质，热证选择清凉退热作用的介质；小儿发热开天门可选用清水，增强散热功效，而老年人可选用油剂，增加皮肤的润滑度，避免皮肤损伤。

复习题

1. 开天门技术其操作补泻手法错误的是（　　　）

　　A. 长者为泻，短者为补　　　　　　　　B. 长者为补，短者为泻

  C. 轻揉为补，重揉为泻   D. 急为泻，缓摩为补

  E. 轻刺激的手法为补

2. 开天门技术常用穴位正确的是（   ）

  A. 印堂、太阳、头维、曲池   B. 睛明、鱼腰、丝竹空、水沟

  C. 肺俞、迎香、地仓、颊车   D. 风池、风府、百会、肩井

  E. 印堂、上星、足三里、百会

3. 开天门技术适用的患者是（   ）

  A. 月经期   B. 血友病   C. 失眠

  D. 醉酒神志不清   E. 凝血功能障碍

附：常用中医护理保健技术

（一）面部保健

  面部与脏腑经络的关系较为密切，心主血脉，其华在面，心气旺盛，血脉充盈，则面部红润，有光泽。当然，面部的变化也可反映脏腑气血的盛衰和病变。面部按摩不单是美容，还可以预防头部疾病，历代养生家多强调"面宜多擦"。《千金翼方》中的彭祖浴面法要求清晨起床用双手摩擦耳朵，然后轻轻牵拉耳朵；再用手指摩擦头皮，梳理头发；最后把双手摩热，以热手擦面，从上向下 14 次。（小视频 5-1）

小视频 5-1

（二）口腔保健

  古代养生家提出："百物养生，莫先口齿"的观点，因此，做好口腔卫生保健，不仅可以预防口腔和牙齿的疾病，而且可以有效地防治多种全身性疾病。

1. 固齿保健

  （1）叩齿运舌：叩齿就是让上下齿"打架"；运舌则是将舌头在嘴里来回转动，促进唾液分泌，对预防黏膜性口干有一定效果。《素问·宣明五气》说："脾为涎，肾为唾。"唾液脾肾所主。唾液具有帮助消化、清洁口腔、保护消化道、解毒、延缓衰老等作用。齿宜常叩，晋代葛洪在《抱朴子》中指出："清晨叩齿三百过者，永不动摇。"叩齿的具体方法是：摒除杂念、全身放松，口唇轻闭，然后上下牙齿相互轻轻叩击，先叩臼齿 50 下，次叩门牙 50 下，再错牙叩犬齿部位 50 下，每日早晚各 1 次。叩齿时所有的牙都要接触，用力不可过大，防止咬伤舌头。（小视频 5-2）

小视频 5-2

  （2）搓唇按摩：将口唇闭合，用右手四指并拢，轻轻在口唇外沿顺时针方向和逆时针方向揉搓，直至局部微热发红为止。其作用是促进口腔和牙龈的血液循环，健齿固齿，防治牙齿疾病，且有颜面美容保健作用。（小视频 5-3）

小视频 5-3

  2. 漱津咽唾法 漱津咽唾，古称"胎食"，是古代非常倡导的一种强身方法。方法是晨起漱口后，坐、卧、站姿势均可，平心静气，以舌舔上腭，或将舌伸到上颌牙齿外侧，上下搅动，然后伸向里侧，再上下左右搅动，古人称其为"赤龙搅天池"，待到唾液满口时，再分 3 次把津液咽下。或者与叩齿配合进行，先叩齿 36 次，后漱津咽唾，一般早晚各 1 次。（小视频 5-4）

小视频 5-4

（三）按摩健耳

  中医认为"肾藏精，开窍于耳"，按摩健耳方法较多，常用的有按摩耳根，方法是用两手

NOTE

示指按摩两耳根前后各 15 次；按摩耳郭，方法是用两手按摩耳轮，一上一下按摩 15 次；摇拉两耳，方法是用两手拇指、示指摇拉两耳郭各 15 次，但拉时不要太用力；弹击两耳，方法是用两手中指弹击两耳 15 次（小视频 5-5）；鸣天鼓，方法是两手掌捂住两耳孔，五指置于脑后，用两手中间的三指轻轻叩击后脑部 24 次，然后两手掌连续开阖 10 次。（小视频 5-6）此法使耳道鼓气，以使耳膜震动。耳部按摩不仅可促进耳部气血流通，预防冻耳，还可增强肾脏元气。

（四）眼睛保健

《灵枢经·大惑论》指出："五脏六腑之精气，皆上注于目而为之精。"历代养生家都主张"目不妄视""目不久视"，说明养目和养神是密切相关的。常用的保健方法有闭目养神、运目、远眺、按摩等。闭目养神是指摒除杂念，全身自然放松，闭目静坐 5 ～ 10 分钟。或每日定时做 3 ～ 5 次闭目静养。此法有缓解视力疲劳、调畅情志的作用；运目是指眼珠运转，早晨醒后，先闭目，眼球从右向左，从左向右，各旋转 10 次；然后睁目坐定，用眼睛依次看左右，左上角、右上角、左下角、右下角，反复 4 ～ 5 次；晚上睡觉前，先睁目运睛，后闭目运睛各 10 次（小视频 5-7），此法有增强眼珠光泽和灵敏性的作用，能纠正近视和远视，祛除内障外翳。按摩健目方法有点按穴位，用双手示指的指腹或拇指关节背侧点按丝竹空、鱼腰、攒竹、四白、太阳等穴，手法由轻到重，直至有明显的酸胀感为度，然后再轻揉抚摩几次（小视频5-8）；摩掌熨目是指双手掌面摩擦至热，在睁目时，两手掌分别按在两目上，使其热气煦熨两目珠，稍冷再摩再熨，如此反复 3 ～ 5 遍，每日可做数次（小视频 5-9）；捏按眼眦是指屏气后用手捏按两目之四角，直至微感憋气时即可换气结束，连续做 3 ～ 5 遍，每日可做多次。（小视频 5-10）

（五）鼻部按摩

鼻部按摩方法较多，可依次进行拉鼻→擦鼻→刮鼻→摩鼻尖→按摩印堂→按摩迎香。此法养肺，可促进鼻周围的血液循环，使气血畅通。拉鼻是指用拇指和示指夹住鼻根两侧，用力向下拉，连拉 16 次；擦鼻是指用两手鱼际相互摩擦至热后，按鼻两侧，顺鼻根至迎香穴，上下往返摩擦 24 次；刮鼻是指用手指刮鼻梁，从上向下 36 次；摩鼻尖是指分别用两示指摩擦鼻尖各 36 次；按摩印堂是指用示指、中指和无名指的指腹点按印堂穴 16 次，也可用两手中指，一左一右交替按摩印堂穴；按摩迎香是指用两手的拇指或示指指腹按摩迎香穴至局部发热为度。（小视频 5-11、小视频 5-12）

（六）头部保健

《素问·脉要精微论》中指出："头者，精明之府。"内藏脑髓。人体十二经脉中手、足三阳经均起自头面部，故"头为诸阳之会"。头部保健常用的有头部保健操和健脑按摩。

1.头部保健操

（1）拍头运动：双手十指并拢，握成空拳，从额头开始拍至后颈部，再从后颈拍至前额，反复拍头 20 次（小视频 5-13），拍头时动作要缓慢，此法可增强记忆力，缓解头痛、失眠等。

（2）转头运动：坐姿或站姿均可，挺胸收腹，两眼平视前方，全身放松，头部先顺时针方向转动 10 圈，然后再逆时针方向转动 10 圈（小视频 5-14），动作不宜过快，要平，要稳，此法可锻炼颈部肌肉，防治神经性头痛。

2. 健脑按摩

（1）梳头栉发：将双手十指伸开，做梳子用，从前额发髻向后脑梳理头发，梳理头发时，要让指端紧贴着头皮，并向深部稍用力，但不要伤及头皮，每日早晚各做数次（小视频5-15）。此法可通经活络，疏通气血，延年益寿。

（2）按摩头皮：将左手或右手的五指伸开，用手指头在头皮上轻轻按摩，先前后方向按摩，再左右方向按摩，最后转圈按摩，一般5～10分钟即可，每日早晚各按摩1次；或者揉按常用穴位，分别用双手拇指揉按神庭、头维、百会、四神聪、太阳等，每穴约30秒。（小视频5-16、小视频5-17）

（七）肢体保健

1. 甩动上肢　甩动上肢的方法是双手轻握拳，由前而后，甩动上肢（小视频5-18、小视频5-19），先向左侧甩动，再向右侧甩动（小视频5-20），然后两肢垂于身体两侧甩动，各24次。具有舒展筋骨关节、疏通经络、调整气血、强健上肢的作用，可预防肩、肘、腕关节疾病和眩晕（高血压病）。

2. 足部按摩　中医认为"诸病从寒起，寒从足下生"。天气寒冷时除了注意足部保暖外，足部按摩也是很好的保健方法。足部反射区保健疗法早已被广泛应用于临床。足部按摩的方法可在每个反射区按摩2～3分钟，先左脚后右脚，每次按摩半小时左右。按摩的力度顺序为轻—重—轻，以能忍受为限。例如摩涌泉法，每晚洗脚后临睡之前，一手握脚趾，另一手摩擦足底涌泉穴30～60次，以热为度，两脚轮流摩擦（小视频5-21），可起到补肾、舒肝明目等保健作用。

（八）胸部保健

用虚掌或空拳轻轻拍击胸部，可增强心肺功能和促使痰液的排出，用于防治呼吸和循环系统病症。用一手的手掌平放在同侧胸部的乳头上方，斜行向下推抹，途经前胸正中两乳头之间，推向对侧的胁肋部。具有宽胸理气、止咳化痰、平喘降逆、舒肝利胆、消食散瘀等作用。

（九）腰部保健

1. 摩擦腰部　可行气活血、温经散寒、壮腰益肾。方法是搓热双手掌，以两手掌面紧贴腰部脊柱两旁，直线往返摩擦腰部两侧，一上一下为1次，连做108次，使腰部有热感。

2. 按揉命门穴　可温肾阳、强腰脊；叩击腰骶，可活血通络、强筋健骨。方法是右手或左手握拳，以食指掌指关节凸起部（拳尖）置于命门穴上，先顺时针方向压揉9次，再逆时针方向压揉9次，如此重复操作36次，意守命门穴。

3. 叩击腰骶　手握虚拳，以拳有节奏地叩击腰部脊柱两侧到骶部，左右皆叩击36次。注意守腰骶部，并意想腰骶部放松。

（十）腹部保健

腹部按摩可健脾胃、助消化或安眠。其方法简单，搓热双手掌，然后双手相重叠，置于腹部（站立或者平卧都可以），用掌心绕脐沿逆时针方向由小到大转摩36圈，再逆时针方向由大到小绕脐摩36圈，如此反复，总时间10～15分钟。空腹或饭后1小时内或酒醉后不宜使用此操作。

小视频5-15

小视频5-16

小视频5-17

小视频5-18

小视频5-19

小视频5-20

小视频5-21

NOTE

第六章　其他中医护理技术

第一节　刮痧技术

学习目标

1. 识记　能正确陈述刮痧法的概念。

2. 理解　能正确理解刮痧技术的适应证及禁忌证。

3. 应用　能应用刮痧技术的操作程序实施刮痧疗法，恰当处理刮痧法的不良反应。

刮痧法是用边缘钝滑的器具，在人体体表的特定部位实施相应手法，进行刮拭，从而达到防治疾病目的的一种外治疗法。在《痧胀玉衡》中记载：“刮痧法，背脊颈骨上下，又胸前胁肋两背肩臂痧，用铜钱蘸香油刮之。”现代研究认为，刮痧技术具有促进新陈代谢，刺激免疫系统等作用。刮痧法可根据刮拭力度、速度等不同，选择不同的刮痧方法。

一、基础知识

（一）刮痧技术的适应证与禁忌证

1. 适应证　夏秋季节发生的急性疾病，如中暑、霍乱、痢疾等，还可以适用于颈肩痛、腰腿痛、头痛、感冒、咳嗽、失眠、便秘等，同时还具有保健、美容功效。

2. 禁忌证　危重病症，如急性传染病、严重心脏、肾功能衰竭、肝硬化腹水、全身重度浮肿等；有出血倾向的疾病，如白血病、血小板减少症、过敏性紫癜、血友病等；体形过于消瘦、过度疲劳、过饥过饱者；传染性皮肤病、皮肤高度过敏，或新发生骨折部位，外科手术后瘢痕、皮下有不明原因包块，大血管显现处等，禁止刮拭；女性月经期、孕妇的下腹部、腰骶部，妇女的乳头禁刮，小儿囟门未合时头部禁刮。

（二）主要用具

1. 刮痧板　刮痧板根据材质不同，分为牛角刮痧板、玉石刮痧板、砭石刮痧板等，其中最为常用的是水牛角制成的刮痧板。刮痧板结构是由厚、薄两侧边及棱角、凹曲面组成（彩图6–1）。治疗疾病多用薄面，保健多用厚面，关节附近穴位和需要点按穴位用棱角，手指、足趾、脊柱等部位用凹曲面。

彩图 6–1

NOTE

2. 常用介质　为了减少刮痧阻力，避免皮肤擦伤和增强疗效，可选用润滑油或活血剂作为介质，如水（凉开水，发热患者要用温开水）、油（麻油、香油、菜籽油、豆油等）、刮痧活血剂（红花、白芷、麝香、穿山甲、血竭，提炼浓缩成活血润滑剂）、石蜡油等。

（三）操作方法

1. 握持刮痧板的方法　一般用右手拿住刮痧板，拇指放在刮痧板的一侧，食指和中指或其余四指全部放在刮痧板的另一侧（图6-1）。

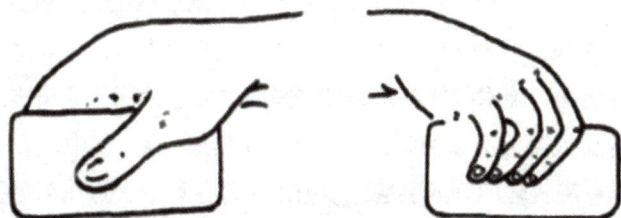

图 6-1　刮痧板握持方式

2. 刮拭方向　全身刮痧时，以头部、颈部、背部、胸部、腹部、上肢、下肢为顺序。无论是全身还是局部（经络）刮痧时，常规都是从上到下，从内到外，刮好一部位（经络），再刮另一部位（经络），单方向刮拭，不宜来回刮。

3. 刮拭角度　刮痧板与刮拭皮肤一般保持在45°～90°进行刮拭。

4. 刮痧程度　每个部位刮拭20～30次，以出痧痕或痧斑为度，停止刮拭。如一些不出痧或出痧少者，不可强求，以患者感到舒服为原则。刮拭时间以20～25分钟为宜。痧痕或痧斑5～7天消退后，可再次刮拭或在其他部位刮拭。通常连续4～5次为1个疗程，间隔10～14天再进行下一疗程，直至患处无痧痕或痧斑。

5. 刮拭手法　根据刮拭力度、速度、方向及接触部位，刮拭手法可分为以下几种：

（1）刮拭力度

①轻刮法：刮拭皮肤面积大、速度慢或力量小。一般患者无疼痛或其他不适感觉，多适用于对妇儿、年老体弱及面部的保健刮拭。

②重刮法：刮拭皮肤面积小、速度快或力量较大，以能承受为度。多适用于年轻力壮、体质较强或背部脊柱两侧、下肢及骨关节软组织较丰满处的刮拭。

（2）刮拭速度

①快刮法：刮拭次数每分钟30次以上，力量有轻重之别。力量大、快速刮，多用于体质强壮的人，主要刮拭背部、下肢或其他明显疼痛的部位；力量小、快速刮，多用于体质虚弱或整体保健的人，主要刮拭背腰部、胸腹部、下肢等部位，以舒适为度。

②慢刮法：刮拭次数每分钟30次以内，力量也有轻重之别。力量大、速度慢，多用于体质强壮的患者，主要刮拭腹部、关节部位和一些明显疼痛的部位；力量小、速度慢，多用于体质虚弱或面部保健的患者，主要刮拭腰背部正中、胸部、下肢内侧等部位，以不感觉疼痛为度。

（3）刮拭方向

①直线刮法：利用刮痧板的两侧边缘，在体表向同一方向直线刮拭，且具有一定长度。这种手法适用于身体比较平坦部位的经脉和穴位，如背部、胸腹部和四肢部位。

②弧线刮法：刮痧时多循肌肉走行或骨骼结构特点，刮拭方向呈弧线形，如胸部肋间隙、颈项两侧、肩关节前后和膝关节周围刮痧多用此法。

③逆刮法：与常规由内向外、由上向下方向相反，即由下向上或由外向内进行刮拭的方法。多用于下肢静脉曲张、下肢浮肿或按常规方向刮痧效果不理想的部位。逆刮法操作宜轻柔和缓，从近心端部位开始逆刮，逐渐延长至远心端，其目的是促进静脉血液回流、减轻水肿或疼痛。

④点压法：点压法多用于对穴位或痛点的点压，用刮痧板的角与皮肤成90°角，力量逐渐加重，以患者能耐受为度，保持数秒钟后快速抬起，重复操作5～10次。操作者将肩、肘、腕的力量凝集于刮痧板角，施术既要有弹力又要坚实。此法适用于肌肉丰满、刮痧力量不能深达或不宜直接刮拭部位或骨骼关节凹陷部位（穴位），如环跳、委中、犊鼻、水沟以及背部脊柱棘突之间等。它是一种较强的刺激手法，多用于实证，可结合点压后做往复或顺逆旋转的按揉法。

（四）痧斑或痧痕观察

刮痧后局部皮肤发生了颜色与形态的变化，这种现象称之为痧斑或痧痕（彩图6-2）。同时还常伴有不同程度的疼痛（不是很剧烈），皮肤有热感、痒、蚁行感、冒冷、热气，均为正常，忌搔抓。若痧成片状，颜色紫黑色，暗色，说明病情比较重、时间较长；若痧成点状，颜色红色，说明病情较轻，或无病。痧斑或痧痕是刮痧疗法的治疗效应，是体内病理状态的反映，一般持续一至数天便可消失。

二、操作程序

（一）操作前评估

1. 医嘱评估　核对医嘱，了解患者年龄、文化程度、既往史、临床表现、发病部位、相关因素、诊断等。

2. 患者评估

（1）舌苔、脉象、体质、全身情况；

（2）刮痧局部皮肤情况，有无禁忌证；

（3）心理状态、对疾病的认识、对刮痧技术的认识等；

（4）是否排空二便等。

3. 环境评估

（1）是否光线充足、清洁、安静、舒适；

（2）是否根据季节关好门窗、调节室温，做好遮挡及保暖工作。

4. 用物评估　治疗盘内放刮痧用具（牛角刮痧板、瓷匙、铜钱或分币、圆口杯等），检查刮痧用具边缘无破损、裂痕，治疗碗内盛放少量介质、纱布、弯盘，必要时备浴巾、屏风。（彩图6-3）

（二）操作实施

操作实施步骤见表6-1。

彩图6-2

彩图6-3

表 6-1　刮痧技术操作步骤

操作步骤	要点与注意事项
1. 核对、解释　备齐用物至床旁，核对患者姓名、床号、手腕带、刮痧部位，向患者解释操作的目的、步骤及配合要点	· 确认患者，并取得患者的理解和配合
2. 患者准备　患者取合理体位，松开衣着，暴露刮痧部位	· 用纱布抹干皮肤汗液，清洁皮肤 · 注意保暖
3. 检查刮具　正确握持刮痧板，蘸润滑剂	· 边缘是否光滑、有无缺损 · 增强疗效，减少刮痧阻力，避免皮肤擦伤
4. 进行刮拭　采用正确的刮拭手法，及时调节手法，刮痧过程中应保持刮痧板的湿润，及时蘸取介质	· 注意刮拭力度、速度、角度、长度、程度及方向，不可片面追求出痧而采用重手法或延长刮痧时间 · 出痧多少与患者病情、体质、服药情况及室内温度等多方面的因素有关
5. 观察痧斑	· 刮拭过程观察局部皮肤颜色变化 · 患者是否有头晕、冷汗、恶心、心悸等晕痧表现 · 患者全身情况，如疲劳反应、低热等
6. 整理床单位，清理用物 （1）再次核对，协助患者整理衣着并取安全舒适卧位，整理床单位 （2）清理用物，消毒刮痧用具，归回原处备用	
7. 洗手，再次核对，做必要的说明，按要求记录及签名	· 记录刮痧的部位、时间、效果及患者反应
8. 健康教育到位	· 刮痧结束后需休息片刻方可活动或离开，如有不适及时告知护士 · 根据操作前的辨证，并结合痧斑的颜色对患者进行健康指导

（三）操作后评价

1. **患者**　体位安排合理，施术部位皮肤无刮伤，安全、舒适，症状改善。

2. **护士**　刮具用法合适，方法正确，操作熟练；熟悉注意事项和常见不良反应及其处理。

三、常见不良反应及其处理

1. **局部不适**　刮痧后询问患者的感觉，观察局部和全身的情况。如刮痧部位出现剧烈疼痛，可能是由于皮肤表面被刮伤，可涂抹少许的护肤品保护皮肤，休息几天即可。如出现风疹样变化等现象，可能是刮痧介质过敏引起，可应用一些抗过敏药物外涂。

2. **晕痧**　刮痧过程中要随时观察病情变化，发现异常，如出现头晕、面色苍白、心慌、冷汗、恶心呕吐、脉沉伏等症状，立即停刮，并立即使患者平卧，轻者服用温糖水，静卧片刻即可恢复，重者应立即报告医师，配合处理。

3. **疲劳反应和低热**　体质弱者会出现短暂性的疲劳反应和低热，经休息后可很快恢复正常。

四、技术质量考核评价表

技术质量考核评价见表 6-2。

表 6-2　刮痧技术质量考核评价表

项目		要求	应得分	实得分
素质要求（10）		仪表大方，举止端庄，态度和蔼，服装、鞋帽整齐	5	
		洗手、戴口罩	5	
操作评估（20）	医嘱	遵照医嘱要求	5	
	患者	患者评估正确、全面	5	
	环境	环境整洁、安静，光线适宜	5	
	用物	用物齐全，放置合理，检查刮具、润滑剂	5	
操作实施（55）	患者	核对姓名、诊断，介绍并解释操作目的、步骤及配合要点，患者理解与配合	5	
		根据刮痧部位，取合适体位、充分暴露刮痧部位（如有穴位，定位正确）	5	
	清洁皮肤	正确清洁局部皮肤	2	
	刮拭	用刮痧板蘸润滑剂或水	3	
		刮拭顺序、方向正确	5	
		刮拭手法正确	5	
		刮拭时间正确	5	
	观察	患者反应，刮拭部位皮肤颜色变化、出痧情况	5	
	整理	协助患者穿好衣着，取舒适体位	5	
		整理床单位，用物处置正确	5	
	记录	再次核对，按要求记录，签字	5	
	告知	告知到位	5	
操作后（10）	评价	部位准确、操作熟练、皮肤情况、局部皮肤吸附力、患者感觉、目标达到的程度	10	
理论提问（5）		回答全面、正确	5	
合计			100	

注：若有皮肤刮伤为不合格。

考核者签名：　　　　　　　　　　　　　　　　　考核时间：　　年　　月　　日

复习题

1. 对刮痧板的结构应用，下列叙述错误的是（　　　）

　　A. 治疗疾病多用厚面

　　B. 保健多用厚面

　　C. 关节附近穴位和需要点按穴位用棱角

　　D. 脊柱部位用凹曲面

　　E. 手指、足趾部位用凹曲面

2. 对于刮痧术中的刮拭方向，下列叙述错误的是（　　　）

　　A. 常规都是从上到下，从内到外

B. 刮好一部位（经络），再刮另一部位（经络）

C. 单方向刮拭，不宜来回刮

D. 全身刮痧时，以头部、颈部、背部、胸部、腹部、上肢、下肢为顺序

E. 来回刮拭刮痧的部位

3. 刮痧后局部皮肤发生了颜色与形态的变化，下列叙述错误的是（　　　）

A. 常伴有不同程度疼痛（不是很剧烈）

B. 皮肤有热感、痒、蚁行感、冒冷、热气，均为不正常

C. 痧成片状，颜色紫黑色，暗色，说明病情比较重、时间较长

D. 痧成点状，颜色红色，说明病情较轻，或无病

E. 一般持续一至数天便可消失

第二节　热熨技术

学习目标

1. 识记　能正确陈述热熨法的概念。

2. 理解　能正确理解热熨法的适应证及禁忌证。

3. 应用　能正确应用热熨技术的操作程序实施热熨法，能应用恰当方法处置热熨法的不良反应。

热熨法是将中草药或其他传热的物体加热后，置于患者体表局部或特定部位，适时热罨或来回移动或回旋运动，利用热力、药力和运动手法的联合作用，达到腠理疏松、经脉调和、气血流畅、祛寒除湿等功效的一种外治疗法。

一、基础知识

（一）热熨技术的适应证与禁忌证

1. **适应证**　寒湿、气血瘀滞、虚寒病等病证。脾胃虚寒引起的胃脘疼痛、泄泻、呕吐等；跌打损伤或扭伤等引起的局部瘀血、肿痛等；肢体关节筋肉的疼痛、肿胀、麻木、瘫痪、挛缩和僵硬等病变；风湿痹证引起的关节冷痛等；也常用于小便不利的癃闭。

2. **禁忌证**　各种实热证，原因不明疼痛或包块、有恶性肿瘤、金属移植、大血管处，皮肤破损等相应的部位。

（二）分类

依据熨法所用物的不同，可分为药熨、盐熨、麦麸熨、铁落熨（坎离砂熨）等。

1. **药熨**　在临床中最常用。多选用气味辛香雄烈之品，加热后较易透入皮肤而发挥温热和药物的双重作用。根据所用药物的不同，可有单味药物法，如吴茱萸熨、生姜熨、菊花熨等，也有复方药熨法，如平胃散熨等。先将配制好的药物，置于炒锅中文火炒，炒至 60 ~ 70℃，

NOTE

在翻炒的过程中，可以根据病情酌加酒、醋等辅料；炒热后以布包裹直接熨于患处或有关治疗部位（如腧穴、经脉循环处等）。

2. 盐熨　取粗盐 500～1000g 放入锅内，用旺火炒爆至烫手，倒入稍厚布袋，扎紧袋口进行热熨。适用于寒湿痹证，瘀血阻络之各种痛证，脾胃虚寒之泄泻、呕吐、呃逆等病证。

3. 麦麸熨　取麦麸 500～1000g，炒热装入布袋扎紧袋口，即可熨。适用于寒邪、食滞所致脘腹痞满疼痛及呕吐、呃逆等病证。

4. 铁落熨（坎离砂）　取铁落入锅内炒至发红，倒出晒冷，加陈醋装入布袋，用两手搓揉布包，使铁末发热，然后把布包拍成扁平状，外包毛巾熨烫于治疗部位，坎离砂可反复使用，每次用时加入陈醋，直至不能发热时再更换；或用祛风除湿、活血化瘀中药研成粗末，与铁落混匀，用时加醋拌匀即可。适用于风寒湿痹。

二、操作程序

以药熨法为例。

（一）操作前评估

1. 医嘱评估　核对医嘱，了解患者年龄、文化程度、既往史、临床表现、发病部位、相关因素、诊断等。

2. 患者评估

（1）舌苔脉象、体质、全身情况；

（2）施熨局部皮肤情况，有无炎症、破损及对知觉的敏感度；

（3）心理状态和对疾病的认识等；

（4）是否排空二便等。

3. 环境评估

（1）是否光线充足、清洁、安静、舒适；

（2）是否根据季节关好门窗、调节室温，做好遮挡及保暖工作。

4. 用物评估　治疗盘、治疗碗、竹铲或竹筷、棉签、凡士林、双层纱布袋 2 个（也可患者自备），另备大毛巾、炒锅、电炉，根据医嘱准备药物，必要时备屏风。

（二）操作实施

操作实施步骤见表 6-3。

表 6-3　药熨技术操作步骤

操作步骤	要点与注意事项
1. 核对、解释　备齐用物至床旁，核对患者姓名、床号、手腕带、药熨部位，向患者解释操作的目的、步骤及配合要点	· 确认患者，并取得患者的理解和配合
2. 准备药熨包	· 药物置于锅内，文火炒，炒至 60～70℃，装双层纱布袋中，用大毛巾保温，准备 2～3 个
3. 患者准备　患者取合理体位，松开衣着，暴露部位，局部皮肤涂凡士林	· 用纱布抹干皮肤汗液，清洁皮肤 · 注意保暖
4. 试温（试药熨包温度）	· 用患者手背试温。药熨袋温度一般为 50～60℃，不应超过 70℃，老人、小儿应低于 50℃

续表

操作步骤	要点与注意事项
5. 将药熨袋放在患处或相应穴位用力来回推熨，用力均匀	·药熨过程中注意观察全身、局部皮肤情况及疗效，询问患者热感，防止烫伤
6. 冷却后及时更换药熨包，以保持熨包温度，药熨后擦净局部皮肤	·药熨时间一般为 15～30 分钟，每日 1～2 次
7. 药熨结束后袋中的药按照药渣处理，布袋可作为一次性医疗垃圾处理	·布袋也可视情况而定是否一次性使用，可指导患者或家属清洁消毒布袋后晾干备用（严禁借给他人使用）
8. 整理床单位，清理用物 （1）再次核对，协助患者整理衣着并取安全舒适卧位，整理床单位 （2）清理用物，归回原处备用	
9. 洗手，再次核对，做必要的说明，按要求记录及签名	·记录药熨的部位、时间、效果及患者反应
10. 健康教育到位	·药熨结束后需休息片刻方可活动或离开，如有不适及时告知护士 ·根据操作前的辨证对患者进行健康指导

（三）操作后评价

1. **患者**　体位安排合理，持久，舒适。药熨部位的皮肤有温热感，无烫伤。

2. **护士**　熨法方法正确，操作熟练；熟悉注意事项和常见不良反应及其处理。

三、常见不良反应及其处理

1. **局部症状**　出现灼痛或水疱，立即停止操作，并按烫伤处理。

2. **全身症状**　施熨过程中要随时观察病情变化，发现异常，如有头晕、心慌，应停止治疗，并立即使患者平卧，轻者服用温糖水，静卧片刻即可恢复，重者应立即报告医师，配合处理。

四、技术质量考核评价表

技术质量考核评价见表 6-4。

表 6-4　药熨技术质量考核评价表

项目		要求	应得分	实得分
素质要求（10）		仪表大方，举止端庄，态度和蔼，服装、鞋帽整齐	5	
		洗手、戴口罩	5	
操作前评估（20）	医嘱	遵照医嘱要求	5	
	患者	患者评估正确、全面	5	
	环境	环境整洁、安静，光线适宜	5	
	用物	用物齐全、放置合理，检查刮具、润滑剂	5	

NOTE

续表

项目		要求	应得分	实得分
操作实施（55）	患者	核对姓名、诊断，介绍并解释操作目的、步骤及配合要点，患者理解与配合	5	
		根据药熨部位，取合适体位、充分暴露部位（如有穴位，定位正确）	5	
	清洁皮肤	正确清洁局部皮肤，涂凡士林均匀适量	3	
	试温度	药熨包温度适宜	5	
	进行药熨	根据药熨包的温度，选择合适的力度、速度	10	
		冷却后及时更换药熨包，保持药熨温度	5	
	观察	能及时问问患者感受的温度，密切观察全身、局部皮肤和疗效	10	
操作后（10）	整理	整理床单位，用物处置正确，协助患者穿好衣着，取舒适体位	4	
	记录	再次核对，按要求记录，签字	3	
	告知	告知到位	5	
	评价	部位准确、操作熟练、皮肤情况、局部皮肤吸附力、患者感觉、目标达到的程度	10	
理论提问（5）		回答全面、正确	5	
合计			100	

注：若有皮肤烫伤为不合格。

考核者签名：　　　　　　　　　　　　　　　　　　考核时间：　　年　　月　　日

复习题

1. 关于药熨法的描述，下列正确的是（　　　）

   A. 药物放入锅内，武火炒至 60 ～ 70℃

   B. 药袋推熨时，药袋温度高时用力要轻，药袋温度降低时，用力增大

   C. 药袋推熨时，药袋温度高时速度要慢，药袋温度降低时，速度可稍快

   D. 每次操作 30 ～ 45 分钟

   E. 中药只能用一次

2. 关于热熨疗法的适应证与禁忌证，下列叙述错误的是（　　　）

   A. 用于寒湿、气血瘀滞、虚寒病等病证

   B. 可用于各种实热证

   C. 原因不明疼痛或包块部位不可用

   D. 金属移植部位不可用

   E. 大血管处，皮肤破损相应的部位不可用

3. 药熨疗法是将药物置于锅内，文火炒，炒至（　　　）

   A. 50 ～ 60℃　　　B. 60 ～ 70℃　　　C. 70 ～ 80℃　　　D. 80 ～ 90℃　　　E. 90 ～ 100℃

NOTE

第三节 中药封包技术

中药封包技术是通过远红外线和磁场的共同作用，将治疗包中的中药活化物质转化为离子状态，透过皮肤，直接作用于患部，发挥活血通络、祛风除湿、消肿止痛、强筋壮骨、行气消胀、散寒温经等功效。

一、基础知识

1. 适应证 关节肿痛、肌肉劳损酸痛、胃脘部疼痛、月经不调、盆腔炎、乳腺增生等。

2. 禁忌证 恶性肿瘤、活动性结核、出血倾向者；孕妇；皮肤感觉障碍者；局部急性炎症；急性扭挫伤（24 小时以内）；急腹症未明确诊断前。

二、操作程序

（一）操作前评估

1. 医嘱评估 核对医嘱，了解患者年龄、既往史、临床表现、发病部位、相关因素、诊断等。

2. 患者评估

（1）评估患者当前的体质，有无感觉迟钝或障碍，对热的耐受程度，女性患者须了解经孕史；

（2）治疗部位皮肤情况，询问患者的药物过敏史；

（3）心理状态和对疾病的认识等；

（4）是否排空二便。

3. 环境评估

（1）是否光线充足、清洁、安静、舒适。

（2）根据季节关好门窗、调节室温，做好保暖工作。

4. 用物评估 中药封包控制器、中药药包、治疗包一次性外套、电插板，必要时备屏风。

（二）操作实施

操作实施步骤见表 6-5。

NOTE

表 6-5　中药封包技术操作步骤

操作步骤	要点与注意事项
1. 核对、解释　备齐用物至床旁，核对患者姓名、床号、手腕带、离子导入部位，向患者解释操作的目的、步骤及配合要点	·确认患者，并取得患者的理解和配合
2. 仪器的准备　接通电源，打开开关，检查仪器性能，将开关复位	
3. 患者准备　患者取合理体位，松开衣着，暴露治疗部位，清洁皮肤，必要时屏风遮挡患者	·排空二便 ·选择治疗部位，局部皮肤无破损、过敏等
4. 操作　遵医嘱正确选取治疗部位，用固定带固定封包，接通电源，拨动控制器开关，调节适宜温度，调节治疗时间	·根据医嘱调节时间 30 ~ 45 分钟，温度 38 ~ 48℃ ·注意封包紧贴治疗部位的皮肤，确保治疗效果
5. 观察　治疗中经常巡视患者，了解治疗中的感觉，观察局部皮肤颜色变化	·如出现灼痛感，感觉太热立即停止或者调节温度，避免烫伤
6. 告知　封包治疗的治疗作用和注意事项	·治疗一般为每日 1 ~ 2 次
7. 治疗结束　关闭电源开关，撤离中药封包、清洁皮肤，协助患者恢复体位	·平整放置中药封包，避免封包内中药结块
8. 整理床单位，清理用物，拆除一次性外套	
9. 洗手　再次核对，记录及签名	·记录治疗时间、治疗部位及患者感受
10. 健康教育到位	

（三）操作后评价

1. 患者　体位安排合理，局部皮肤无烫伤，症状改善。

2. 护士　中药封包部位合适，方法正确，操作熟练；熟悉注意事项和常见不良反应及其处理。

三、常见不良反应及其处理

1. 局部皮肤烫伤　患者局部皮肤出现潮红、灼热、疼痛，甚至出现水疱，即出现烫伤，应立即停止治疗，外涂烫伤膏。如出现水疱较小无需处理，可自动吸收，如水疱较大，可用无菌注射器抽吸后用无菌敷料包扎。

2. 药物过敏反应　多次治疗后，封包外敷处皮肤可能出现瘙痒、皮疹等反应，可用青黛膏、甘油或皮炎平霜外涂，不可用手搔抓。

四、技术质量考核评价表

技术质量考核评价见表 6-6。

表 6-6　中药封包技术质量考核评价表

项目		要求	应得分	实得分
素质要求（10）		仪表大方，举止端庄，态度和蔼，服装、鞋帽整齐	5	
		洗手，戴口罩	5	
操作前评估（20）	医嘱	遵照医嘱要求，核对姓名、诊断，操作部位	5	
	患者	患者评估正确、全面	5	
	环境	评估环境安全、舒适	2	
	物品	中药封包控制器、中药药包、中药封包一次性外套、电插板，必要时备屏风	8	
操作实施（55）	患者	再次核对，核对治疗部位	3	
		解释并取得配合，舒适体位，暴露治疗部位，保暖	2	
	仪器	接通电源，打开开关，检查仪器性能，将开关复位	3	
	定位	遵医嘱正确选取治疗部位	5	
	固定	固定合理	5	
	开机	接通电源，拨动控制器开关，顺序正确	5	
	时间	时间合理	5	
	观察	局部皮肤颜色变化，询问有无不适	5	
	告知	告知患者封包治疗的注意事项	5	
	关机	关闭电源，撤离中药封包、清洁皮肤	5	
	整理	协助穿衣，取舒适体位，整理床单位，处理用物	4	
		拆除封包一次性外套，平整放置中药封包，洗手	4	
	记录	记录治疗时间、部位、效果及患者反应，签名	4	
操作后评价（10）		操作流畅、治疗部位准确、熟练；患者感觉达到要求	10	
理论（5）		回答全面、正确	5	
合计			100	

注：出现烫伤意外，扣 20 分。

考核者签名：　　　　　　　　　　　　　　　　考核时间：　　　年　　月　　日

复习题

1. 治疗包的主要功效有（　　　）

　　A. 活血通络　　　B. 祛风除湿　　　C. 消肿止痛　　　D. 散寒调经　　　E. 调补气血

2. 中药封包技术外敷的适宜温度是（　　　）

　　A. 35～40℃　　　B. 38～48℃　　　C. 40～45℃　　　D. 45～50℃　　　E. 38～50℃

3. 中药封包外敷处皮肤出现瘙痒、皮疹等反应，外涂药物正确的是（　　　）

　　A. 青黛膏　　　B. 红药水　　　C. 紫药水　　　D. 75% 酒精　　　E. 红花油

NOTE

第四节 蜡疗技术

学习目标

1.识记 能准确描述蜡疗技术的概念、目的、禁忌证、蜡疗法的种类及注意事项。

2.理解 蜡疗技术的作用原理、适应证、不良反应发生原因、表现及预防方法。

3.应用 能运用所学知识规范完成蜡疗技术的操作。

蜡疗疗法又称热蜡疗法，简称蜡疗，是以医用蜡为主要原料，利用固体蜡加温后变成液态蜡作为温热介质，制成蜡块、蜡垫、蜡饼等以适应治疗部位体表形状，涂敷或敷盖于患部或者将患病肢体浸于熔化的蜡溶液中以治疗疾病的一种理疗方法。其具有温经止痛、疏经通络、活血化瘀、消肿散结、祛风散寒、除湿止痛、健脾和胃、调节脏腑、益气温阳、升阳举陷、扶正祛邪、调和阴阳等功效。

蜡疗在中国有着悠久的历史，晋唐时代，蜂蜡疗法逐步完善和盛行，比法国萨脱福于1909年倡导的石蜡疗法早1000多年。最早在1700年前葛洪的《肘后备急方》中便有记载。后在明代李时珍的《本草纲目》中记载更详细："用蜡二斤，于悉罗中熔，捏作一兜鍪，势可合脑大小，搭头致额，其病立止也。"清代外科专家祁坤在《外科大成》一书中，对蜡疗的操作方法及适应证等也进行了比较全面的记述。

蜡疗法的原理是利用加热的医用蜡贴敷于人体体表或某些穴位上，产生刺激作用或温热作用，使局部血管扩张，血流加快而改善周围组织的营养，促进组织愈合；或起到祛寒保暖、散瘀消肿、温经通络的作用，而达到温中散寒、消肿镇痛之目的。同时，热蜡在冷却过程中，体积逐渐缩小，对皮肤和皮下组织产生柔和的机械压迫作用，既可防止组织内淋巴液和血液的渗出，又能促进渗出物的吸收。

一、基础知识

（一）蜡疗的适应证与禁忌证

1.适应证

（1）各种损伤及劳损：挫伤、扭伤、肌肉劳损及关节病变等，如关节强直、挛缩、慢性非特异性关节炎、肩周炎、腱鞘炎、滑囊炎等。

（2）外伤或手术后遗症：瘢痕、粘连、浸润等；愈合不良的伤口或营养性溃疡等。

（3）神经性疼痛：神经炎、周围性面神经麻痹、周围神经病变、神经性皮炎、皮肤硬化症、肌炎、骨髓炎等。

（4）消化道疾病：胃脘痛、腹痛、虚寒泄泻、胃肠神经症、胃炎、胆囊炎等。

（5）妇科疾病：慢性盆腔炎、乳腺增生、痛经、月经不调、不孕症等。

（6）皮肤病：湿疹、黄褐斑、冻伤、神经性皮炎等。

2. 禁忌证

（1）局部皮肤感觉障碍者、有出血倾向的患者及婴幼儿、孕妇禁用。

（2）心肾功能衰竭、恶性肿瘤、结核、化脓性感染、伤口渗出未停止的患者禁用。

（二）分类

1. 蜡布贴敷法　将无菌纱布垫浸蘸热蜡液，冷却到患者能耐受的程度，敷贴在治疗部位上，然后再用另一块较小的浸有 60～65℃蜡液的纱布垫，盖在第一块纱布垫的上面，用大毛巾、床单、棉被等物品覆盖保温。每日或隔日 1 次，每次 30 分钟，15 次为 1 个疗程。

2. 蜡饼贴敷法　将适量石蜡加热熔化，倒入盘底内铺有一层胶布的瓷盘中，厚度应为2～3cm，当蜡层表面温度降至 50℃左右时，连同胶布一起取出，贴敷于患处，也可不在瓷盘中放胶布，直接倾蜡入盘，待盘中石蜡冷却成饼状以后，用刀分离切成适当块状放置患处，保温包扎。此方法操作简单，蜡温恒定，适用于大面积的治疗，每次治疗 30 分钟，15 次为 1 个疗程。

3. 蜡袋贴敷法　用塑料袋装蜡代替蜡饼的一种方法。用厚 0.3～0.5mm 的透明聚乙烯薄膜压制成大小不同的口袋，装入占塑料容积 1/3 的熔解石蜡，排除空气后封口备用，治疗时将蜡袋放入热水中加热，使蜡吸热至 60℃熔解后放于治疗部位（一般水温不超过 80～99℃），可代替蜡饼。

4. 蜡液刷蜡法　将石蜡加热至 100℃，经 15 分钟消毒后，冷却到 50～60℃，用无菌毛刷浸蘸，在治疗部位迅速而均匀地反复涂刷，在涂抹第一层蜡液时，尽量做到涂抹均匀，面积大，以形成保护膜。此后可涂抹温度高些的石蜡，不致烫伤皮肤为度，各层尽快涂抹，厚度达1cm，最后以保温物品（如棉垫）包裹。

5. 蜡液浸泡法　将医用石蜡间接熔化，放入保温器皿中，温度控制在 55.5～57.5℃为宜，将患部浸入蜡液中（形成较厚蜡层时开始计算浸入蜡液的时间），15 分钟后抽出，脱去蜡层，每日 1～2 次，15 次为 1 个疗程。本法以四肢疾患为宜。

二、操作程序

以石蜡为例。

（一）操作前评估

1. 医嘱评估　核对医嘱，了解患者年龄、文化程度、既往史、临床表现、发病部位、相关因素、诊断等。

2. 患者评估

（1）舌苔、脉象、体质、全身情况；

（2）蜡疗局部皮肤情况，有无禁忌证；

（3）心理状态和对疾病的认识等；

（4）是否排空二便等。

3. 环境评估

（1）是否光线充足、清洁、安静、舒适；

（2）是否根据季节关好门窗、调节室温，做好遮挡及保暖工作。

4.用物评估 治疗盘、温度计、绷带、无菌毛刷、棉垫，治疗盘内放蜡具。

（1）蜡饼：将固体医用石蜡置于加热的容器内加热至60℃，使医用石蜡融化，将玻璃纸置于容器底部，用勺子将液态蜡盛于容器中定型，蜡表层凝固后备用。

（2）蜡袋：将医用石蜡熔化后装入橡皮带内（温度50～55℃）备用，蜡液应占蜡袋容积的1/3左右。

（3）蜡液：将医用石蜡熔化到100℃，然后冷却到50～60℃备用。

（二）操作实施

操作实施步骤见表6-7。

表6-7 蜡疗技术操作步骤

操作步骤	要点与注意事项
1.核对、解释 备齐用物至床旁，核对患者姓名、床号，取得患者配合，解释操作目的和配合要点	·确认患者，并取得患者的理解和配合 ·告知患者使用蜡时注意不要掉在地上，避免地滑容易跌倒
2.患者准备 患者取合理体位，松开衣着，暴露蜡疗部位	·根据不同治疗部位，使患者选择舒适持久的体位，注意保暖
3.清洁皮肤 用纱布抹干局部的汗液，清洁皮肤，有较粗长毛发者宜刮净	
4.再次核对	·核对蜡疗的种类和方法
5.蜡疗 （1）蜡布贴敷法：将无菌纱布垫浸蘸热蜡液，冷却到患者能耐受的程度，敷贴在治疗部位上，然后再用另一块较小的浸有60～65℃蜡液的纱布垫，盖在第一块纱布垫的上面，用大毛巾、床单、棉被等物品覆盖保温	·询问患者温度是否适宜，以防烫伤或无效蜡疗 ·每日或隔日1次
（2）蜡饼贴敷法：将适量石蜡加热熔化，倒入盘底内铺有一层胶布的瓷盘中，厚度应为2～3cm，当蜡层表面温度降至50℃左右时，连同胶布一起取出，贴敷于患处，也可不在瓷盘中放胶布，直接倾蜡入盘，待盘中石蜡冷却成饼状以后，用刀切成适当块状放置患处，保温包扎	·避免变换体位，以免脱落
（3）蜡袋贴敷法：用塑料袋装蜡料代替蜡饼的一种方法。用厚0.3～0.5mm的透明聚乙烯薄膜压制成的口袋，装入占塑料容积1/3的熔解石蜡，排除空气后封口备用，治疗时将蜡袋放入热水中加热，使蜡吸热至60℃熔解后放于治疗部位	·热水加热时，一般水温不超过80～99℃ ·视患者蜡疗部位，必要时给予垫枕或绷带固定
（4）刷蜡法：将石蜡加热至100℃，经15分钟消毒后，冷却到50～60℃，用无菌毛刷浸蘸，在治疗部位迅速而均匀地反复涂刷。在涂抹第一层蜡液时，尽量做到涂抹均匀，面积大，以形成保护膜。此后可涂抹温度高些的石蜡，不致烫伤皮肤为度，最后以保温物品（如棉垫）包裹	·每层尽快涂蜡，厚度达1cm为止 ·每日1～2次，15次为1个疗程
（5）浸蜡法：将医用石蜡间接熔化，放入保温器皿中，温度控制在55.5～57.5℃为宜，将患部浸入蜡液中（形成较厚蜡层时开始计算浸入蜡液的时间），15分钟后抽出，脱去蜡层	·本法以四肢疾患为宜 ·每日1～2次，15次为1个疗程
6.病情观察	·操作过程中，随时观察患者局部和全身情况，如过敏、烫伤等
7.操作完毕 （1）再次核对，协助患者整理衣着，取安全舒适体位 （2）整理床单位，整理用物，按医院消毒隔离原则处理	·清理患者身上及地面上的蜡屑，以防地滑摔倒，发生意外

续表

操作步骤	要点与注意事项
8.洗手，再次核对，按要求记录及签名	·记录蜡疗的部位、时间、效果及患者反应
9.健康教育到位	·嘱患者如有不适及时告知护士 ·嘱患者休息30分钟方可活动或离开 ·根据操作前辨证对患者进行健康教育

（三）操作后评价

1.患者　体位安排合理，局部皮肤无烫伤，衣被未染上石蜡，安全、舒适，症状改善。

2.护士　选择蜡疗形式合适，方法正确，操作熟练；熟悉注意事项和常见不良反应及其处理。

三、常见不良反应及其处理

1.皮肤过敏反应　局部瘙痒、红疹、水疱等，应立即停止蜡疗，并遵医嘱对症处理。

2.烫伤　如局部出现小水疱，可不必处理，待自行吸收；如水疱较大，应消毒局部皮肤后，用无菌注射器吸出液体，覆盖无菌敷料。

3.外伤　因石蜡有润滑作用，蜡屑在地面容易导致患者摔伤，一旦摔伤应及时对症处理。

四、技术质量考核评价表

技术质量考核评价见表6-8。

表6-8　蜡疗技术质量考核评价表

项目		要求	应得分	实得分
素质要求（10）		仪表大方，举止端庄，态度和蔼。服装、鞋帽整齐	5	
		洗手，戴口罩	5	
操作前评估（20）	医嘱	遵照医嘱要求	5	
	患者	患者评估正确、全面	5	
	环境	评估环境安全、舒适	2	
	物品	治疗盘、温度计、绷带、无菌毛刷、棉垫、蜡具	8	
操作实施（55）	患者	核对姓名、诊断、穴位，介绍并解释操作目的、步骤及配合要点，患者理解与配合	3	
		体位舒适合理，暴露蜡疗部位，保暖	2	
	定位	再次核对穴位；定位准确	8	
	蜡疗	清洁皮肤，遇体毛较多者需先备皮	2	
		选择合适的蜡疗方法：蜡饼法、刷蜡法、浸蜡法、蜡袋法；制作方法正确、大小适宜，厚度为2～3cm，蜡液涂抹均匀，形成厚度为0.5～1.0cm的蜡膜；制作蜡袋时防止蜡液流出	10	
		温度适宜：蜡饼表面温度45～50℃、蜡液温度55～60℃；蜡疗时间：蜡饼30～60分钟；浸蜡15分钟；注意保温	3	
		准确放置在治疗部位，患者衣物无污染	5	

NOTE

续表

项目		要求	应得分	实得分
	观察	询问患者的感觉，观察局部皮肤情况，皮肤有无烫伤或小水疱；告知相关注意事项，如有不适及时通知护士	10	
	结束	治疗完毕，撤去用物，清洁局部皮肤	3	
	整理	整理床单位，合理安排体位	3	
		清理用物，归还原处，洗手；蜡具处理符合要求	2	
	记录	再次核对，按要求记录及签名	2	
	告知	告知到位	2	
操作后（10）	评价	蜡疗部位准确、操作熟练、皮肤无烫伤、患者感觉达到要求	10	
理论提问（5）		回答全面、正确	5	
合计			100	

注：若有皮肤烫伤，衣裤等被沾染上石蜡等均为不合格。

考核者签名：　　　　　　　　　　　　　　　　　考核时间：　　年　　月　　日

复习题

1.关于蜡疗最早的记载，见于（　　　）

　A.《肘后备急方》　　　　B.《本草纲目》　　　　C.《外科大成》

　D.《伤寒杂病论》　　　　E.《侍疾要语》

2.属于蜡疗禁忌证的是（　　　）

　A.关节强直　　　B.神经炎　　　C.胃炎　　　D.慢性盆腔炎　　E.结核

3.蜡饼法中，蜡饼合适的厚度是（　　　）

　A.1～2cm　　　B.2～3cm　　　C.3～4cm　　　D.4～5cm　　　E.5～6cm

4.当石蜡反复使用时，新石蜡应加入的比例是（　　　）

　A.5%～10%　　B.10%～20%　C.15%～20%　D.15%～25%　E.20%～25%

第五节　耳穴贴压技术

学习目标

　1.识记　能正确陈述耳穴贴压技术的概念。

　2.理解　能正确理解耳穴贴压技术的适应证、禁忌证与操作注意事项。

　3.应用　能熟练应用耳穴贴压技术的操作程序实施护理。

耳穴贴压技术是指用胶布将药豆准确地粘贴于耳穴处，给予适度的揉、按、捏、压，使其产生酸、麻、胀、痛等刺激感应，以达到治疗目的的一种外治疗法，又称耳郭穴区压迫疗法。

一、基础知识

（一）耳穴贴压技术的适应证与禁忌证

1. 适应证

（1）各种疼痛性疾病，如外伤、术后、神经性疼痛等。

（2）各种炎症性疾病，如阑尾炎、胆囊炎、盆腔炎、风湿性关节炎等。

（3）功能紊乱性疾病，如眩晕、月经不调、肠功能紊乱、神经衰弱等。

（4）内分泌代谢性疾病，如糖尿病、肥胖症、围绝经期综合征。

（5）各种慢性疾病，如腰腿痛、肩周炎、消化不良等。

2. 禁忌证

（1）严重心脏病和严重贫血者慎用，禁用强刺激。

（2）外耳有炎症或刺激区患有湿疹、溃疡、冻疮者。

（3）妊娠前 5 个月及有流产史的孕妇。

（二）选穴形式

1. 直接观察法　对耳郭进行全面检查，观察有无脱屑、水疱、丘疹、充血、硬结、疣赘、色素沉着等，出现以上变形、变色点的相应脏腑器官往往患有不同程度的疾病，可以用耳穴贴压治疗。

2. 压痛点探查法　当身体患病时，往往在耳郭上出现压痛点，而这些压痛点，大多是压豆刺激所应选用的穴位。方法是，用前端圆滑的金属探捧（或毫针柄、火柴梗等），以近似相等的压力，在耳郭上探查，压痛最明显处即为治疗点。当探棒压迫痛点时，患者会呼痛、皱眉或出现躲闪动作。

3. 电测定法　应用耳穴探测仪或经络探测仪在耳郭测定到导电性良好的反应点，就是治疗点。

二、操作程序

（一）操作前评估

1. 医嘱评估　核对医嘱，了解患者年龄、既往史、临床表现、发病部位、相关因素、诊断等。

2. 患者评估

（1）舌苔、脉象、体质、全身情况，女性患者须了解经孕史；

（2）耳穴皮肤情况，有无禁忌证；

（3）心理状态和对疾病的认识等；

（4）是否取下耳饰，排空二便等。

3. 环境评估

（1）是否光线充足、清洁、安静、舒适；

（2）根据季节关好门窗，调节室温，注意保暖。

4. 用物评估　治疗盘、75% 酒精、探棒、棉签、弯止血钳（镊子）、耳穴贴压板、弯盘，

NOTE

必要时备生理盐水。

（二）操作实施

操作实施步骤见表 6-9。

表 6-9　耳穴贴压技术操作步骤

操作步骤	注意事项
1.核对、解释　备齐用物至床旁，核对患者姓名、床号、手腕带、耳穴，并向患者做好解释	·确认患者，并取得患者理解与配合
2.患者准备　协助患者取舒适体位，暴露耳穴贴压部位	·注意保暖
3.定穴　手持探棒自耳轮后上方由上而下在选区内寻找耳穴的敏感点，做好标记	·选穴准确
4.消毒　棉签取适量 75% 酒精，消毒操作者手指及患者耳郭皮肤（其范围视耳郭大小而定），待干	·耳郭消毒顺序由内向外，由上向下，防止感染 ·注意局部皮肤有无破溃、红肿、感染等 ·对酒精过敏者用生理盐水代替
5.贴压　再次核对，左手持耳轮后上方，右手用镊子夹取割好的方块胶布，中心粘上准备好的药豆，对准穴位紧贴压其上，并适当按压，使之有发热、胀痛感（即"得气"）	·按压时，两指垂直相对用力，切勿揉搓，以免搓破皮肤，造成感染 ·对过度饥饿、疲劳、精神高度紧张、年老体弱、孕妇按压宜轻；急性疼痛性病症宜重手法强刺激
6.整理用物　操作完毕，再次核对，整理床单位，合理安排体位，并交代注意事项	·防止胶布潮湿和污染，若胶布潮湿、脱落应及时告知医护人员更换 ·夏季留置 1～3 天，春秋季留置 3～5 天，冬季留置 7～10 天，两耳交替使用
7.洗手，再次核对，按要求记录及签名	·记录耳穴贴压的部位、时间、效果及患者反应
8.健康教育到位	·嘱患者在耳穴贴压期间每日按 2～3 次，每次每穴 1～2 分钟

（三）操作后评价

1.患者　体位舒适合理，治疗过程注意保暖，耳穴贴压力度适宜，局部皮肤无损伤。

2.护士　选穴部位合适，贴压手法正确，操作熟练；熟悉注意事项和常见不良反应及其处理。

三、常见不良反应及其处理

严格消毒预防感染，若见局部红肿，应取下压豆，可用碘伏消毒，局部涂以消炎软膏。在感染期间暂停耳穴贴压技术。

四、技术质量考核评价表

技术质量考核评价见表 6-10。

表6-10　耳穴贴压技术质量考核评价表

项目		要求	应得分	实得分
素质要求（10）		仪表大方，举止端庄，态度和蔼，服装、鞋帽整洁	5	
		洗手、戴口罩	5	
操作前评估（20）	医嘱	遵照医嘱要求	5	
	患者	患者评估正确、全面	5	
	环境	评估环境安全、舒适	2	
	物品	治疗盘、75%酒精、探棒（或毫针柄、火柴梗等）、棉签、弯止血钳（镊子）、胶布、耳穴板、王不留行籽、刀片、弯盘	8	
操作实施（55）	皮肤消毒	再次核对患者及穴位后，消毒耳郭皮肤（其范围视耳郭大小而定），待干。必要时取下耳饰	10	
	定穴	护士一手持耳轮后上方	3	
		另一手持探棒由上而下在选区内找敏感点，做好标记	8	
	贴压	再次核对，左手持耳轮后上方，右手用镊子夹取割好的方块胶布，中心粘上准备好的药豆，对准穴位紧贴压其上，并适当按压，使之有发热、胀痛感（即"得气"）	15	
	观察	注意随时观察患者反应及询问患者感受	8	
	整理	整理床单位，合理安排体位；交代注意事项	5	
		清理用物，持物镊浸泡入消毒液中，洗手，取口罩	4	
	记录	按要求记录及签名	2	
操作后（10）	评价	患者感受、皮肤情况、目标达到的程度。动作娴熟、有条不紊；选穴正确，操作手法正确	10	
理论提问（5）		回答全面、正确	5	
合计			100	

考核者签名：　　　　　　　　　　　　　　考核时间：　　年　月　日

复习题

1. 耳穴贴压技术的留籽时间是（　　　）

A. 每天更换　　B. 2～7天　　C. 8～9天　　D. 9～10天　　E. 15天

2. 耳穴贴压技术的禁忌证不包括（　　　）

A. 妊娠期妇女　　　　　B. 耳部有冻疮者

C. 月经期妇女　　　　　D. 耳部有炎症破溃者

E. 对酒精过敏者

3. 下列关于耳穴贴压技术操作的说法中错误的是（　　　）

A. 对于酒精过敏患者，选用75%酒精对耳穴部位进行搽拭消毒

B. 一般每次贴压一侧耳穴，双侧耳穴轮流使用

C. 进行耳穴按压时，两指垂直相对用力，切勿揉搓

D. 对过度饥饿、疲劳、精神高度紧张、年老体弱、孕妇耳穴按压力度宜轻

E. 贴压完成后，嘱患者在耳穴贴压期间每日按 2～3 次，每次每穴 1～2 分钟

4. 使用耳穴贴压技术应注意的问题不包括（　　　）

A. 耳郭局部炎症、溃疡者，可先治外耳疾病

B. 习惯性流产患者可通过贴压子宫、盆腔、腹、卵巢、内分泌来进行保胎治疗

C. 高度贫血、血友病者禁用针刺和放血法，可用贴压法

D. 严重心脑血管病者不宜强刺激

E. 过度饥、饱、醉、累及消瘦、年迈、紧张者不宜针刺和放血

第七章　刺法技术与配合护理

刺法技术是以中医理论为指导，应用不同的手法将针刺入人体不同部位（穴位）的技术操作。根据针具的不同形制、用途、刺激方式主要分为皮肤针技术、毫针技术、电针技术、皮内针技术、火针技术、水针技术等。因本章节的技术均有损伤性，护士必须通过专业培训及在医生指导下按照医嘱执行，或者配合医生完成（如埋线疗法）。

第一节　穴位注射技术

学习目标

1. 识记　能正确陈述穴位注射技术的概念。
2. 理解　能正确理解穴位注射技术的适应证及禁忌证。
3. 应用　能应用穴位注射技术及其不良反应处置方法。

目前注射技术根据技术的不同方法分为穴位注射、局部注射、封闭注射、全息注射和枝川注射等。穴位注射技术开始于20世纪50年代，受苏联著名的巴甫洛夫神经反射学说影响，一些中医学者将中医学的整体观念与封闭疗法的治疗手段相结合；70年代穴位注射技术应用于临床内、外、妇、儿、皮肤、五官各科的各类疾病治疗；90年代中期穴位注射技术采用的穴位从少到多，所用的药物扩大到上百种，治疗病证也扩大到数百种，在临床实际中运用广泛。穴位注射技术注入的内容有生理盐水、药液、空气或氧气、油、血液等；本节仅介绍水针技术和自血疗法技术。

一、水针技术

水针就是将药物注入穴位以防治疾病的一种方法，本法具有操作简便、适应范围广、作用迅速等特点，是治疗疾病常用的方法。其原理是将传统中医学针灸疗法与近现代医学药物注射法有机结合，融合了针刺物理刺激、药物药理作用，从而达到通经活络、调和气血、协调脏腑、祛除病邪的作用。

（一）基础知识

1. 水针技术的适应证与禁忌证

（1）适应证：水针技术适应证广泛，基本等同于针灸的适应证。既能治疗功能性疾病，又可治疗器质性疾病。在急性病、慢性病和疑难杂症中均有较好疗效。

①运动系统疾病，如痹证、腰腿痛（腰肌劳损、骨质增生、椎间盘突出）、扭伤等。

②神经系统疾病，如头痛、不寐、口眼㖞斜、痿证、三叉神经痛、坐骨神经痛、肋间神经痛、癫狂痫证等。

③消化系统疾病，如胃痛、腹泻、痢疾等。

④呼吸系统疾病，如咳嗽、哮喘、肺痨等。

⑤心血管疾病，如心悸、心痛、高血压等。

⑥五官科疾病，如咽喉肿痛、目赤肿痛、中耳炎、鼻炎等。

⑦妇产科疾病，如子宫脱垂、催产、小儿肺炎、腹泻等。

（2）禁忌证：患者疲乏、饥饿或精神紧张，皮肤有感染（溃疡）、瘢痕或肿瘤的部位，有出血倾向及高度水肿者禁用。孕妇的下腹部、腰部及合谷、三阴交等穴禁用此法。

2. 注射剂量和方法　根据注射的穴位决定药物的性质、浓度和剂量。如耳穴每穴注射0.1mL；面部每穴注射0.3～0.5mL；四肢部每穴注射1～2mL；胸背部每穴注射0.5～1mL；腰臀部每穴注射2～5mL；肌肉丰厚处可注射10～20mL；中药注射液的穴位注射常规剂量为1～4mL；刺激性较大的药物和特异性药物行小剂量穴位注射。根据穴位病变组织的不同，决定针刺角度和注射的深浅，如头面及四肢远端等皮肉浅薄处的穴位多浅刺；腰部和四肢肌肉丰厚部位的穴位可深刺。

（二）操作程序

1. 操作前评估

（1）医嘱评估：核对医嘱，了解患者年龄、文化程度、既往史、临床表现、发病部位、过敏史、诊断等。

（2）患者评估

①舌苔脉象、体质、全身情况。

②了解患者对药物的过敏史。

③注射局部皮肤情况，有无禁忌证。

④心理状态和对疾病的认识等。

⑤是否排空二便等。

（3）环境评估

①是否光线充足、清洁、安静、舒适。

②是否根据季节关好门窗、调节室温，做好遮挡及保暖工作。

（4）用物评估：治疗盘、安尔碘、无菌棉签、无菌弯盘一套、快速手消毒液、污物缸、锐器盒、注射器和针头，按医嘱备药物并核对，抽吸药液置于无菌弯盘内，必要时备屏风（彩图7-1）。

（5）操作者：操作者应洗手、剪指甲。

2. 操作实施　操作实施步骤见表7-1。

彩图 7-1

表 7-1　水针技术操作步骤

操作步骤	要点与注意事项
1. 核对、解释　备齐用物至床旁，核对患者姓名、床号、手腕带、注射部位、药物等，告知患者操作目的、主要步骤、配合要点、注意事项	· 确认患者，并取得患者的理解和配合 · 再次了解患者有无药物过敏史 · 尽量选择肌肉丰厚处的穴位
2. 患者准备　患者取舒适体位，松开衣着，暴露注射部位	· 正确取穴，注意保暖
3. 穴位注射　用安尔碘棉签消毒注射穴位，由内向外，直径大于5cm，再次核对药物，排尽空气后，一手拇指及食（中）指绷紧穴位皮肤，另一手持注射器，针尖对准穴位，迅速刺入皮下后缓慢进入肌肉层（约进入注射针头的 2/3），并同时询问患者是否有得气感，若得气，回抽无血，将药液注入，若没得气上下轻提插并再次询问患者是否得气，得气方能注入药液；若患者有触电感，应立即退针，改换角度再进针	· 严格执行"三查八对"及无菌操作规程 · 注药要慢 · 避免将药液注入血管、关节腔、胸腔等内 · 药液剂量大，可由深入浅，边推药边退针 · 患者不能空腹行此操作，避免晕针 · 在操作时，不可随意改变体位，以免引起针刺意外 · 注意观察患者全身情况 · 针孔按压时间 1 分钟以上，避免出血
4. 拔针　出针后用无菌干棉签按压片刻，针头放入锐器盒，再次核对	· 避免针刺伤
5. 整理床单位，清理用物 （1）再次核对，协助患者取安全舒适卧位 （2）清理用物，按照要求处理用物并归还原位	· 用物处理严格按照无菌要求处置
6. 洗手，再次核对，按要求记录及签名	· 记录注射部位、时间、效果
7. 健康教育到位	· 嘱患者注意休息，如有不适及时告知护士，教会患者自我观察药物副作用 · 根据操作前的辨证对患者进行健康指导

3. 操作后评价

（1）患者：体位舒适，水针技术注射过程中无不良反应，达到预期目标。

（2）护士：选穴准确、方法正确，操作熟练，严格执行无菌操作；熟悉注意事项和常见不良反应及其处理。

（三）常见不良反应及其处理

1. 晕针　患者注射过程中突然出现精神疲怠、面色苍白、恶心欲吐、心慌气短、严重者血压下降、脉搏微细、昏迷，立即停止注射，协助患者平躺，解开衣领，注意保暖。轻者给予饮温水或糖水，休息后即可恢复；重者选取人中、足三里、内关、百会、关元、气海等穴针刺和指压，帮助患者清醒。

2. 血肿　注射部位疼痛肿胀，皮肤呈青紫色。少量出血时，按压注射部位，血肿可自行消退；若血肿较大，可先冷敷止血，24 小时后再热敷。

3. 感染　注射部位出现红、肿、热、痛，重者化脓破溃甚至出现败血症。保持皮肤清洁，轻者可使用抗生素类软膏局部涂擦，重者可口服或者静脉使用抗生素治疗，有脓肿形成应切开引流。

4. 神经损伤　患者疼痛剧烈，神经分布区麻木、无力，重者肌肉萎缩、感觉消失。立刻停止注射，可采取针灸、按摩、局部热敷、神经营养药物等治疗。

5. 药物过敏　轻者皮肤充血、瘙痒、起皮疹，重者出现过敏性休克。立刻停止注射，轻者无需特殊处理；重者应立刻通知医生，遵医嘱处理，密切监测生命体征。

6.脑脊髓损伤 延髓损伤后，轻者倦怠、嗜睡；重者剧烈头痛、恶心呕吐、神志昏迷，甚至死亡。密切观察病情，遵医嘱对症处理，保持肢体循环、关节动度和肌肉张力，预防畸形和外伤。

（四）技术质量考核评价表

技术质量考核评价见表7-2。

表7-2 水针技术质量考核评价表

项目		要求	应得分	实得分
素质要求（10）		仪表大方，举止端庄，态度和蔼。服装、鞋帽整齐	5	
		洗手，戴口罩	5	
操作前评估（20）	医嘱	遵照医嘱要求	5	
	患者	患者评估正确、全面	5	
	环境	评估环境安全、舒适	2	
	物品	治疗盘、安尔碘、无菌棉签、无菌弯盘一套（抽吸药液置于无菌弯盘内）、快速手消毒液、污物缸、注射器和针头、锐器盒	8	
操作实施（55）	患者	核对姓名、诊断、穴位，介绍并解释操作目的、步骤及配合要点，患者理解与配合	3	
		体位舒适合理，暴露注射部位，保暖	2	
	定位	按医嘱取穴，定位准确，有酸、麻、胀感	10	
	手消	护士用快速手消毒液进行手消	3	
	皮肤消毒	用安尔碘棉签消毒注射部位，由里往外，直径大于5cm	5	
	注射	排出针管内空气，方法正确，不浪费药液	5	
		再次核对药物后，进针，上下提插"得气"后回抽无回血，注射药液，速度适宜，注意观察患者反应。注射2穴以上，应1针1穴	10	
	观察	患者是否有晕针、疼痛等不适症状	5	
	拔针	拔针，用无菌干棉签按压针孔，再次核对	3	
	整理	整理床单位，合理安排体位	3	
		清理用物，归还原处，洗手，针具处理符合要求	2	
	记录	再次核对，按要求记录及签名	2	
	告知	告知到位	2	
操作后（10）	评价	操作熟练，选穴正确，无菌观念强，与患者沟通语言恰当	10	
理论提问（5）		回答全面、正确	5	
合计			100	

注：若未严格执行"三查八对"及无菌操作，视为不合格。

考核者签名：   考核时间：   年   月   日

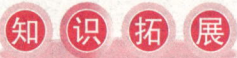

知识拓展

水针技术的研究进展

1957年11月4日，我国首次在《浙江日报》上以《神妙的金针——访蔡铖仿吸收苏联经验创造经穴封闭疗法》为题介绍了水针技术。水针技术在临床治疗时选穴精简，以近部选穴和远部选穴为主，注射用药精准，以单方西药制剂和复方西药制剂为主，多与热敏灸、穴位埋线、水光注射等中医技术操作配合治疗。资料显示，水针技术的药效接近甚至超过了静脉给药，但临床专家对同一病证的水针技术的穴位处方、操作方法与药物选择常各不相同。近年来，根据循证医学的发展，以梁繁荣为代表进行了循证针灸学的研究，特别强调要重视针灸取效的多重因素，处方配穴与刺灸法均为重要因素，在水针技术的经穴选用及特异性研究方面已经取得一定成果，进一步挖掘水针技术临床运用中治疗的病种、科属、药物选择、穴位选择及临床疗效等方面的规律和特点。

二、自血疗法

自血疗法是指抽取患者自身的静脉血（一般采肘正中静脉血），即刻注入其自身特定穴位的一种治疗方法。可分为全血疗法和溶血疗法。

根据经络学说和药物治疗原理，经针刺和自身血液的作用直接刺激经络上的穴位，从而刺激机体的非特异性免疫反应，促进白细胞吞噬作用，达到调理人体内环境，降低机体敏感性和增强机体免疫力目的的一种治疗方法。

（一）基础知识

1. 自血疗法的适应证与禁忌证

（1）适应证

①临床多用于治疗皮肤病，如白癜风、慢性荨麻疹、全身皮肤瘙痒症、泛发性湿疹和皮炎、过敏性紫癜、银屑病、皮肤划痕症、慢性湿疹、复发性疖肿、毛囊炎以及脓疱型痤疮、牛皮癣、扁平疣、黄褐斑等。

②呼吸系统疾病，如慢性支气管炎、哮喘、变应性鼻炎等。

③其他，如复发性口疮、肠激惹综合征、头痛、腰椎间盘脱出等难治性疾病。

（2）禁忌证

①体质虚弱、患有传染性疾病的人群。

②患有血液疾病者，如血小板减少症、血友病等出血倾向的，晕血、贫血、低血压等。

③甲状腺功能亢进患者。

④孕妇及生理期女性，过饥过饱、醉酒、过度疲劳者。

2. 分类

（1）全血疗法：是指在患者的静脉里抽取适量血液，不加任何抗凝剂或药物，随即直接注射到患者经络腧穴。每周1～2次，10次1个疗程。

（2）溶血疗法：用注射器抽取适量生理盐水，然后再抽取患者静脉血适量。使血与生理盐水充分混匀，经过2～3分钟后，待混合液变成透明时做穴位注射。每周2次，10次1个疗程。

（二）操作程序

1. 操作前评估

（1）医嘱评估：核对医嘱，了解患者年龄、文化程度、既往史、临床表现、相关因素、诊断等。

NOTE

（2）患者评估

①舌苔、脉象、体质、全身情况。

②采血和注射部位皮肤情况，有无禁忌证。

③心理状态和对疾病的认识等。

④是否排空二便等。

（3）环境评估

①是否光线充足、清洁、安静、舒适。

②是否根据季节关好门窗、调节室温，做好隐私保护及保暖工作。

（4）用物评估：治疗盘、注射器（根据医嘱备 2mL、5mL 等不同规格的注射器）、根据注射部位备针头、压脉带、安尔碘、无菌棉签、无菌弯盘一套、锐器盒、快速手消毒液。（彩图 7-2）

彩图 7-2

2. 操作实施

操作实施步骤见表 7-3。

表 7-3　自血疗法操作步骤

操作步骤	要点与注意事项
1. 核对、解释　备齐用物至床旁，核对患者姓名、床号、手腕带、采血部位和注射部位等，告知患者操作目的、步骤、配合要点、注意事项	·确认患者，并取得患者的理解和配合 ·常选肘正中静脉 ·常用的注射部位有足三里、曲池等，西医多直接进行臀部注射
2. 患者准备　患者取合理体位，充分暴露采血部位	·选择有弹性的血管，注意保暖
3. 针刺采血　确保肘关节放平，掌心向上，距采血点上方 5～6cm 处，以活结扎上压脉带，嘱患者握拳，使血管持续充盈。用安尔碘棉签对采血点旋转式由内而外消毒（直径约5cm），右手持注射器，令针尖斜面向上且针管刻度面向施术者，快速进针，有落空感，回抽，当观察针管内血液达所需血量，停止回抽，解开压脉带，拔针，用无菌干棉签按压穿刺部位；将采好的血立即交给另一位护士进行注射	·采血过程中注意动作迅速、轻柔 ·严格遵循无菌规程 ·按医嘱要求确定采血量 ·按压时间 5 分钟以上，避免出血
4. 自血注射　协助患者取舒适体位，暴露注射穴位，用安尔碘棉签消毒注射部位，由内向外，直径大于 5cm，再次核对，迅速接过采血护士采好的血排尽空气，同时更换针头（换下的针头放锐器盒），一手拇指及食（中）指绷紧局部皮肤，另一手持注射器，针尖对准穴位，迅速刺入皮下后进入肌肉层（约进入注射针头的 2/3），并同时询问患者是否有得气，若得气，回抽，细致观察针筒血液是否增加，如没有增加即将血液注入，若没得气上下轻提插并询问患者是否得气，得气方能注入血液；若患者有触电感，应立即退针，改换角度再进针。注毕后出针，用无菌干棉签按压针孔片刻，再次核对后迅速将针头及针筒放锐器盒	·严格执行"三查八对"及无菌操作规程 ·选择肌肉丰厚的部位注射 ·在操作时，不可随意改变体位，以免引起针刺意外 ·为防止自体血液凝固，更换针头后，立即注射 ·注意观察患者的反应 ·避免针刺伤
5. 整理床单位，清理用物 （1）再次核对，协助患者取安全舒适卧位 （2）清理用物，按消毒隔离原则分类处理并归还原位	
6. 洗手，再次核对，按要求记录及签名	·记录自血疗法的部位、时间、效果、患者反应
7. 健康教育到位	·嘱患者休息片刻，如有不适及时告知护士，教会患者自我观察自血治疗后可能出现的不良反应 ·根据操作前的辨证对患者进行健康指导

3. 操作后评价

（1）患者：体位舒适合理，采血部位和注射部位无出血情况，症状改善。

（2）护士：穴位定位准确，方法正确，操作熟练；熟悉注意事项和常见不良反应及其处理。

（三）常见不良反应及其处理

1. 晕血　在采血过程中患者表现为头晕、恶心、目眩、心悸，继而面色苍白，出冷汗，四肢厥冷，血压降低，脉搏细弱，甚至突然意识丧失。立即停止操作，将患者平卧，注意保暖，饮温开水或糖水，休息10～15分钟，一般可以恢复，必要时遵医嘱给予药物治疗。

2. 晕针　症状和处理详见水针技术常见不良反应及其处理。

3. 皮下瘀血　采血后由于按压部位不准确、按压时间不够，采血部位出现明显的皮下瘀血。轻者瘀血可自行消退，重者可冷敷瘀血部位，24小时后热敷瘀血部位。

4. 凝血　采血时间过长、采血注射器没有抗凝剂、血液没有及时注射等原因均可导致血液凝固。采血过程中重复静脉采血，要更换注射器和针头，采血后立即注射，以防凝血。

5. 注射后皮下肿胀　注射部位疼痛肿胀，皮肤呈青紫色，为注射时损伤血管所致。少量出血时，一般可自行消退；血肿较大，可先冷敷，24小时后再热敷。注射时避开大血管进针，拔针后立即按压注射部位。

（四）质量考核参考评价表

技术质量考核评价见表7-4。

表7-4　自血疗法质量考核评价表

项目		要求	应得分	实得分
素质要求（10）		仪表大方，举止端庄，态度和蔼。服装、鞋帽整齐	5	
		洗手，戴口罩	5	
操作前评估（20）	医嘱	遵照医嘱要求	5	
	患者	患者评估正确、全面	5	
	环境	评估环境安全、舒适	2	
	物品	治疗盘、注射器（根据医嘱备2mL、5mL等不同规格的注射器）、根据注射部位备针头、压脉带、安尔碘、无菌棉签、无菌弯盘一套、锐器盒、快速手消毒液	8	
操作实施（55）	患者	核对姓名、诊断，介绍并解释操作目的、步骤及配合要点，患者理解与配合	3	
		体位舒适合理，暴露采血部位	2	
	定位	再次核对，静脉选择，确定采血量	2	
	采血	手部消毒，确保肘关节放平，距采血点上方5～6cm处，以活结的形式扎上压脉带，按无菌原则用安尔碘棉签对采血点旋转式由内而外消毒（直径约5cm）	5	
		右手持注射器，令针尖斜面向上且针管刻度面向施术者，与皮肤成15°～30°角，斜行快速进针	8	
		当手有落空感，立即回抽	2	
		观察针管内血液，达所需血量，停止回抽，拔针，按压穿刺点。按压不少于3分钟。采血注射器放在无菌弯盘内	5	

NOTE

续表

项目		要求	应得分	实得分
	注血治疗	取舒适体位，暴露注射穴位，正确取穴	2	
		手部消毒，用安尔碘棉签消毒注射部位，由里往外，直径大于5cm	3	
		手部消毒，更换针头，将针管内的空气排空	3	
		再次核对，进针，进针提插"得气"后回抽无回血，注射时速度适宜	5	
	观察	患者是否有晕血、晕针、疼痛等不适症状	4	
	拔针	拔针，用无菌干棉签按压针孔，再次核对	3	
	整理	整理床单位，合理安排体位	2	
		清理用物，归还原处，洗手，针具处理符合要求	2	
	记录	再次核对，按要求记录及签名	2	
	告知	告知到位	2	
操作后（10）	评价	操作熟练，采血、注射部位方法正确，无菌观念强，与患者沟通语言恰当	10	
理论提问（5）		回答全面、正确	5	
合计			100	

注：若未严格执行"三查八对"及无菌操作，视为不合格。

考核者签名： 考核时间： 年 月 日

知识拓展

自血疗法的临床运用

自血疗法最早见于李时珍《本草纲目》，其曰："气味咸，平，有毒，主治赢病人皮肉干枯，身上麸片起，又狂犬咬，寒热欲发者，并刺血热饮之。"自血疗法真正得到应用是在20世纪50年代之后，已故岭南针灸名家靳瑞教授，开创了综合中医针灸刺络放血、毫针针刺和西医静脉采血、注射多种治疗手段于一体的针灸特色疗法。临床研究证明，自血疗法不仅对于皮肤疾病、支气管哮喘非常有效，还可以提高肿瘤患者的血红蛋白和T淋巴细胞数量，可以有效地刺激抗原，刺激机体免疫系统，促进自身免疫功能，抵御外来性过敏原的干扰，起到非特异性脱敏作用。

复习题

1. 穴位注射的适用范围不正确的是（ ）

　A. 腰腿痛　　　　　　B. 头痛　　　　　　C. 尿潴留

　D. 哮喘　　　　　　E. 孕妇的下腹部、腰骶部

2. 穴位注射的注意事项不正确的是（ ）

　A. 严格执行查对制度、操作规程、无菌操作原则

　B. 注意药物的性能、配伍禁忌

　　C.注意询问患者药物过敏史

　　D.颈项部、胸背部腧穴可以深刺

　　E.注射时应避开神经干，若患者有触电感应退针或改变方向注入药物

3.应行小剂量穴位注射的是（　　）

　　A.中药注射液

　　B.西药注射液

　　C.中成药注射液

　　D.刺激性较大的药物和特异性药物

　　E.上述所有药物

4.四肢穴位注射每穴注射的用药剂量为（　　）

　　A.0.1mL　　　　　　B.0.3～0.5mL　　　　　　C.0.5～1mL

　　D.1～2mL　　　　　　E.2～3mL

5.自血疗法常见的不良反应是（　　）

　　A.水疱　　　　　　B.皮下瘀血　　　　　　C.低血糖

　　D.溶血反应　　　　　　E.过敏休克

第二节　皮肤针技术

学习目标

1.识记　能正确陈述皮肤针技术的概念。

2.理解　能正确理解皮肤针技术的适应证、禁忌证与操作注意事项。

3.应用　能熟练应用皮肤针技术的操作程序实施护理。

　　皮肤针，又称"梅花针""七星针"，是由古代九针中"镜针"演变而来。皮肤针法是在古代"半刺""浮刺""扬刺""毛刺"的基础上发展而来的。皮肤针技术是以特制的多支短针组成的皮肤针叩刺人体一定部位或穴位来治疗疾病的一种疗法。通过叩刺局部皮肤，以疏通经络，调节脏腑之气，达到防治疾病之目的。

一、基础知识

（一）皮肤针的适应证与禁忌证

　　1.适应证　皮肤针的适用范围很广，临床各种病证均可应用，如近视、视神经萎缩、急性扁桃腺炎、感冒、咳嗽、慢性胃肠疾病、便秘、头痛、失眠、腰痛、皮神经炎、斑秃、痛经等。

　　2.禁忌证

　　（1）患有贫血、低血糖、血液病或出血倾向患者；

　　（2）有严重肝肾及心脏疾患的患者；

（3）局部皮肤有破溃、红肿、感染等；

（4）孕妇、年老体弱者慎用。

（二）叩刺形式

1. 叩刺部位 皮肤针叩刺的部位一般分为循经、穴位、局部叩刺3种。

（1）循经叩刺：是指循经脉进行叩刺的一种方法，常用于项背腰骶部的督脉和足太阳膀胱经。

（2）穴位叩刺：是指在穴位上进行叩刺的一种方法。主要是根据穴位的主治作用，选择适当的穴位予以叩刺治疗。临床上常于各种特定穴、夹脊穴、阿是穴等处进行叩刺。

（3）局部叩刺：是指在患部进行叩刺的一种方法。如扭伤后局部的瘀肿疼痛、顽癣等，可在局部进行围刺或散刺。

2. 叩刺方法

（1）持针式：手握针柄后部，食指压在针柄上。

（2）叩刺法：将针具及皮肤消毒后，针尖对准叩刺部位，使用手腕之力，将针尖垂直叩打在皮肤上，并立即提起，反复进行。

3. 叩刺强度 叩刺强度是根据刺激的部位、患者的体质和病情决定的，一般分轻、中、重3种。

（1）轻刺激：用较轻腕力进行叩刺，以局部皮肤略有潮红，患者无疼痛感为度。适用于老弱妇儿、虚证患者和头面、五官及肌肉浅薄处。

（2）中等刺激：介于轻重刺激之间，局部皮肤潮红，但无渗血，患者稍觉疼痛。适用于一般疾病和多数患者，除头面等肌肉浅薄处外，大部分部位都可用此法。

（3）重刺激：用较重腕力进行叩刺，局部皮肤可见隐隐出血，患者有疼痛感觉。适用于体强、实证患者和肩、背、腰、骶部等肌肉丰厚处。

二、操作程序

（一）操作前评估

1. 医嘱评估 核对医嘱，了解患者年龄、既往史、临床表现、发病部位、相关因素、诊断等。

2. 患者评估

（1）评估患者全身情况，注意患者体质的强弱、胖瘦高矮、凝血机制障碍，女性患者须了解经孕史；

（2）评估患者叩刺部位皮肤情况，注意局部皮肤有无破溃、红肿、感染等；

（3）心理状态、对疼痛的耐受力及对疾病的认知等；

（4）排空二便等。

3. 环境评估

（1）是否光线充足、清洁、安静、舒适；

（2）是否根据季节关好门窗、调节室温，注意保暖。

4. 用物评估 治疗盘、无菌皮肤针、0.5%碘伏、消毒干棉球或棉签、弯盘；必要时备浴巾、屏风等。

5. **操作者**　洗手，戴口罩，修剪指甲。

（二）操作实施

操作实施步骤见表7-5。

表 7-5　皮肤针技术操作步骤

操作步骤	要点与注意事项
1. 核对、解释　备齐用物至床旁，核对患者姓名、床号、手腕带、叩刺穴位及部位，并向患者做好解释	·确认患者，并取得患者理解与配合 ·注意针尖有无钩曲，针尖是否平齐，针头与针柄连接处是否牢固
2. 患者准备　协助患者取舒适体位，暴露叩刺部位皮肤，遵医嘱选取叩刺穴位	·注意保暖 ·选穴准确 ·选择叩刺部位时，应避开皮肤破溃、红肿、感染及有瘢痕处
3. 消毒　用棉签取适量碘伏常规消毒针具及叩刺部位皮肤	·严格执行无菌操作
4. 叩刺　操作者一手握住针柄后端，食指伸直压住针柄前端，运用腕关节上下弹力进行由轻到重叩击。针尖与皮肤呈垂直点，针尖触及皮肤即迅速弹起，动作连续，一般每分钟60～80次	·叩刺时用力须均匀，针尖要垂直而下、垂直而起，避免斜、钩、挑，以减轻患者疼痛感 ·循经叩刺时，每隔1cm左右叩刺1次，一般可叩刺8～16次
5. 观察　叩刺过程中注意随时观察患者表情及皮肤情况，询问患者感受，并根据患者情况调整叩刺强度	·若患者叩刺部位皮肤血肿疼痛剧烈时，应停止叩刺，做冷敷处理
6. 操作完毕　用无菌纱布或棉球擦拭叩刺部位，防止感染。协助患者穿衣，取舒适体位	·叩刺后局部若有出血，需用消毒干棉球擦拭，防止感染
7. 整理用物　整理床单位，清理用物	·将皮肤针用棉球擦净，浸泡入消毒液中
8. 洗手、取口罩并按要求记录	·记录叩刺的部位、时间、效果及患者反应
9. 健康教育到位	·向患者解释叩刺部位会有疼痛感，可能会出现青紫现象，几天后便可消失

（三）操作评价

1. **患者**　体位舒适合理，治疗过程注意保暖，叩刺力度适宜，局部皮肤无感染，症状有所缓解。

2. **护士**　选取叩刺部位合适，手法正确，操作熟练，注意询问患者感受；熟悉注意事项和常见不良反应及其处理。

三、常见不良反应及其处理

1. **血肿**　是指叩刺部位出现皮下出血而引起肿痛的现象，多由针尖弯曲带钩或用力不当，使皮肉受损，或刺伤皮下血管所致。若微量的皮下出血而出现小块青紫时，一般不必处理，可自行消退。若局部血肿疼痛较剧，青紫面积大且影响活动功能时，可先做冷敷止血，24小时后再做热敷处理，促使瘀血消散吸收。

2. **局部感染**　严格消毒预防感染，若见叩刺部位红肿，可用碘伏消毒，局部涂以消炎软膏。

四、技术质量考核评价表

技术质量考核评价见表7-6。

NOTE

表7-6 皮肤针技术质量考核评价表

项目		要求	应得分	实得分
素质要求（10）		仪表大方，举止端庄，态度和蔼，服装、鞋帽整洁	5	
		洗手、戴口罩	5	
操作前评估（20）	医嘱	遵照医嘱要求	5	
	患者	患者评估正确、全面	5	
	环境	评估环境安全、舒适	2	
	物品	治疗盘、无菌皮肤针、0.5%碘伏、消毒干棉球或棉签、弯盘，必要时备浴巾、屏风	8	
操作实施（55）	定位	再次核对；明确叩刺部位，取得患者配合	6	
	叩刺	检查皮肤针针尖有无钩曲，针尖是否平齐，针头与针柄连接处是否牢固	5	
		常规消毒针刺部位局部皮肤	5	
		术者以右手握住针柄后端，食指伸直压住针柄前端，运用腕关节上下弹力进行由轻到重叩击。针尖与皮肤呈垂直点，针尖触及皮肤即迅速弹起，动作连续，一般每分钟60～80次	15	
	观察	注意随时观察患者反应及询问患者感受	8	
	消毒	叩刺部位用消毒干棉球擦拭叩刺部位，防止感染	4	
	整理	整理床单位，合理安排体位；交代注意事项	5	
		清理用物，皮肤针擦拭后浸泡入消毒液中，洗手，取口罩	4	
	记录	按要求记录及签名	3	
操作后（10）	评价	患者感受、皮肤情况、目标达到的程度；动作娴熟、有条不紊；叩刺部位、叩刺方法正确，用力均匀	10	
理论提问（5）		能说出选择叩刺部位的目的及操作注意事项	5	
合计			100	

考核者签名：　　　　　　　　　　　　　　　　　　　考核时间：　　　年　　月　　日

附：腕踝针术

腕踝针术是指在手腕或足踝部的相应进针点，用毫针进行皮下针刺以防治疾病的方法。腕踝针术是将病证表现的部位归纳在身体两侧的6个区域内，按照分区查明病证所在的区域，在腕、踝部位选取相应的进针点。在两侧的腕部和踝部各定6个进针点，以横膈为界，按区选点进行治疗。其具有疏通经络，调和脏腑功能的作用。

1. 腕踝针术的适应证与禁忌证

（1）适应证：主要适用于各种痛证及脏腑疾患。如牙痛、头痛、关节痛、腰腿痛、月经痛、哮喘、过敏性肠炎、神经衰弱、皮肤瘙痒等。

（2）禁忌证：腕踝针一般无绝对禁忌证。经期妇女、妊娠期3个月内者慎用；过度劳累、饥饿，精神过于紧张时禁用。

2. 操作顺序

（1）操作前评估

①医嘱评估：核对医嘱，了解患者年龄、文化程度、既往史、临床表现、发病部位、相关

因素、诊断等。

②患者评估：舌苔、脉象、体质、全身情况，对疼痛的耐受程度；针刺局部皮肤情况；心理状态和对疾病的认识等；排空二便等。

③环境评估：是否光线充足、清洁、安静、舒适；是否根据季节关好门窗、调节室温，做好遮挡及保暖工作。

④用物评估：治疗盘、一次性毫针（0.25mm×25mm）、75%酒精、镊子、无菌干棉球、一次性无菌敷贴、棉签、弯盘，必要时备浴巾、垫枕、屏风等。（彩图7-3）

彩图 7-3

（2）操作实施

操作实施步骤见表7-7。

表 7-7　腕踝针术操作步骤

操作步骤	要点与注意事项
1. 核对、解释　备齐用物至床旁，核对患者姓名、床号、手腕带、针刺穴位（部位），向患者解释操作目的、步骤及配合要点	·针刺前向患者做好解释工作，以消除其紧张恐惧情绪，取得患者配合
2. 患者准备　协助患者取合理体位，松开衣物，暴露针刺部位，保暖	·体位以充分暴露针刺部位，患者舒适、不易移动为准 ·针刺过程中注意防寒保暖，必要时用屏风遮挡
3. 针刺 （1）根据患者病证，按区选择正确的针刺部位 （2）局部（腧穴）皮肤用75%酒精由内向外擦拭。术者消毒手指 （3）按腧穴部位深浅和患者体型胖瘦选取合适的毫针，检查针柄有无松动、针尖有无弯曲带钩等 （4）左手固定在进针点下部，并拉紧皮肤。右手持针柄，针尖朝向病变部位，针尖与皮肤成15°～30°，快速刺入皮下 （5）一次性无菌敷贴固定针柄，让患者活动针刺侧的肢体，询问患者有无不适。留针30分钟。期间观察询问患者有无不适感	·酒精消毒由内向外擦拭，直径大于5cm ·刺入皮下浅层后，若患者有酸、麻、胀、痛等感觉，说明进针过深，需调整 ·病情严重者适当延长留针时间，最多不超过24小时
4. 出针　一手捻动针柄，将针退至皮下，迅速拔出，另一手拇（食）指按压针孔周围皮肤，轻压片刻，以防出血	·检查针数以防遗漏
5. 整理床单位，清理用物 （1）再次核对，观察局部皮肤，协助患者整理衣着，选取安全舒适卧位，整理床单位 （2）清理用物，归回原位备用	·
6. 洗手，再次核对，按要求记录及签名	·记录针刺的部位、时间、效果及患者的反应
7. 健康教育到位	·针刺结束后需休息片刻方可活动，如有不适，及时告知护士

（3）操作后评价

①患者：定位是否准确，体位安置合理、舒适，操作是否"得气"，是否达到预期。

②护士：操作熟练、规范，熟悉注意事项及不良反应与处理，语言通俗易懂，态度和蔼，沟通有效。

3. 常见不良反应及其处理

见本章第三节毫针刺法配合护理常见不良反应及其处理。

4. 技术质量考核评价表

技术质量考核评价见表 7-8。

表 7-8 腕踝针术技术质量考核评价表

项目		要求	应得分	实得分
素质要求（10）		仪表大方，举止端庄，态度和蔼。服装、鞋帽整齐	5	
		洗手，戴口罩	5	
操作前评估（20）	医嘱	遵照医嘱要求	5	
	患者	患者评估正确、全面	5	
	环境	评估环境安全、舒适	2	
	物品	治疗盘、一次性毫针（0.25mm×25mm）、75% 酒精、镊子、无菌干棉球、棉签、一次性无菌敷贴、弯盘，必要时备浴巾、垫枕、屏风	8	
操作实施（55）	患者	核对姓名、诊断、穴位、介绍并解释，患者理解与配合	3	
		体位舒适合理，暴露针刺部位，保暖	2	
	定位	再次核对穴位；定位准确	8	
	消毒	局部用 75% 酒精消毒，由内向外擦拭，直径大于 5cm，术者消毒手指	2	
	进针	检查针柄有无松动、针尖有无弯曲带钩	3	
		左手固定在进针点下部，并拉紧皮肤。右手持针柄，针尖朝向病变部位，针尖与皮肤成 15°～30°快速刺入皮下	10	
	调针	若患者有酸、麻、胀、痛等感觉，说明进针过深，需调整	5	
	留针	一次性无菌敷贴固定针柄	6	
		留针时间 30 分钟，观察患者局部情况，让患者活动针刺侧肢体，询问患者的感觉。病情严重者适当延长留针时间，最长不超过 24 小时	5	
	出针	一手捻动针柄，将针退至皮下，迅速拔出，另一手拇（食）指按压针孔周围皮肤，轻压片刻，用干棉球按压针孔片刻，核对针数	3	
	整理	整理床单位，合理安排体位	2	
		清理用物，归还原处，洗手	2	
	记录	再次核对，按要求记录及签名	2	
	告知	告知到位	2	
操作后（10）	评价	取穴准确度及操作熟练程度、留针时和起针后体位是否合理、患者的感受及目标达到程度	10	
理论提问（5）		回答全面、正确	5	
合计			100	

考核者签名： 考核时间： 年 月 日

知识拓展

腕踝针的分区

腕踝针法将人体体表划分为 6 个纵行区及上下两段。纵行区包括头、颈、躯干六区和四肢六区两部分。头、项、躯干六区以前后正中线为界，将身体两侧由前向后分为 6 个纵行带状区域；四肢六区以臂干线和股干线为四肢及躯干的分界。当两侧的上下肢处于内面向前的外旋位置，即当四肢的阴阳面和躯干的阴阳面处在同一方向中并互相靠拢时，以靠拢处出现的缝为分界，在前面的相当于前中线，在后面的相当于后中线，划分与躯干相仿。上下两段，是以胸骨末端与两侧肋弓交接处为中心，划出一条环绕身体的水平线称横膈线，将身体两侧的六个区域分成上下两段。

复习题

1. 皮肤针的别名为（　　　）

　　A. 罗汉针　　　　B. 梅花针　　　　C. 镜针　　　　D. 小儿针　　　　E. 蜂针

2. 操作皮肤针时使用的是（　　　）

　　A. 臂力　　　　B. 指力　　　　C. 腕力　　　　D. 肘力　　　　E. 掌力

3. 皮肤针技术的适应证正确的是（　　　）

　　A. 血液病患者　　　　　　　B. 严重心脏病患者

　　C. 孕妇　　　　　　　　　　D. 慢性胃肠疾病

　　E. 皮肤破溃者

第三节　毫针刺法配合护理

学习目标

1. 识记　能正确陈述毫针刺法的概念。
2. 理解　能正确理解毫针刺法的适应证和禁忌证。
3. 应用　能应用毫针刺法的操作程序实施针刺配合护理技术。

毫针刺法是指用不同型号的金属针具，通过一定的手法刺激人体穴位，以起到疏通经络、行气活血、调整阴阳、扶正祛邪等作用的一种治疗方法。毫针刺法是以中医理论为基础，经络腧穴理论为指导，利用金属制成的针具，在人体穴位施以一定的手法，从而达到防治疾病的目的。

一、基础知识

（一）毫针刺法的适应证与禁忌证

1. **适应证**　广泛适用于内、外、妇、儿、五官等各科病症，凡能够针刺部位，皆可使用此法进行治疗。

2. **禁忌证**　患者在过度饥饿、暴饮暴食、醉酒后及精神过度紧张时；局部皮肤有破损、感染、溃疡、瘢痕、肿瘤处；有出血倾向及高度水肿者；年老体弱者慎用；小儿囟门未闭时头顶部；孕妇腰骶部、腹部。

（二）基本知识

1. 针具

（1）毫针的构造：毫针分为针尖、针身、针根、针柄、针尾 5 个部分。

（2）毫针的规格：毫针的规格，主要以针身的直径和长度区分。临床一般以长短在 25～75mm（1～3 寸）和粗细在 0.32～0.38mm（28～30 号）者最为常用。

2. 针刺前准备

（1）思想准备：针刺前施术双方都应做好思想准备。施术者对初诊患者应做好宣传解释工作，减少患者对针刺的恐惧心理，并取得积极配合。施术者应安神定志，精力集中于患者身上。

（2）选择针具：选择针具应根据患者的性别、年龄、形体的肥瘦、病变部位及所取腧穴的具体位置，选取长短粗细适宜的针具。

（3）选择体位：根据针刺腧穴部位的不同，选择适宜的体位，以充分暴露针刺部位、操作方便，患者肌肉放松、舒适、不易移动、能持久留针为宜。

（4）消毒：针刺前必须做好施术者双手和针刺腧穴部位的消毒。现临床针刺针具均为一次性针具，一人一套，使用后丢弃。故针具无需消毒。

施术者双手消毒：施术前，施术者按六步洗手法洗手。施术时应尽量避免手指直接接触针体，如必须接触针体时，可用消毒干棉球或无菌纱布做间隔物，以保持针身无菌。

针刺腧穴部位消毒：在针刺腧穴部位时，用 75% 酒精棉球拭擦即可。在拭擦时应以腧穴部位为中心向四周绕圈擦拭，直径大于 5cm。

3. 进针法

一般双手协同操作，紧密配合。左手按压针刺部位或辅助针身，称为"押手"；右手持针，以拇、食、中三指夹持针柄，状如持毛笔，称为"刺手"。押手的作用是固定腧穴，夹持针身，协助刺手进针，减少进针疼痛，调节和控制针感。刺手的作用是掌握针具，施行手法操作，进针时运指力于针尖，使针刺入皮肤；行针时左右捻转，上下提插或弹震刮搓及出针等手法操针。

临床常用进针手法有以下几种：

（1）单手进针法：右手拇、食指夹持消毒干棉球，夹住针身下端，中指端紧靠腧穴部位、指腹抵住针身，拇、食指向下用力，中指随之弯曲，迅速刺入腧穴。适用于短针进针。

（2）双手进针法

①指切进针法：左手拇指或食指的指甲切按在腧穴旁边的皮肤，右手持针紧贴左手指甲面刺入腧穴。适用于短针进针。

②夹持进针法：左手拇、食指持捏消毒干棉球，夹住针身下端，将针尖固定在所刺腧穴的皮肤表面位置；右手持针柄，将针垂直刺入腧穴。适用于长针进针。

③舒张进针法：左手拇、食指将所刺腧穴部位的皮肤向两侧撑开，使皮肤绷紧；右手持针，使针从左手拇、食指的中间刺入。适用于皮肤松弛或有褶皱部位腧穴进针。

④提捏进针法：左手拇、食指将针刺腧穴部位的皮肤捏起，右手持针，从捏起的上端将针刺入。适用于皮肉浅薄部位腧穴进针。

4. 进针角度、方向、深度

（1）进针角度

①直刺：垂直进针，使针身与腧穴皮肤成 90°直角。

②斜刺：针身与皮肤成 45°角斜向刺入，斜刺适用于肌肉较浅薄处、腧穴内有重要脏器不宜直刺的腧穴。

③横刺：针身与腧穴皮肤成 15°沿着皮肤刺入。

（2）进针方向：一般根据经脉循行方向、腧穴分布部位和所要达到的组织结构等情况而定，有时为了使针感达到病所，可将针尖指向病痛处，针尖的指向与针刺的角度密切相关。

（3）进针深度：身体瘦弱，宜浅刺；身强体肥者，宜深刺；年老体弱及小儿娇嫩之体，宜浅刺；中青年身强体壮者，宜深刺；阳证、新病宜浅刺；阴证、久病宜深刺；头面和胸背及皮薄肉少处的腧穴，宜浅刺；四肢、臀、腹及肌肉丰满处的腧穴，宜深刺。

5. 行针　又称运针，是指将针刺入腧穴后，为了使之得气，调节针感以及进行补泻而实施的各种针刺手法。行针的基本手法是针刺的基本动作，常用的有以下两种：

（1）提插法：将针身刺入腧穴一定深度，并在腧穴内进行上、下进退的操作方法。使针身由深层向上退到浅层为提，再由浅层向下刺入深层为插。

（2）捻转法：将针身刺入腧穴一定深度，以右手拇、食、中三指夹持针柄，进行一前一后来回旋转捻动的操作方法。

提插幅度的深浅，捻转角度的大小，频率的快慢，操作时间的长短等，应根据患者的体质、病情、针刺腧穴部位的特征以及施术者所要达到的目的灵活掌握。

6. 得气　"得气"是针刺治疗过程中的感觉，包括两个方面：一是患者对针刺部位的感觉，多表现为酸、麻、胀、痛等，又称"针感"；施术者根据针感掌握刺激的手法操作，以达到有效的刺激程度。二是施术者手指对针具刺入皮肤以后，针下沉紧、涩滞等的感觉，又称"手感"，施术者可根据手感去寻找、调整针感，使针感达到治疗疾病所需要的程度。

7. 留针　将针刺入腧穴行针施术后，使针留置穴位内，称为留针。一般病证只要针下得气而施以适当的补泻手法后，即可出针或留针 10～20 分钟。

8. 出针　又称起针、拔针，是在行针施术或留针后，先以左手拇、食指按住针孔周围皮肤，右手持针做轻微捻转，缓慢将针提至皮下，然后将针拔出，迅速用消毒干棉球按压针孔，以防出血。出针后施术者应立即检查针数以防遗漏，患者休息片刻方可活动。

二、操作程序

（一）操作前评估

1. 医嘱评估　核对医嘱，了解患者年龄、文化程度、既往史、临床表现、发病部位、相关因素、诊断等。

2. 患者评估

（1）舌苔、脉象、体质、全身情况；

（2）针刺局部皮肤情况；

（3）心理状态和对疾病的认识等；

（4）是否排空二便等。

3. 环境评估

（1）是否光线充足、清洁、安静、舒适；

（2）是否根据季节关好门窗、调节室温，做好遮挡及保暖工作。

4. 用物评估　治疗盘、一次性毫针、75% 酒精、镊子、无菌干棉球、棉签、弯盘，必要时备浴巾、垫枕、屏风等。（彩图 7-4）

（二）操作实施

操作实施步骤见表 7-9。

表 7-9　毫针刺法操作步骤

操作步骤	要点与注意事项
1. 核对、解释　备齐用物至床旁，核对患者姓名、床号、手腕带、针刺穴位（部位），向患者解释操作目的、步骤及配合要点	·确认患者，并取得患者的理解和配合
2. 患者准备　协助患者取合理体位，松开衣物，暴露针刺部位	·体位以充分暴露针刺部位，患者舒适、不易移动为准 ·注意保暖及保护患者隐私，必要时屏风遮挡
3. 针刺 （1）用拇、食指循经按压腧穴，询问患者感觉，以确定穴位 （2）局部（腧穴）皮肤用 75% 酒精由内向外擦拭。术者消毒手指 （3）按腧穴部位深浅和患者体型胖瘦选取合适的毫针，检查针柄有无松动、针尖有无弯曲带钩等 （4）根据针刺部位，选择进针方法 （5）将针刺入腧穴后，通过提插捻转等手法调节针感，根据病情不同，选择是否留针，一般留针 10～20 分钟。期间观察询问患者有无不适感 （6）观察病情	·酒精消毒由内向外擦拭，直径大于 5cm ·胸胁腰背有内脏处腧穴，不宜直刺、深刺 ·年老体弱者，行针手法不宜过强 ·仔细观察是否发生针刺意外情况
4. 出针　左手拇、食指按住针孔周围皮肤，右手将针提至皮下，迅速拔出，用消毒干棉球按压针孔，以防出血	·检查针数以防遗漏
5. 整理床单位，清理用物 （1）再次核对，观察局部皮肤，协助患者整理衣着，选取安全舒适卧位，整理床单位 （2）清理用物，归回原位备用	·使用过的毫针放锐器盒按照锐器处理，其他用物及时消毒处理
6. 洗手，再次核对，按要求记录及签名	·记录针刺的部位、时间、效果及患者的反应
7. 健康教育到位	·针刺结束后需休息片刻方可活动，如有不适，及时告知护士 ·根据操作前评估结果对患者进行健康指导

（三）操作后评价

1. 患者　定位是否准确，体位安置合理、舒适，操作是否"得气"，是否达到预期。

2. 护士　操作熟练、规范，熟悉注意事项及不良反应与处理，语言通俗易懂，态度和蔼，沟通有效。

三、常见不良反应及其处理

1. 晕针　晕针是针刺治疗过程中常见的异常情况，多由于患者心理准备不足，对针刺过度紧张，或患者在针刺前处于饥饿、劳累等虚弱状态，或患者施术体位不舒适，或术者针刺手法不熟练等。患者在针刺或留针过程中突然出现头晕、恶心、心慌、面色苍白、出冷汗等表现，应立即停止针刺，将针全部拔出，令患者平卧，头部放低，闭目休息，并饮少量温开水，周围环境应避免嘈杂；若症状较重，可针刺人中、内关、足三里等穴，促使其恢复。经上述方法处理后不见效并出现心跳无力、呼吸微弱、脉搏细弱等危重症状者，应采取相应急救措施。

2.滞针 施术者感到针下有涩滞、牵拉、包裹等感觉，使行针或起针困难，称滞针。滞针多由于针刺手法不当，使针刺处发生肌肉强直性收缩，致肌纤维缠裹在针体上。出现滞针后，不要强行行针、起针。应令患者全身放松，并用手按摩针刺部位，使局部肌肉松弛。而后轻缓向初时行针相反方向捻转，提动针体，缓慢将针拔出。

3.弯针 进针后针体在体内或体外发生弯曲，称弯针。在体外的弯针多由于留针使针柄受到外力压迫、碰撞；发生在体内的弯针，多在起针时发现，由于患者在留针或行针时，移动体位或肌肉发生挛缩，致使针刺在关节腔、骨缝、两组反向收缩的肌群中的针体发生弯曲；或由于选穴不准确，针刺手法过重、过猛，针尖碰到坚硬组织。体外弯针出针时，应注意用手或镊子夹持住弯针曲角以下的针体，缓慢将针起出；体内弯针出针时，应先嘱患者将移动的肢体缓慢恢复到原来进针时的姿势，并在针刺腧穴旁适当按摩，同时用右手捏住针柄做试探性、小幅度捻转，找到针体弯曲的方向后，顺着针体弯曲的方向起针，若针尖部弯曲，应注意一边小幅度捻转，一边慢慢提针，同时按摩针刺部位，减少疼痛。切忌强行起针，以免损伤肌肉纤维或发生断针。

4.血肿 针刺部位引起皮下出血，皮肤隆起，肿胀疼痛，称皮下血肿。多由于针刺时刺伤小血管，或针尖弯曲带钩碰伤血管、皮下组织，或患者有出血倾向。出现皮下血肿时，应先持酒精棉球压按在针孔处的血肿上，轻揉片刻。如血肿不再增大，不需再处理，局部皮肤青紫可逐渐消退；若经上述按揉血肿继续增大，应加大力度持续按压并冷敷，然后加压包扎，48 小时后局部改为热敷，消散瘀血。

四、技术质量考核评价表

技术质量考核评价见表 7-10。

表 7-10 毫针刺法技术质量考核评价表

项目		要求	应得分	实得分
素质要求（10）		仪表大方，举止端庄，态度和蔼。服装、鞋帽整齐	5	
		洗手，戴口罩	5	
操作前评估（20）	医嘱	遵照医嘱要求	5	
	患者	患者评估正确、全面	5	
	环境	评估环境安全、舒适	2	
	物品	治疗盘、一次性毫针、75% 酒精、镊子、无菌干棉球、棉签、弯盘，必要时备毛毯、屏风	8	
操作实施（55）	患者	核对姓名、诊断、穴位，介绍并解释操作目的、步骤及配合要点，患者理解与配合	3	
		体位舒适合理，暴露针刺部位，保暖	2	
	定位	再次核对穴位；定位准确	8	
	消毒	局部用 75% 酒精消毒，由内向外擦拭，直径大于 5cm，术者消毒手指	2	

NOTE

续表

项目		要求	应得分	实得分
	进针	选取合适的毫针，检查针柄有无松动、针尖有无弯曲带钩等	3	
		进针方法正确	8	
	行针	产生酸、麻、胀、重向远端扩散，即得气	8	
		补泻手法调节针感正确	5	
		观察患者局部情况，留针时间10～20分钟，询问患者的感觉	5	
	起针	先以一手拇（食）指端按住针孔周围皮肤，另一手持针，迅速拔出，用干棉球按压针孔片刻，核对针数	3	
	整理	整理床单位，合理安排体位	2	
		清理用物，归还原处，洗手	2	
	记录	再次核对，按要求记录及签名	2	
	告知	告知到位	2	
操作后（10）	评价	取穴部位准确、体位合理、操作熟练、患者感觉、目标达到的程度	10	
理论提问（5）		回答全面、正确	5	
合计			100	

考核者签名：   考核时间：　　年　月　日

附：耳针术

耳针术是指在耳郭穴位上用短毫针针刺或其他方法进行刺激，以防治疾病的一种方法。

1. 基础知识

（1）耳针的适应证与禁忌证

①适应证：适用于内、外、妇、儿、五官、伤科及内分泌代谢障碍等疾病；各种疼痛性疾病；各种炎症性疾病，如中耳炎、牙周炎、扁桃体炎、急性结膜炎、气管炎、胃炎、肠炎、阑尾炎、胆囊炎、盆腔炎、风湿性关节炎、末梢神经炎等；变态反应性疾病，如过敏性鼻炎、过敏性哮喘、过敏性结肠炎、荨麻疹等；内分泌代谢及泌尿生殖系统疾病，如糖尿病、肥胖症、甲状腺功能亢进、急性甲状腺炎、尿崩症、垂体瘤等；功能性疾病，如内耳眩晕症、心律不齐、高血压、性功能障碍、神经衰弱、植物神经功能紊乱、小儿多动症、功能性子宫出血等；预防保健作用，可用于感冒的预防；预防晕车、晕船；此外，还具有美容、减肥、催产、催乳、戒烟、解酒、解毒等功效以及预防和处理输血、输液反应。

②禁忌证：耳部有湿疹、炎症、溃疡、冻伤等；过度疲劳或身体极度衰弱者；有习惯性流产史的孕妇；有严重器质性病变、重度贫血的患者。

（2）形式

①毫针刺法：选用28～30号0.3～0.5寸长的毫针在耳穴上进行针刺。

②埋针法：是将皮内针埋入耳穴治疗疾病的方法。适用于慢性病证和疼痛性疾病，起到持续刺激、巩固疗效和防止复发的目的。

③电针法：是毫针与脉冲电流刺激相结合的一种方法。临床上更适用于神经系统疾病、内脏痉挛、哮喘诸证。

④点刺放血法：用三棱针在耳穴上点刺出血的一种方法。具有镇静开窍、泄热解毒、消肿止痛、去瘀生新等作用，用于实热、阳闭、瘀血、热毒等多种病症。

⑤穴位注射法：将微量药物注入耳穴，通过注射针对耳穴的刺激和药物的药理作用，协同调整机体机能，促进疾病恢复，达到防治疾病的目的。

2.操作程序

（1）操作前评估

①医嘱评估：核对医嘱，了解患者年龄、文化程度、既往史、临床表现、发病部位、相关因素、诊断等。

②患者评估：舌苔、脉象、体质、全身情况，对疼痛的耐受程度；耳穴部位的皮肤情况；心理状态和对疾病的认识等；是否排空二便等。

③环境评估：是否光线充足、清洁、安静、舒适；是否根据季节关好门窗、调节室温，做好遮挡及保暖工作。

④用物评估：治疗盘、短毫针、75%酒精、无菌干棉球、棉签、探棒、弯盘。（彩图7-5）

彩图7-5

（2）操作实施

操作实施步骤见表7-11。

表7-11　耳针术操作步骤

操作步骤	要点与注意事项
1.核对、解释　备齐用物至床旁，核对患者姓名、床号、手腕带、耳穴，向患者解释操作目的、步骤及配合要点	·确认患者，并取得患者的理解和配合
2.患者准备　协助患者取合理体位，松开衣物，暴露耳穴	
3.针刺　一手固定耳郭，另一手用探针由上而下在选定区域内寻找敏感点。用75%酒精消毒耳郭皮肤，待酒精干后施术。术者消毒手指。选取0.3～0.5寸长的毫针，检查针柄有无松动、针尖有无弯曲带钩等。左手拇、食二指固定耳郭，中指托着针刺部位的耳背。右手拇、食二指持针进针。留针的时间为15～30分钟，每隔10分钟运针1次	·进针深度以刺入软骨而不穿透为度 ·慢性病、疼痛性病留针时间适当延长，儿童、年老者不宜多留
4.观察病情，询问患者有无不适感	·主要观察是否出现晕针
5.出针　左手托住耳郭，右手迅速将毫针垂直拔出，再用消毒干棉球压迫针孔，以免出血	·检查针数以防遗漏
6.整理床单位，清理用物 （1）再次核对，观察耳穴皮肤，协助患者选取安全舒适卧位，整理床单位 （2）清理用物，归回原位备用	·针刺后如针孔发红、肿胀应及时用安尔碘消毒，防止化脓性软骨膜炎的发生
7.洗手，再次核对，按要求记录及签名	·记录针刺的部位、时间、效果及患者的反应
8.健康教育到位	·耳针结束后需休息片刻方可活动，如有不适，及时告知护士 ·根据操作前的辨证对患者进行健康指导

（3）操作后评价

①患者：定位是否准确，体位安置合理、舒适，操作是否"得气"，是否达到预期。

②护士：操作熟练、规范，熟悉注意事项及不良反应与处理，语言通俗易懂，态度和蔼，沟通有效。

NOTE

3. 常见不良反应及其处理

见本章第三节毫针刺法配合护理的常见不良反应及其处理。

4. 技术质量考核评价表

技术质量考核评价见表 7-12。

表 7-12　耳针术技术质量考核评价表

项目		要求	应得分	实得分
素质要求（10）		仪表大方，举止端庄，态度和蔼。服装、鞋帽整齐	5	
		洗手，戴口罩	5	
操作前评估（20）	医嘱	遵照医嘱要求	5	
	患者	患者评估正确、全面	5	
	环境	评估环境安全、舒适	2	
	物品	治疗盘、短毫针、75% 酒精、无菌干棉球、棉签、探棒、弯盘	8	
操作实施（55）	患者	核对姓名、诊断、穴位，介绍并解释操作目的、步骤及配合要点，患者理解与配合	3	
		体位舒适合理，暴露耳穴部位，保暖	2	
	定位	再次核对穴位；一手固定耳郭，另一手用探棒由上而下在选定区域内寻找敏感点	8	
	消毒	酒精消毒耳郭，待干后施术，术者消毒手指	2	
	进针	选取合适的毫针，检查针柄有无松动、针尖有无弯曲带钩等	3	
		左手拇、食二指固定耳郭，中指托着针刺部位的耳背。右手拇、食指持针进针，深度以刺入软骨而不穿透为度	8	
	行针	每隔 10 分钟运针 1 次	8	
		留针 15 ～ 30 分钟	5	
		观察患者局部情况，询问患者的感觉	5	
	起针	左手托住耳郭，右手迅速将毫针垂直拔出，再用消毒干棉球压迫针孔，以免出血	3	
	整理	整理床单位，合理安排体位	2	
		清理用物，归还原处，洗手	2	
	记录	再次核对，按要求记录及签名	2	
	告知	告知到位	2	
操作后（10）	评价	取穴部位准确、体位合理、操作熟练，患者感觉、目标达到的程度	10	
理论提问（5）		回答全面、正确	5	
合计			100	

考核者签名：　　　　　　　　　　　　　　　　考核时间：　　年　　月　　日

复习题

1. 毫针刺法操作时，同时取面部、腹部、下肢侧面的穴位。应协助患者取的体位是（　　　　）

　　A. 仰卧位　　　　B. 俯卧位　　　　C. 侧卧位　　　　D. 俯伏卧位　　　　E. 仰靠卧位

2.针刺时发生晕针，下列处理方法不正确的是（ ）

A.立即出针　　　　B.卧床时头高脚低　　　　C.指掐人中穴

D.饮适量温水　　　　E.注意保暖

3.针刺后患者"得气"的感觉正确的是（ ）

A.酸、麻、胀、痛　　　　B.酸、麻、胀、重　　　　C.酸、麻、重、痛

D.麻、胀、重、疼　　　　E.酸、胀、重、痛

第四节　电针配合护理

学习目标

1.识记　能正确陈述电针疗法的概念。

2.理解　能正确理解电针疗法的适应证和禁忌证。

3.应用　能应用电针疗法的操作程序实施电针配合护理技术。

电针疗法，是在毫针刺法的基础上使用各种脉冲电针仪连接在针具上，导入脉冲电流，将针刺和电流刺激相结合，加强"得气"感应，以防治疾病的一种方法。其优点是能代替人做较长时间的持续运针，节省人力，且能比较客观地控制刺激量。

一、基础知识

（一）电针的适应证与禁忌证

1.适应证　各种痛症、痹证、痿证、中风后遗症、外伤截瘫、脏器功能失调以及癫狂和肌肉、韧带、关节的损伤性疾病等，还可用于针刺麻醉。

2.禁忌证　同毫针。心脏病患者慎用此法。

（二）电针常用波形

1.连续波　是电针治疗仪输出某单一固定重复频率构成的脉冲波，分疏波和密波。疏波频率在30Hz以内，常用于治疗痿证，各种肌肉、关节、韧带、肌腱损伤等；密波频率高于30Hz，常用于止痛、镇静、缓解肌肉和血管痉挛、针刺麻醉等。

2.疏密波　是疏波和密波交替出现的一种组合波。常用于疼痛、扭挫伤、关节周围炎、坐骨神经痛、面瘫、肌无力、局部冻伤等。

3.起伏波　脉冲频率或幅值受另一个脉冲或电信号的调控，两者复合后，脉冲波形由低向高，再由高向低做周期性改变。其作用较为温和，更适宜年老体弱者或儿童。

4.断续波　为时断时续的组合波。常用于治疗痿证、瘫痪，也可用于电肌体操训练。

NOTE

二、操作程序

（一）操作前评估

1. 医嘱评估 核对医嘱，了解患者年龄、文化程度、既往史、临床表现、发病部位、相关因素、诊断等。

2. 患者评估

（1）舌苔、脉象、体质、全身情况，对疼痛的耐受程度；

（2）针刺局部皮肤情况；

（3）心理状态和对疾病的认识等；

（4）是否排空二便等。

3. 环境评估

（1）是否光线充足、清洁、安静、舒适；

（2）是否根据季节关好门窗、调节室温，做好遮挡及保暖工作。

4. 用物评估 治疗盘、一次性毫针、电针仪、75%酒精、镊子、无菌干棉球、棉签、弯盘，必要时备浴巾、垫枕、屏风等。（彩图7-6）

彩图7-6

（二）操作实施

操作实施步骤见表7-13。

表7-13 电针配合护理操作步骤

操作步骤	要点与注意事项
1. 核对、解释 备齐用物至床旁，核对患者姓名、床号、手腕带、针刺穴位（部位），向患者解释操作目的、步骤及配合要点	·针刺前向患者做好解释工作，以消除其紧张恐惧情绪，取得患者配合
2. 患者准备 协助患者取合理体位，松开衣物，暴露针刺部位	·体位以充分暴露针刺部位，患者舒适、不易移动为准 ·针刺过程中注意防寒保暖，必要时用屏风遮挡
3. 针刺 （1）用拇食指循经按压腧穴，询问患者感觉，以确定穴位 （2）局部（腧穴）皮肤用75%酒精由内向外擦拭。术者消毒手指 （3）按腧穴部位深浅和患者体型胖瘦选取合适的毫针，检查针柄有无松动、针尖有无弯曲带钩等 （4）根据针刺部位，选择进针方法 （5）将针刺入腧穴后，通过提插捻转等手法调节针感，一般留针10～20分钟 （6）将电针电极连接在毫针上。打开电源开关，选择适当的频率和波形，逐步调至所需强度 （7）观察询问患者有无不适感	·酒精消毒由内向外擦拭，直径大于5cm ·胸胁腰背之脏腑所居部位腧穴，不宜直刺、深刺 ·年老体弱者，行针手法不宜过强 ·检查电针仪性能是否良好，输出是否正常 ·电针连接前输出电位器旋钮调到零位 ·电针负极接主穴，正极配配穴 ·强度由小逐渐加大，以患者能承受为度 ·观察是否有针刺意外的表现
4. 出针 一般通电时间为10～20分钟，结束时将输出电位器调到零位，然后关闭电源，取下导线。出针同毫针刺法	·体质较弱者通电时间不宜超过15分钟，某些顽疾适当延长通电时间。出针后检查针数以防遗漏
5. 整理床单位，清理用物 （1）再次核对，观察局部皮肤，协助患者整理衣着，选取安全舒适卧位，整理床单位； （2）清理用物，归回原位备用	

续表

操作步骤	要点与注意事项
6. 洗手，再次核对，按要求记录及签名	·记录针刺的部位、时间、效果及患者的反应
7. 健康教育到位	·针刺结束后需休息片刻方可活动，如有不适，及时告知护士 ·根据操作前的辨证结果给患者进行健康宣教

（三）操作后评价

1. 患者　定位是否准确，体位安置合理、舒适，操作是否"得气"，是否达到预期。

2. 护士　操作熟练、规范，熟悉注意事项及不良反应与处理，语言通俗易懂，态度和蔼，沟通有效。

三、常见不良反应及其处理

同本章第三节毫针刺法配合护理。如患者有隐瞒内置金属性配件引起的严重副作用应及时配合医生进行抢救。

四、技术质量考核评价表

技术质量考核评价见表 7-14。

表 7-14　电针技术质量考核评价表

项目		要求	应得分	实得分
素质要求（10）		仪表大方，举止端庄，态度和蔼。服装、鞋帽整齐	5	
		洗手，戴口罩	5	
操作前评估（20）	医嘱	遵照医嘱要求	5	
	患者	患者评估正确、全面	5	
	环境	评估环境安全、舒适	2	
	物品	治疗盘、一次性毫针、电针仪、75% 酒精、镊子、无菌干棉球、棉签、弯盘，必要时备浴巾、垫枕、屏风	8	
操作实施（55）	患者	核对姓名、诊断、穴位，介绍并解释操作目的、步骤及配合要点，患者理解与配合	3	
		体位舒适合理，暴露针刺部位，保暖	2	
	定位	再次核对穴位，定位准确	8	
	消毒	局部用 75% 酒精消毒，由内向外擦拭，直径大于 5cm，术者消毒手指	2	
	进针	选取合适的毫针，检查针柄有无松动、针尖有无弯曲带钩等	2	
		进针方法正确	8	
	行针	产生酸、麻、胀、重感并向远端扩散，即"得气"	8	
	连接电针仪	连接前输出电位器旋钮调到零位，电极连接在毫针上	2	
	起针	数好针数	10	
	整理	整理床单位，合理安排体位	3	
		清理用物，归还原处，洗手；罐具处理符合要求	2	

NOTE

续表

项目		要求	应得分	实得分
	记录	再次核对，按要求记录及签名	3	
	告知	告知到位	2	
操作后（10）	评价	取穴部位准确、体位合理、操作熟练，患者感觉、目标达到程度	10	
理论提问（5）		回答全面、正确	5	
合计			100	

考核者签名：　　　　　　　　　　　　　　　　　　考核时间：　　年　　月　　日

复习题

1. 在进行电针法操作时，通电时间正确的是（　　　）

　　A. 1～5分钟　　　　　　B. 5～10分钟　　　　　　C. 10～20分钟

　　D. 20～25分钟　　　　　E. 25～30分钟

2. 下列各项，适宜年老体弱者或儿童患者的电针波形是（　　　）

　　A. 疏波　　　　　　　　B. 断续波　　　　　　　　C. 连续波

　　D. 密波　　　　　　　　E. 起伏波

3. 电针电极连接在毫针的部位是（　　　）

　　A. 针根　　　　　　　　B. 针柄　　　　　　　　　C. 针身

　　D. 针尾　　　　　　　　E. 针尖以外的部位

第五节　埋线技术及配合护理

学习目标

1. 识记　能正确陈述穴位埋线术的概念。
2. 理解　能正确理解穴位埋线术的作用原理、适应证、禁忌证和施术方法。
3. 应用　能应用穴位埋线术配合护理的操作配合医生开展穴位埋线术。

　　根据中华人民共和国国家标准 GB/T21709.10—2008《针灸技术操作规范　第10部分：穴位埋线》，穴位埋线术是指将可吸收性外科缝线置入穴位内，利用线对穴位产生的持续刺激作用防治疾病的方法。

一、基础知识

（一）埋线技术的适应证与禁忌证

1. 适应证

（1）内科疾病：支气管哮喘、食道贲门失弛缓症、慢性胃炎、慢性结肠炎、尿潴留、单纯性肥胖、风湿性关节炎、类风湿性关节炎等。

（2）神经、精神科疾病：偏头痛、三叉神经痛、偏瘫、神经衰弱、癫痫等。

（3）外科疾病：疝病、乳腺增生症、阑尾炎、手术后肠粘连、泌尿系结石等。

（4）男科疾病：阳痿、早泄、遗精、前列腺炎等。

（5）妇科疾病：功能性子宫出血、痛经、闭经、盆腔炎等。

（6）儿科疾病：惊厥、单纯性消化不良、厌食症、遗尿症等。

（7）皮肤科疾病：荨麻疹、神经性皮炎、痤疮、皮肤瘙痒症等。

（8）五官科疾病：麦粒肿、假性近视、鼻炎、急慢性咽炎等。

2. 禁忌证　埋线技术在操作治疗上基本与针灸的要求是一样的，在人体穴位中除神阙、乳中不能埋线外，其余穴位都能进行埋线，没有绝对禁忌证，但由于埋线针比针灸针粗，并且针头较锐利，因此在操作时需更加小心谨慎，要稳要准，掌握好进针时的方向和深度，埋线的部位不应妨碍机体的正常功能和活动。以下情况也应注意：

（1）5 岁以下的儿童一般不做埋线。

（2）精神紧张、过劳、饭后 30 分钟内以及饭前 30 分钟一般不做埋线，以免发生晕针。

（3）同针灸一样，孕妇不宜在腰腹部及合谷、三阴交等穴位埋线。

（4）关节腔内不宜埋线。

（5）肺结核活动期、骨结核、严重心脏病、瘢痕体质及有出血倾向者不宜埋线。

（6）不应在有皮肤病、有炎症或溃疡、破损处埋线。

（7）孕妇有习惯性流产史者应禁用。

（8）头、眼部、严重的心脏病患者不宜穴位埋线。另外，胸、背部是心脏所居之处，埋线时应更加小心，不宜过深，严防刺伤肺脏，造成气胸。督脉部穴位埋线，以不过脊髓硬膜为度，防止意外发生。

（9）由糖尿病及其他各种疾病导致皮肤和皮下组织吸收和修复功能障碍者不应使用埋线技术。

（二）主要作用原理

埋线时针刺入穴位，通过刺激手法，可产生酸胀感觉，同时，埋入的药线在穴内产生的持久性机械刺激，可代替针灸针在穴内产生的针刺效应。药线作为一种异体蛋白，埋入穴位以后相当于异种组织移植，可使人体产生免疫反应，使淋巴细胞致敏，配合体液中的抗体、巨噬细胞等，反过来破坏、分解、液化药线，使之变成多肽、氨基酸等，最后被吞噬吸收，同时产生多种淋巴因子。这些抗原刺激物对穴位产生生理、物理及生物化学刺激，使局部组织产生变态反应和无菌性炎症，乃至出现全身反应，从而对穴位局部产生刺激作用的同时提高人体的应激能力，激发人体免疫功能，调节身体有关脏腑器官功能，使活动趋于平衡，疾病得到治愈。

（三）工具选择

根据病情需要和操作部位选择不同种类和型号的埋线工具和医用线。其中套管针（彩图 7-7）一般可由一次性使用无菌注射针配适当粗细的磨平针尖的针灸针改造而成。或用适当型号的腰椎穿刺针（彩图 7-8）代替。也可以选用一次性成品注射埋线针，或其他合适的替代物。

1. 埋线针与线的对应　一次性埋线针分为 7 号、9 号、12 号、16 号等。埋线用的可吸收性外科缝线和羊肠线根据情况可剪成 0.5cm、1cm、1.5cm、2cm、2.5cm、3cm。埋线针与线的对应关系如下：7 号针—000 号线；9 号针—00 号线；12 号针—0 ～ 1 号线；16 号针—1 ～ 2 号线。

2. 可吸收性外科缝线和羊肠线的应用

（1）按疾病部位分

①头部（头皮部）：多选用 00 ～ 0 号线。

②面部：多选用 0 ～ 1 号线（鼻旁沟多选用 000 ～ 00 号线）。

③颈项部：多选用 00 ～ 1 号线。

④躯干部：多选用 00 ～ 2 号线。

⑤四肢部：多选用 00 ～ 1 号线。

⑥手足：多选用 000 ～ 00 号线（手指及足趾一般不埋线）。

（2）按疾病性质分

①表、虚、寒证：多选用 000 ～ 00 号线。

②里、实、热证：多选用 0 ～ 2 号线。

（3）按年龄、体态分：小孩、年老体弱者多选用 000 号线，肥胖者一般选用 1 ～ 2 号线。

以上为可吸收性外科缝线和羊肠线选择的一般规律和要求，临床上哪个部位使用何种型号的针和线，亦可由医生灵活运用，根据经验自行决定。

（四）埋线种类

在操作方法上，穴位埋线技术分为套管针埋线术、埋线针埋线术、医用缝合针埋线术、切开埋线术、结扎埋线术等多种方法，目前使用较广、疗效较好的方法有套管针埋线术、埋线针埋线术和医用缝合针埋线术三种方法，其中以埋线针埋线术的使用最为广泛。

1. 套管针埋线术　对拟操作的穴位以及穴周皮肤消毒后取一段适当长度的可吸收性外科缝线，放入套管针的前端，后接针芯，用一手拇指和食指固定拟进针穴位，另一只手持针刺入穴位，达到所需的深度，施以适当的提插捻转手法，当出现针感后，边推针芯，边退针管，将可吸收性外科缝线埋植在穴位的肌层或皮下组织内。拔针后用无菌干棉球（签）按压针孔止血。

2. 埋线针埋线术　在穴位旁开一定距离处选择进针点，局部皮肤消毒后施行局部浸润麻醉。然后取适当长度的可吸收性外科缝线，一手持镊子将线中央置于麻醉点上，另一手持埋线针，缺口向下压线，以 15°～ 45°角度刺入，将线推入皮内（或将线套在埋线针尖后的缺口上，两端用血管钳夹住。一手持针，另一手持钳，针尖缺口向下以 15°～ 45°角度刺入皮内）。当针头的缺口进入皮内后，持续进针直至线头完全埋入穴位的皮下，再适当进针后，把针退出，用无菌干棉球（签）按压针孔止血。宜用无菌敷料包扎，保护创口 3 ～ 5 天。

3. 医用缝合针埋线术　在拟埋线穴位的两侧 1 ～ 2cm 处，皮肤消毒后，施行局部浸润麻醉。一手用持针器夹住穿有可吸收性外科缝线的皮肤缝合针，另一手捏起两局麻点之间的皮肤，将针从一侧局麻点刺入，穿过肌层或皮下组织，从对侧局麻点穿出，紧贴皮肤剪断两端线头，放松皮肤，轻揉局部，使线头完全进入皮下。用无菌干棉球（签）按压针孔止血。宜用无菌敷料包扎，保护创口 3～5 天。

二、操作程序

以一次性使用埋线针埋线术为例。

（一）操作前评估

1. 医嘱评估　核对医嘱，了解患者年龄、文化程度、既往史、医疗诊断、临床表现、发病部位、埋线部位等。

2. 患者评估

（1）舌苔、脉象、体质、全身情况；

（2）埋线部位皮肤情况，有无禁忌证；

（3）心理状态和对疾病的认识等；

（4）是否排空二便等。

3. 环境评估

（1）是否光线充足、清洁卫生、安静、舒适；

（2）是否根据季节关好门窗、调节室温，做好遮挡及保暖工作。

4. 护士准备　护士着装整齐、洗手，备好一次性口罩。

5. 用物评估　一次性埋线针、可吸收性外科缝线、洞巾 1 块、0.5% 碘伏、75% 乙醇、无菌棉签、弯盘、治疗盘、医用手套 2 副、无菌棉球、治疗碗、短无齿镊、无菌纱布块、速干手消毒液。此外，还备龙胆紫 1 小瓶做标记用。

（二）操作实施

操作实施步骤见表 7–15。

表 7–15　穴位埋线术配合护理操作步骤

操作步骤	要点与注意事项
1. 核对、解释　备齐用物至床旁，核对患者姓名、床号、手腕带、埋线部位，向患者解释操作的目的、方法及配合要点	·确认患者，取得患者的理解和配合 ·消除患者紧张情绪 ·注意有无埋线禁忌证
2. 患者准备　患者取合适体位，松开衣着，暴露埋线部位	·用纱布擦干皮肤汗液，清洁皮肤，有较粗长毛发者宜刮净，注意保暖
3. 选穴位　遵医嘱选好穴位，进针点做好标记	·进针点一般选在穴位下方 1cm 处
4. 消毒准备　用一次性速干手消毒液洗手，戴好口罩，在治疗碗内放置无菌棉球，然后将 0.5% 碘伏液倒入治疗碗，用镊子夹住棉球让棉球全部浸湿	·棉球必须全部浸湿
5. 备皮　再次核对患者，检查埋线部位及其周围皮肤有无破损，确认患者无埋线禁忌证。然后以埋线进针点为中心，手持镊子夹住碘伏棉球由中心向外环形消毒患者埋线部位皮肤，皮肤消毒两遍，待干	·皮肤消毒范围：以穿刺点为中心，直径≥ 10cm ·严格无菌操作
6. 铺洞巾　打开洞巾包，打开医用手套包，戴好无菌手套后，在患者埋线部位铺好洞巾，脱手套，请医生准备进针埋线	

NOTE

续表

操作步骤	要点与注意事项
7.协助医生埋线　在医生进针埋线过程中，做好协助工作。待医生穴位埋线结束后，在针眼处贴好创可贴，脱手套，撤去洞巾和屏风	·协助医生备好穿刺用物，在医生进针过程中，严密观察患者反应，有情况随时报告医生，跟患者沟通交流，分散患者注意力，减轻疼痛
8.整理床单位，清理用物 （1）再次核对，观察局部皮肤，协助患者整理衣着，选取安全舒适卧位，整理床单位 （2）清理用物，归回原位备用	·使用过的埋线针放锐器盒，按照锐器处理，其他用物及时消毒处理
9.洗手，再次核对，记录及签名	·记录埋线的部位、时间、效果及患者的反应
10.健康教育到位	·埋线结束后休息30分钟方可活动，如有不适，及时告知护士 ·交代患者埋线后6～8小时内针眼处禁沾水，保持干燥、清洁，防止感染 ·埋线术后应定期随访，治疗间隔及疗程根据病情以及所选部位对线的吸收程度而定，间隔时间可为1星期至1个月，疗程为1～5次 ·根据操作前评估结果对患者进行辨证施护指导

（三）操作后评价

1.患者　体位安排合理，局部皮肤无异常，患者无不良反应并熟知术后饮食和注意事项。

2.护士　方法正确，操作熟练，与医生配合默契，熟悉术后注意事项和常见不良反应及其处理。

三、常见不良反应及其处理

埋线后，患者均会出现一些反应，这些反应有的属于正常反应，有的属于不良反应。

（一）正常反应

1.埋线术后，穴位局部组织损伤造成的无菌性炎症反应。埋线后局部出现酸、麻、胀、痛的感觉是正常的，是刺激穴位后针感得气的反应。体质较柔弱或局部经脉不通者更明显，一般持续时间为2～7天。

2.羊肠线或生物蛋白线的物理刺激作用及羊肠线或生物蛋白线（均属异体蛋白）刺激造成的反应。埋线手术后，由于手术的损伤及羊肠线异体蛋白的刺激，一般在术后1～5天内，局部可出现红、肿、热、痛等无菌性炎症反应，且部分病例反应较重，有少量白色液体自创口流出，均属正常现象，一般不需处理。若渗出液较多，可将白色液体挤出，用75%酒精棉球擦去，覆盖无菌纱布。施术后患处局部温度也会升高，可持续3～7天。

3.个别患者在治疗后4～24小时出现体温上升，一般在38℃左右，也有极少数患者上升到39～40℃，持续2～4天可自行消退，血常规检查白细胞总数及中性粒细胞可有不同程度的升高，可持续3～5天，多能自行恢复正常。反应症状较重时，可做对症处理。

4.局部出现微肿、胀痛或青紫现象是个体差异的正常反应，是由于局部血液循环较慢，对线体的吸收过程相对延长所致，一般7～10天即能缓解，不影响疗效。

5.体型偏瘦者或局部脂肪较薄的部位，因其穴位浅，埋线后可能出现小硬结，不影响疗效，但吸收较慢，一般 1～3 个月可完全吸收。

（二）不良反应及其处理

1. 感觉异常　指进针后有疼痛、麻木等感觉，如刺中血管就会疼痛，如刺中神经就会有麻木或闪电样感觉。刺中神经时应调整进针角度，刺入穴位再放羊肠线或生物蛋白线。刺中血管时，应调整进针的角度，刺破血管出针时应用棉球加压针眼处，埋线后如遗留有异常感觉可热敷处理。

2. 感染　在埋线操作中如无菌操作不严格或针眼保护不好可致感染，多在埋线后 3～4 天出现局部红肿热痛加重等炎症反应，给予局部热敷和控制感染即可。

3. 晕针或断针　参照本章第三节毫针刺法配合护理常见不良反应及其处理。

四、技术质量考核评价表

技术质量考核评价见表 7-16。

表 7-16　埋线技术配合护理质量考核评价表

项目		要求	应得分	实得分
素质要求（10）		仪表大方，举止端庄，态度和蔼，精神饱满，服装、鞋帽整齐	5	
		洗手，戴口罩	5	
操作前评估（20）	医嘱	遵照医嘱要求	5	
	患者	患者评估正确、全面	5	
	环境	评估环境安全、舒适	2	
	物品	一次性埋线针、可吸收性外科缝线、洞巾 1 块、0.5% 碘伏、75% 乙醇、无菌棉签、弯盘、治疗盘、医用手套 2 副、无菌棉球、治疗碗、短无齿镊、无菌纱布块、速干手消毒液	8	
操作实施（55）	患者	核对姓名、诊断、穴位，介绍并解释操作目的、步骤及配合要点，患者理解与配合	3	
		体位舒适合理，暴露埋线部位，保暖	2	
	定位	再次核对穴位，定位准确，做好标记	5	
	消毒准备	速干手消毒液洗手，在治疗碗内放置棉球，倒入碘伏溶液浸湿棉球	5	
	备皮	再次核对患者，确认患者无埋线禁忌证，以埋线进针点为中心，由内向外螺旋式碘伏棉球消毒皮肤 2 遍，待干	10	
	铺洞巾	打开洞巾包，打开手套包，戴好手套，铺好洞巾	10	
	协助医生埋线	在医生埋线过程中，协助医生，密切观察患者。埋线结束后，针眼处贴创可贴	10	
	整理	整理床单位，合理安排体位	3	
		清理用物，垃圾分类处理，洗手	2	
	记录	再次核对，按要求记录及签名	2	
	告知	交代注意事项	3	

NOTE

续表

项目		要求	应得分	实得分
操作后（10）	评价	定位准确、操作熟练、密切观察患者埋线过程中的反应，及时处理突发状况	10	
理论提问（5）		回答全面、正确	5	
合计			100	

注：违反无菌原则者视为不合格。

考核者签名：　　　　　　　　　　　　　　　　　　考核时间：　　年　月　日

知识拓展

穴位埋线技术的发展简史

中医穴位埋线技术最早叫埋藏疗法，在穴位内埋藏马尾或棕榈纤维等，以延长针感时间，提高疗效。20世纪60年代初期，解放军医疗队在河北省石家庄市北宋村应用埋线技术治疗哮喘病，当时的操作方法是在穴位上用手术刀割开一口，放入羊肠线，然后再缝合，治疗效果十分满意。1969年军医陆建发明了埋线针，使得埋线技术不用开刀，创伤大大减小。80年代初，中医开始辨证取穴埋线治疗疾病，使疗效得到了提高。目前，穴位埋线技术已由起初的治几个病种发展为能治约300个病种的技术。2008年7月1日，国家标准委发布实施《针灸技术操作规范 第10部分：穴位埋线》，穴位埋线成为国家首批12项中医药规范化项目之一。2010年，国家中医药管理局将中医穴位埋线技术列为中医适宜技术重点推广项目，向全国推广。

复习题

1. 以下关于埋线技术作用原理的叙述，正确的是（　　　）

　　A. 穴位封闭效应　　　　　B. 针刺效应　　　　　C. 埋针效应

　　D. 组织疗法效应　　　　　E. 多种效应持续刺激作用

2. 目前临床上使用最为广泛的埋线技术是（　　　）

　　A. 套管针埋线术　　　　　B. 埋线针埋线术　　　　C. 医用缝合针埋线术

　　D. 切开埋线术　　　　　　E. 结扎埋线术

3. 下列关于埋线术的叙述，正确的是（　　　）

　　A. 人体所有的穴位都可以埋线

　　B. 所有人都可以埋线

　　C. 孕妇的腰腹部、合谷、三阴交可以埋线

　　D. 肺结核活动期、骨结核、严重心脏病不可以埋线

E. 任何时间段都可以埋线

4. 下列哪种情况不能埋线（　　　）

　　A. 腰腿痛　　　　　　B. 肥胖减肥　　　　　　C. 局部皮肤有溃疡

　　D. 高血压　　　　　　E. 慢性支气管炎

5. 埋线的间隔时间正确的是（　　　）

　　A. 1 周～ 2 周　　　　B. 1 周～ 1 个月　　　　C. 2 周～ 1 个月

　　D. 1 周～ 2 个月　　　E. 1 周～ 3 个月

第六节　三棱针技术

学习目标

1. 识记　能正确陈述三棱针技术的概念、原理、适应证与禁忌证。

2. 理解　能正确理解三棱针技术的操作要点。

3. 应用　能对三棱针技术常见的不良反应做出正确处理；能遵医嘱完成三棱针技术的操作。

　　三棱针是一种针尖锋利且三面有刃、针身呈三棱状、针柄呈圆柱形、长约 6cm 的不锈钢针具。三棱针技术是利用三棱针将穴位或浅表血络刺破，从而放出少量血液以达到治疗疾病目的的一种方法。古人称之为"刺血络"或"刺络"，现代称之为"放血疗法"。该法是由古代砭石刺络法发展而来，通过刺络放血，使内蕴热毒随血外泄，以达到清热解毒、开窍泄热、调和气血、通经活络、止痛消肿的目的。

一、基础知识

（一）三棱针的适应证与禁忌证

1. 适应证　凡各种实证、热证、瘀血、疼痛等均可应用。目前较常用于昏厥、高热、中暑、中风闭证、急性咽喉肿痛、目赤肿痛、顽癣、疔痈初起、扭挫伤、疳积、痔疾、久痹、头痛、丹毒、指 / 趾麻木等。

2. 禁忌证

（1）身体虚弱、气血两亏的虚证患者，如孕产妇、久病未愈者、年老体弱及贫血患者。

（2）伤后大出血、烈性传染病及严重心、肺、肾功能损害者。

（3）重度下肢静脉曲张及伴有自发性出血性疾病者。

（4）处于疲乏、饥饿或精神高度紧张时。

（二）针刺方法

1. 点刺法　又称速刺法。针刺前，在针刺部位用拇、示指局部推按，使血液积聚。常规消毒后，左手拇、示、中三指捏紧针刺部位，右手执笔式持针，朝针刺部位刺入 0.3 ～ 0.5cm，迅速出针，轻压针孔周围，使出血数滴，再用消毒棉签按压针孔。该法多用于手指、足趾末端，如十宣、十二井等穴。

2. 散刺法　又称豹纹刺法。是对病变局部周围进行点刺的一种方法。根据病变部位的大小，可刺 10～20 针，由病变外缘环形向中心点刺，从而消除水肿或瘀血，达到祛瘀生新、通经活络的目的。该法多用于治疗局部瘀血、血肿或水肿、顽癣等。

3. 刺络法　又称泻血法。先用止血带结扎在针刺部位上端（近心端），然后迅速对针刺局部皮肤进行常规消毒。右手持三棱针对准针刺部位的静脉，刺入脉中 0.5～1cm，随即将针拔出，使其流出少量血液，松开止血带，待出血停止后，用消毒棉签按压针孔。出血时，也可轻轻按压静脉上端，以助瘀血外出，毒邪得泻。该法多用于曲泽、委中等穴，以治疗急性吐泻、发热、中暑等。

4. 挑刺法　常规消毒后，左手按压针刺部位的两侧，或捏起皮肤，使皮肤固定，右手持针，横向刺入针刺部位皮肤 0.1～0.2cm，随即将针身倾斜以挑破皮肤，使之出少量血或流出少量黏液；也可再刺入约 0.5cm，将针身倾斜并使针尖轻轻挑起，挑断皮下部分纤维组织，随即出针。术后常规消毒针刺部位，覆盖无菌纱块。对于惧怕疼痛的患者，可在局麻后进行挑刺。该法常用于治疗肩周炎、胃痛、失眠、颈椎综合征、血管神经性头痛等。

二、操作程序

（一）操作前评估

1. 医嘱评估　双人核对医嘱，了解患者的主要症状、发病部位、诊断等。

2. 患者评估

（1）年龄、体质、文化程度、劳倦饥饿程度、有无晕血史；

（2）刺络部位及局部皮肤情况，有无禁忌证；

（3）心理状态、精神状态、耐受能力及合作程度、对疾病的认识等；

（4）女性需了解月经情况、孕产史。

3. 环境评估

（1）是否光线充足、清洁、安静、舒适，符合无菌操作条件；

（2）是否根据季节关好门窗、调节室温。

4. 用物评估　操作者洗手、戴口罩，准备治疗盘、无菌三棱针、皮肤消毒液、无菌棉签、纱块、弯盘、洗手液。必要时备止血带、毛毯、屏风等。

（二）操作实施

操作实施步骤见表 7-17。

表 7-17　三棱针技术操作步骤

操作步骤	要点与注意事项
1. 核对、解释　备齐用物携至床旁，核对医嘱，核对患者的姓名、床号、年龄、手腕带，解释操作目的、方法及配合要点	·确认患者，取得患者的理解和配合
2. 体位准备　协助患者取适宜体位，暴露针刺部位	·注意保暖，必要时以屏风或床帘遮挡以保护患者隐私

续表

操作步骤	要点与注意事项
3.针刺 检查针具是否锋利，有无带钩；常规进行皮肤消毒后，遵医嘱选用不同的方法针刺	·严格遵循无菌操作原则；点刺、散刺时，手法宜轻、准、浅、快，出血以数滴为宜，不宜过多；切勿刺伤动脉，若不慎误伤，可用消毒棉球加压止血；操作过程中应密切观察患者情况，若有不适或异常情况则立即报告医生协助处理；每日或隔日治疗1次，1～3次为1个疗程；该技术不宜作为常规、长期的治疗方法
4.刺毕 用无菌棉签清除血迹，再次消毒所刺部位	·注意保暖，必要时以屏风或床帘遮挡以保护患者隐私
5.整理床单位、清理用物 整理床单位，合理安排患者体位，按医院消毒隔离原则清理用物，洗手	
6.记录、签名 再次核对，记录针刺方法、部位、时间、患者反应，签名	
7.健康教育到位	·嘱患者休息半小时再离开，短时间内不宜洗澡或游泳，以免发生感染

（三）操作后评价

1.**患者** 体位安全舒适，患者暴露少，无不良反应，症状改善。

2.**护士** 方法正确，操作熟练，无菌观念强；熟悉注意事项和常见不良反应及其处理。

三、常见不良反应及其处理

1.**血肿** 针刺部位若发生血肿，可用手指挤压出血或用火罐拔出，若仍不消退，可用热敷技术促使血肿消散。

2.**晕针** 同本章第三节毫针刺法配合护理。

四、技术质量考核评价表

技术质量考核评价见表7-18。

表7-18 三棱针技术质量考核评价表

项目		要求	应得分	实得分
素质要求（10）		仪表大方，举止端庄，态度和蔼，精神饱满。服装、鞋帽整齐	5	
		洗手、戴口罩	5	
操作前评估（20）	医嘱	核对医嘱，遵照医嘱要求	5	
	患者	对患者评估正确、全面。向患者介绍并解释操作目的、配合要点及相关事项，患者理解与配合	5	
	环境	光线充足、清洁、安静、舒适，符合无菌操作条件；根据季节关好门窗、调节室温	2	
	物品	治疗盘、无菌三棱针、皮肤消毒液、无菌棉签、纱块、弯盘、洗手液。必要时备止血带、毛毯、屏风等	8	

续表

项目		要求	应得分	实得分
操作实施（55）	核对、解释；摆体位；针刺	再次核对医嘱及患者身份信息、解释，协助患者取适宜体位，暴露针刺部位，保暖、保护隐私；检查针具是否锋利，有无带钩	20	
		常规进行皮肤消毒后，遵医嘱选用不同的形式针刺	18	
	观察	观察患者面色、表情、局部皮肤情况等，询问患者有无不适	5	
	刺毕	用无菌棉签清除血迹，再次消毒所刺部位	3	
	整理	整理床单位，合理安排患者体位	3	
		清理用物，洗手	2	
	记录	再次核对，记录针刺方法、部位、时间、患者反应，签名	2	
	告知	告知到位	2	
操作后（10）	评价	患者体位安全舒适，暴露少，无不良反应，症状改善；护士操作熟练，方法正确，无菌观念强；护士熟悉注意事项和常见不良反应及其处理	10	
理论提问（5）		回答全面、正确	5	
合计			100	

注：若违反无菌原则则视为不合格。

考核者签名： 考核时间： 年 月 日

知识拓展

三棱针技术的历史源流及现代运用

三棱针古称"锋针"，《灵枢·九针论》提出了九针中的锋针主要用于"泄热出血"；《灵枢·九针十二原》记载了"宛陈则除之"的治疗原则；《灵枢·官针》中则有"络刺""赞刺""豹纹刺"等法的记载。

近年来，三棱针技术在临床得到了较广泛的运用，王荣俊等以三棱针放血结合关节松动术治疗神经根型颈椎病，临床疗效优于单纯采用关节松动术或颈椎牵引疗法；张蓉等采用麦粒灸配合三棱针挑刺治疗扁平疣，取得了理想的效果。

附：蜂针术

蜂针术是指利用蜜蜂螫器官为针具，循经络皮部和腧穴施以不同针刺手法，以防治疾病的一种方法。蜂针既给人体经络腧穴以机械刺激，同时注入皮内适量蜂针液，具有独特的药理作用。针后继发局部皮肤充血，以兼具温灸效应，是针、药、灸相互结合的复合型刺灸方法。

1.基础知识

（1）蜂针术的适应证与禁忌证

①适应证：风湿性关节炎、免疫力低下、过敏性鼻炎、子宫肌瘤、各类神经痛、颈椎病、骨质增生等病证。

②禁忌证：严重过敏反应、体虚不耐受者；心肺功能衰竭、肝肾功能障碍、高血压危象者；经期、孕妇、手术后慎用此法。

（2）形式

①蜂螫法：将活蜂直接螫于患者腧穴或患处并使蜂针液进入体内。此法取材容易，简便易行，不需要特殊加工，是目前使用最为普遍简捷的蜂针疗法。

②蜂毒电离子导入法：把蜂毒冻干粉与生理盐水制成溶液，利用离子导入仪将蜂毒导入机体内部的方法。此法痛苦性较小。

③蜂毒注射法：将蜂毒注射液进行皮下注射，或穴位注射治疗疾病。此法简单易行，不受地区、季节、活蜂的限制。

2. 操作程序

（1）操作前评估

①医嘱评估：核对医嘱，了解患者年龄、文化程度、既往史、临床表现、发病部位、相关因素、诊断等。

②患者评估：舌苔、脉象、体质、全身情况，对疼痛的耐受程度；针刺局部皮肤情况；心理状态和对疾病的认识等；是否排空二便等。

③环境评估：是否光线充足、清洁、安静、舒适；是否根据季节关好门窗、调节室温，做好遮挡及保暖工作。

④用物评估：治疗盘、活蜜蜂、75% 酒精、镊子、无菌干棉球、棉签、弯盘，必要时备浴巾、垫枕、屏风等。（彩图 7-9）

彩图 7-9

（2）操作实施

操作实施步骤见表 7-19。

表 7-19　蜂针术操作步骤

操作步骤	要点与注意事项
1. 核对、解释　备齐用物至床旁，核对患者姓名、床号、手腕带、针刺穴位（部位），向患者解释操作目的、步骤及配合要点	· 蜂针治疗期间严禁饮酒，食螺、蚌、虾等食物和服用含虫类的药物，以免引起严重的过敏反应
2. 患者准备　协助患者取合理体位，松开衣物，暴露针刺部位	· 体位以充分暴露施术部位，患者舒适、不易移动为准 · 针刺过程中注意防寒保暖，必要时用屏风遮挡
3. 针刺　用拇食指循经按压腧穴，询问患者感觉，以确定穴位。局部（腧穴）皮肤用 75% 酒精由内向外擦拭。术者消毒手指。用镊子夹住活蜜蜂胸部，或用拇指和食指捏住其双翅，置于穴位上令其螫刺，刺入后将蜂放掉。留针 15 ～ 30 分钟	· 酒精消毒由内向外擦拭，直径大于 5cm
4. 观察病情，询问患者有无不适感	· 主要观察是否对蜂针过敏
5. 出针　用镊子取出螫针，用消毒干棉球揉按针孔	
6. 整理床单位，清理用物 （1）再次核对，观察局部皮肤，协助患者整理衣着，选取安全舒适卧位，整理床单位 （2）清理用物，归回原位备用	
7. 洗手，再次核对，按要求记录及签名	· 记录针刺的部位、时间、效果及患者的反应 · 针刺结束后需休息片刻方可活动，如有不适，及时告知护士
8. 健康教育到位	· 根据操作前的辨证对患者进行健康指导

NOTE

（3）操作后评价

①患者：定位是否准确，体位安置合理、舒适，是否达到预期。

②护士：操作熟练、规范，熟悉注意事项及不良反应与处理，语言通俗易懂，态度和蔼，沟通有效。

3. 常见不良反应及处理 蜂针过敏属于特异性过敏反应，通过蜂针皮试或蜂毒划痕过敏反应等方法可进一步明确判断蜂针反应的程度。皮试反应点超出直径为10cm者，属高敏体质类型。

急救处理一般步骤为排毒、解毒，根据患者症状给予相应措施。

4. 技术质量考核评价表

技术质量考核评价见表7-20。

表7-20 蜂针术技术质量考核评价表

项目		要求	应得分	实得分
素质要求（10）		仪表大方，举止端庄，态度和蔼。服装、鞋帽整齐	5	
		洗手，戴口罩	5	
操作前评估（20）	医嘱	遵照医嘱要求	5	
	患者	患者评估正确、全面	5	
	环境	评估环境安全、舒适	2	
	物品	治疗盘、活蜜蜂、75%酒精、镊子、无菌干棉球、棉签、弯盘，必要时备浴巾、垫枕、屏风等	8	
操作实施（55）	患者	核对姓名、诊断、穴位，介绍并解释操作目的、步骤及配合要点，患者理解与配合	3	
		体位舒适合理，暴露针刺部位，保暖	2	
	定位	再次核对穴位；定位准确	8	
	消毒	局部用75%酒精消毒，由内向外擦拭，直径大于5cm，术者消毒手指	2	
	进针	用镊子夹住活蜂胸部，或用拇指和食指捏住其双翅，置于穴位上令其螫刺，刺入后将蜂放掉	15	
		观察患者局部情况，留针时间15～30分钟，询问患者的感觉	6	
	出针	取出螫针，用消毒干棉球揉按针孔	5	
	观察	治疗结束后观察15～60分钟，观察患者有无不良反应	6	
	整理	整理床单位，合理安排体位	2	
		清理用物，归还原处，洗手	2	
	记录	再次核对，按要求记录及签名	2	
	告知	告知到位	2	
操作后（10）	评价	取穴部位准确、体位合理、操作熟练，患者感觉、目标达到的程度	10	
理论提问（5）		回答全面、正确	5	
合计			100	

考核者签名： 考核时间： 年 月 日

复习题

1. 三棱针技术不常用的形式是（　　　）

　　A. 点刺法　　　　B. 散刺法　　　　C. 刺络法　　　　D. 挑刺法　　　　E. 横刺法

2. 三棱针古代称为（　　　）

　　A. 镵针　　　　B. 铍针　　　　C. 大针　　　　D. 巨针　　　　E. 锋针

3. 下列各项，属于三棱针技术禁忌证的是（　　　）

　　A. 高热　　　　　　　　B. 中暑　　　　　　　　C. 丹毒

　　D. 重度下肢静脉曲张　　E. 中风闭证

4. 三棱针技术操作中，点刺、散刺时手法不宜（　　　）

　　A. 轻　　　　B. 深　　　　C. 准　　　　D. 浅　　　　E. 快

第七节　杵针技术

学习目标

1. **识记**　能正确陈述杵针技术的常用特殊穴位。

2. **理解**　能正确理解杵针技术的适应证和禁忌证。

3. **应用**　能应用杵针技术的操作手法和操作程序实施杵针护理技术。

　　杵针疗法通过运用特制工具和一定手法，刺激人体体表腧穴，作用于经络、脏腑，调和阴阳，扶正祛邪，疏通经络，行气活血，从而达到治病强身，康复保健的目的。但古籍中并无记载，其学术思想源于羲黄古易，其辨证、立法、取穴、布阵，多寓有《周易》《阴符》、理、气、象、数之意，与中医学理论水乳交融。杵针疗法在治疗疾病时，取穴精简，以原络、俞募、河车、八阵之穴为主，天应为导，手法简易，操作简便，且针具不刺入人体肌肤之内，无疼痛损伤之苦，无交叉感染之虑，兼针刺与按摩之长，老弱妇孺无忌，是一种安全有效的物理疗法。

一、基础知识

　　杵针疗法治疗疾病有其特殊的工具，运用不同的手法，在针灸常用腧穴和杵针疗法的特殊穴位上进行治疗。

（一）杵针的适应证与禁忌证

1. 适应证　多种急慢性疾病，尤其是心血管疾病、脑动脉硬化、慢阻肺以及各种痛症等。

2. 禁忌证　孕妇腹、腰、骶部，皮肤有感染、疮疖、溃疡、瘢痕，或肿瘤部位禁杵；过于饥饿、疲劳，不宜立即行杵。

（二）杵针工具

　　杵针曾以牛角、檀木、玉石、银质等做材料，后来以铜为基本材料，确定了一套包含奎星笔、金钢杵、七曜混元杵和五星三台杵的四件杵针工具标准，见图7-1。

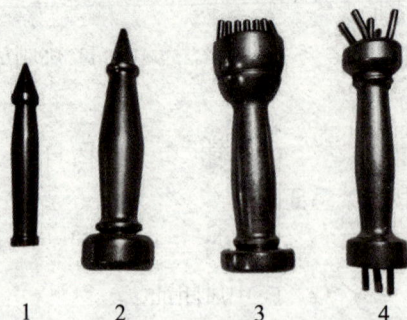

图7-1 杵针工具（1.奎星笔，2.金钢杵，3.七曜混元杵，4.五星三台杵）

1.杵针的构造 杵针结构可分为三部分，如图7-2所示。

（1）针身：医者手持处称为针身。

（2）针柄：杵针两头固定针尖的部位称为针柄。

（3）针尖：杵针的尖端部分称为针头，是杵针直接接触腧穴的部分。

2.杵针的规格

（1）七曜混元杵：长10.5cm，一头呈圆弧形，多做运转手法用，另一头为平行的7个钝爪，多做分理手法用。

（2）五星三台杵：长11.5cm，一头有三脚并排，另一头为梅花形五脚，多做点叩、升降、开阖或运转手法用。

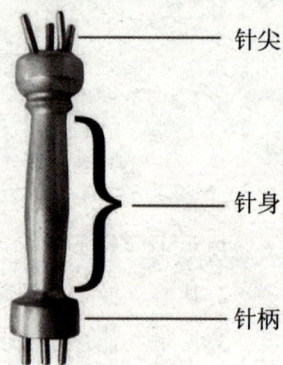

图7-2 杵针结构

（3）金钢杵：长10.5cm，一头为圆弧形，另一头为钝锥形，多做点叩、升降、开阖手法用。

（4）奎星笔：长8cm，一头为椭圆形，另一头为钝锥形，多做点叩、升降、开阖手法用。

3.杵针针具的选择 杵针针具的选择，应以杵针无缺损，针尖无松动，针身、针柄和针尖光滑圆整，各类杵针规格齐全者为佳。在临床使用时，还应根据患者的性别、年龄、形体肥瘦、体质强弱、病情的虚实，以及施治部位、操作手法的不同，选择相应的针具。《灵枢·官针》说："九针之宜，各有所为，长短大小，各有所施。"在面积大的河车路穴位，可选用七曜混元杵或五星三台杵做运转、分理手法治疗；在人中、内关、至阴、少商等面积较小的部位，可选用金刚杵或奎星笔做点叩、升降、开阖手法治疗。

（三）常用手法

1.杵针基本手法

（1）点叩手法：行杵时，杵针尖向施术部位反复叩或叩击，如雀啄食，点叩叩击频率快，压力小，触及浅者，刺激就小；点叩叩击频率慢，压力大，触及深者，刺激就大。以叩至皮肤潮红为度。面积小的腧穴选用奎星笔点叩，面积大的腧穴选用七曜混元杵或五星三台杵叩击。

（2）升降手法：行杵时，杵针尖接触施杵腧穴的皮肤，然后一上一下地上推下退，上推为升，下退为降。此法一般用金钢杵或奎星笔操作。

（3）开阖手法：行杵时，杵针尖接触施术腧穴的皮肤，然后医者逐渐贯力达杵针尖，向下行杵，则为开，进杵深度以患者能忍受为度，达到使气血向四周分散的目的，随之医者慢慢将杵针向上提，但针尖不能离开施术腧穴部位的皮肤，此为阖，能达到气血还原的目的。此法一般用金钢杵、奎星笔操作。

（4）运转手法：行杵时，用杵针的针柄紧贴施术腧穴的皮肤，从内向外，再从外向内（太极运转），或顺时针、逆时针（左右运转）环形运转。临床上根据施术腧穴部位的不同而做不同的运转手法。八阵穴多做太极运转手法，河车路和一般腧穴多做左右运转手法。

（5）分理手法：行杵时，杵针柄或针尖紧贴施术腧穴的皮肤上，做左右分推则为分；上下推退则为理，该法又称分筋理气法。此法一般用于八阵穴和河车路穴位以及其他腧穴面积较大的部位施术。

2.杵针补泄手法　杵针疗法的补泻手法，以补虚泻实，祛邪扶正，调理气机，平衡阴阳，防病治病为目的，与针刺补泻手法有异曲同工之妙。

（1）升降补泻法

补法：杵针尖点压腧穴后，向上推动则为补法。

泻法：杵针尖点压腧穴后，向下推动则为泻法。

（2）迎随补泻法

补法：随经络气血循行或河车路气血循行，太极运行方向行杵者为补法。

泻法：逆经络气血循行或河车路气血循行，太极运行方向行杵者为泻法。

（3）开阖补泻法

补法：杵针尖点压在腧穴上，由浅入深，渐进用力，向下行杵，渐退出杵，则为补法。

泻法：杵针尖点压在腧穴上，由深渐浅，迅速减力，向上提杵，则为泻法。

（4）轻重补泻法

补法：凡轻浅行杵，则为补法。

泻法：凡重深行杵，则为泻法。

（5）徐疾补泻法

补法：凡快而轻的手法，则为补法。

泻法：凡重而慢的手法，则为泻法。

（6）平补平泻法：行杵时轻重、快慢适中或迎随、升降、开阖均匀者，则为平补平泻法。

（四）常用的特殊穴位

杵针疗法治病时的选穴与针灸疗法选穴基本相同，但杵针疗法还有其特殊穴位。

1.八阵穴　八阵穴是以一个腧穴为中宫，把中宫到一定距离作为半径，画一个圆圈，把这个圆圈分为八个等份，即天、地、风、云、龙、虎、鸟、蛇，分别与八卦相应为乾、坤、坎、离、震、巽、艮、兑，形成八个穴位，即为外八阵。再把中宫到外八阵的距离分为三等份，画成两个圆圈，即为中八阵和内八阵。内、中、外八阵上的穴位就形成了八阵穴，如图7-3所示。八阵穴举例如下：

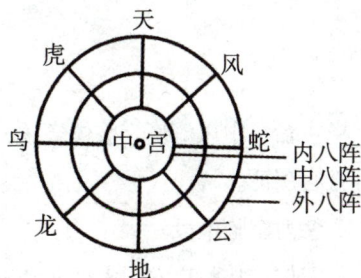

图7-3　八阵穴

（1）泥丸八阵（百会八阵）

定位：以泥丸（百会穴）为中宫，百会穴到印堂穴为半径所形成的八阵穴为泥丸八阵。

主治：中风偏瘫，失语，偏头痛，目眩，耳鸣耳聋，失眠，健忘，肢体痿废，癫、狂、痫等神经、精神系统的病证。

（2）风府八阵

定位：以风府穴为中宫，从风府穴到后发际边缘的长度为半径，所构成的八阵穴为风府八阵。

主治：中风，失语，头痛，颈项强痛，眩晕，鼻塞，鼻衄，咽喉痛，口腔红肿疼痛，耳鸣耳聋，失眠，健忘，癫痫，瘈病，小儿惊风，半身不遂，四肢痿弱，痉挛等病证。

（3）大椎八阵

定位：以大椎穴为中宫，从大椎穴到左右旁开三寸处为半径，所形成的八阵穴为大椎八阵。

主治：颈项强痛，外感发热，咳喘，疟疾，骨蒸盗汗，癫痫，风疹等病证。

（4）命门八阵

定位：以命门穴为中宫，从命门穴到左右志室穴的距离为半径，所形成的八阵穴为命门八阵。

主治：腹胀，腹泻，遗精，阳痿，带下病，月经不调，痛经，经闭，耳鸣耳聋，水肿，遗尿，下肢麻痹，痿软，瘫痪，小便频数，小便短少，癃闭等病证。

2. 河车路　人体的河车路可分为头部河车路、腰背部河车路、胸腹部河车路。各部河车路根据所属脏腑和主治不同，又可分为若干段。河车路举例如下：

（1）头部河车路

①河车印脑段

定位：头部河车路印脑段共有 7 条；中间 1 条从印堂穴到脑户穴，为督脉经；目内眦至相对应的脑户穴旁，为第 2 条线；瞳仁正中至相对应的脑户穴旁，为第 3 条线；目外眦至相对应的脑户穴旁，为第 4 条线。其中，印堂至脑户穴督脉线为单线，其余 2、3、4 条为左右对称，共 6 条，加上正中 1 条，共 7 条，如图 7-4 所示。

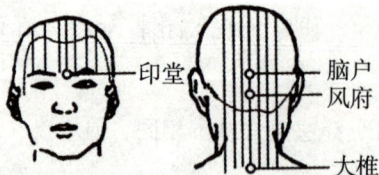

图 7-4　头部河车路

主治：中风瘫痪，肢体痿软，痉挛，头风，失眠，眩晕，癫痫，狂症，目疾，耳病，目病等五官病证。

②河车脑椎段

定位：从脑户穴到大椎穴和脑户穴到大椎穴两旁与两眼内眦、外眦及瞳仁之间的距离相等的左右三条线，为河车脑椎段，见图 7-4。在此河车路上有 7 个穴位，即眼点、鼻点、耳点、口点、唇齿点、舌点、咽喉点，分别位于脑户穴至大椎穴的河车路线上的 1/7 处。

主治：眼、耳、口、鼻、舌、唇齿、咽喉诸证以及眩晕、失眠、心悸等病证。

（2）腰背部河车路

河车椎至段

定位：从大椎穴到至阳穴的中线和从大椎穴到至阳穴的脊柱两旁的 3 条线，即脊柱（督脉）旁开 0.5 寸的第 1 条线，该线与夹脊穴连线相同；脊柱（督脉）旁开的 1.5 寸的第 2 条线，该线与足太阳膀胱经在背部的第 1 条线相同；脊柱（督脉）旁开 3 寸的第 3 条线，该线与足太阳膀胱经在背部的第 2 条线相同，如图 7-5 所示。在第 1 条路线上有大椎点、陶道点、风门点、肺点、心包点、心点、督点、膈点，每穴与该段督脉经和足太阳膀胱经的同名腧穴相对应。

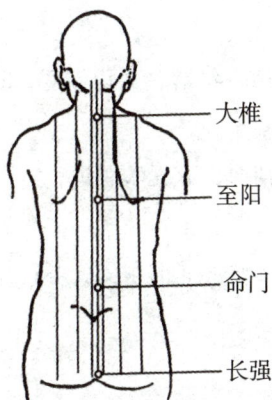

图 7-5 腰背部河车路

主治：大椎点、陶道点、风门点段河车路主治咳嗽、喘息、感冒、温邪初起、疟疾等病证。肺点、厥阴点、心点、督点、膈点段河车路主治胸闷、胸痛、心悸、怔忡、健忘、心痛等心肺疾病，以及噎膈、呃逆、呕吐等肺胃疾病。

3. 八廓穴

（1）眼八廓

定位：眼八廓就是把眼眶周围眼眶骨的边缘分作天、地、山、泽、风、雷、水、火 8 个点，称为眼八廓，如图 7-6 所示。

主治：目赤、目肿、目痛、溢泪、云翳、胬肉、瞳神缩小或散大，视物昏花，视物不正，弱视、复视，畏光羞明，眼见红星、飞蚊、黑点等眼病。

（2）耳八廓

定位：沿耳根周围分成天、地、山、泽、风、雷、水、火 8 个点，称为耳八廓，如图 7-7 所示。

主治：耳病，如耳内溃脓流液，红肿，疼痛，耳鸣，耳聋以及腮部红肿疼痛等病证。

（3）鼻八廓

定位：以鼻端的素髎穴为中心，到迎香穴的距离为半径画一个圆，把该圆分成天、地、山、泽、风、雷、水、火 8 个点，称为鼻八廓，如图 7-8 所示。

主治：鼻部疾病，如鼻塞，鼻鸣，鼻渊，鼻流浊涕，鼻流腐物，鼻不闻香臭等疾病。

NOTE

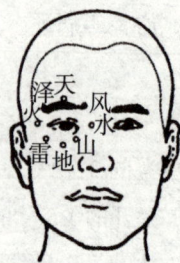
图 7-6　眼八廓

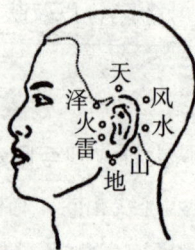
图 7-7　耳八廓

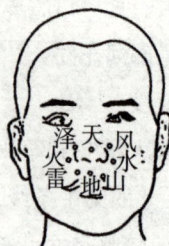
图 7-8　鼻八廓

二、操作程序

（一）操作前评估

1. 医嘱评估　核对医嘱，了解患者年龄、文化程度、既往史、临床表现、发病部位等。

2. 患者评估

（1）舌苔、脉象、体质、全身情况，有无禁忌证；

（2）局部皮肤情况；

（3）心理状态，对疾病的认知和对疼痛的耐受度等；

（4）是否排空二便等。

3. 环境评估

（1）是否光线充足、清洁、舒适；

（2）是否根据季节关好门窗、调节室温，做好遮挡及保暖工作。

4. 用物评估　治疗盘，杵针，凡士林，必要时备浴巾、屏风。

（二）操作实施

操作实施步骤见表 7-21。

表 7-21　杵针疗法操作步骤

操作步骤	要点与注意事项
1. 核对、解释　备齐用物至床旁，核对患者姓名、床号、手腕带、施杵部位，向患者解释操作的目的、步骤及配合要点	· 确认患者，并取得患者的理解和配合
2. 患者准备　患者取合理体位，松开衣着，暴露施杵部位，清洁局部皮肤	· 夏季注意擦干汗液，冬季注意保暖，必要时屏风遮挡 · 行运转、分理手法时可在施杵部位涂抹凡士林
3. 按医嘱准确地在穴位上行杵针治疗	· 行杵者应全神贯注，使杵力均匀，行杵有度 · 行杵时应根据患者的杵针感应及时调节行杵的轻重缓急 · 得气（杵针感应）：除了局部出现类似针刺治疗的酸、麻、胀、重等针感外，皮肤潮红温热，全身应轻松、舒适、怡悦 · 头面部诸穴不宜重杵，面积小的腧穴只宜用奎星笔或金刚杵行点叩、开阖手法，一般不做运转、分理手法
4. 整理床单位，清理用物 （1）再次核对，观察行杵部位皮肤情况，协助患者整理衣着并取安全舒适卧位，整理床单位 （2）清理用物	· 若手法过重，引起局部青紫者，一般不必处理，可自行消退；若面积较大，应及时就诊处理

续表

操作步骤	要点与注意事项
5. 洗手，再次核对，按要求记录及签名	·记录行杵的部位、患者反应
6. 健康教育到位	·嘱患者自我观察是否有局部紫斑

（三）操作后评价

1. 患者　体位安排合理，安全、舒适，局部皮肤无异常。

2. 护士　熟悉注意事项，施杵穴位正确，操作熟练；操作中注意人文关怀。

三、常见不良反应及其处理

若手法过重，导致施杵局部青紫，一般不必处理，可自行消退。

四、技术质量考核评价表

技术质量考核评价见表 7-22。

表 7-22　杵针疗法质量考核评价表

项目		要求	应得分	实得分
素质要求（10）		仪表大方，举止端庄，态度和蔼，精神饱满	5	
		服装、鞋帽整齐	5	
操作前评估（20）	护士	遵照医嘱要求，对患者评估正确、全面	3	
		洗手，戴口罩	2	
	患者	核对姓名、诊断、穴位，介绍并解释操作目的、步骤及配合要点，患者理解与配合	5	
		体位舒适合理，暴露施杵部位，保暖，保护隐私	3	
	环境	光线充足、清洁、安静、舒适；根据季节关好门窗、调节室温	2	
	物品	治疗盘，按医嘱准备杵针一套，凡士林	5	
操作实施（55）	定位	再次核对穴位；定位准确	10	
	施杵	根据不同穴位正确选择不同的杵针工具	10	
		按医嘱准确地在穴位上行杵，手法正确	10	
		根据患者的杵针感应及时调节行杵的力度	10	
	观察	检查局部皮肤情况，询问患者反应	10	
	健康教育	正确告知患者不良反应及处理方法	5	
操作后（10）	整理	整理床单位，合理安排体位	3	
		用物处置符合要求，洗手	2	
	评价	施杵部位准确、操作熟练、皮肤情况、患者感觉、目标达到的程度	3	
	记录	再次核对，按要求记录及签名	2	
理论提问（5）		回答全面、正确	5	
合计			100	

考核者签名：　　　　　　　　　　　　　　　　考核时间：　　　年　　月　　日

NOTE

知 识 拓 展

杵针疗法临床研究进展

　　杵针疗法的临床运用主要集中在治疗失眠症、调理亚健康状态、治疗脑动脉粥样硬化症、抑郁、颈椎病等几方面，且临床疗效确切。然而杵针疗法作为一种无侵疗法，相对针刺疗法而言，更易为患者所接受，值得推广。文献显示，目前杵针的相关研究多为临床应用研究，而对杵针疗法的作用机制研究较少。研究范围主要涉及内科疾病，而妇科、外科、儿科方面涉及极少。此外，由于杵针疗法是成都中医药大学附属医院名老中医李仲愚教授家传十四代的治病秘法，该法主要在四川地区应用，因此目前杵针疗法的相关研究存在一定的地域偏倚，主要在四川地区。

复习题

1. 杵针的轻重补泻法是指（　　）

　　A. 轻浅行杵，则为补法；重深行杵，则为泻法

　　B. 重深行杵，则为补法；轻浅行杵，则为泻法

　　C. 轻快行杵，则为补法；重慢行杵，则为泻法

　　D. 重慢行杵，则为补法；轻快行杵，则为泻法

　　E. 杵针尖点压腧穴后，向上推动则为泻法；杵针尖点压腧穴后，向下推动则为补法

2. 泥丸八阵定位是（　　）

　　A. 以泥丸为中宫，泥丸穴到上星穴为半径所构成的八阵穴

　　B. 以百会为中宫，百会穴到头维穴为半径所构成的八阵穴

　　C. 以百会为中宫，百会穴到印堂穴为半径所构成的八阵穴

　　D. 以百会为中宫，百会穴到脑户穴为半径所构成的八阵穴

　　E. 以泥丸为中宫，泥丸穴到头维穴为半径所构成的八阵穴

3. 杵针操作的基本手法有（　　）

　　A. 点叩，升降，开阖，运转

　　B. 点叩，升降，开阖，分理

　　C. 点叩，升降，开阖，分理，运转

　　D. 点叩，升降，开阖，迎随，分理

　　E. 点叩，升降，开阖，迎随，运转

4. 关于杵针疗法，下列说法错误的是（　　）

　　A. 人体的河车路可分为头部河车路、腰背部河车路、胸腹部河车路

　　B. 分理手法一般用于八阵穴和河车路穴位，以及其他腧穴面积较大的部位施术

　　C. 升降手法一般用金钢杵或奎星笔操作

　　D. 开阖手法是指行杵时，杵针尖接触施术腧穴的皮肤上，向下行杵，则为开，随之慢

慢将杵针向上提，离开施术腧穴部位的皮肤，此为阖

E.皮肤有感染、疮疖、溃疡、瘢痕，或肿瘤部位禁杵

第八节　温针灸法配合护理

学习目标

1.识记　能正确陈述温针灸的概念、注意事项。

2.理解　能正确理解温针灸的适应证与禁忌证、作用原理、不良反应发生原因。

3.应用　能正确运用所学知识完成温针灸技术的操作及处理不良反应。

温针灸是针刺与艾灸相结合的一种方法，又称针柄灸。即在留针过程中，将艾绒搓团捻或艾条裹于针柄上点燃，通过针体将热力传入穴位以达到调整机体阴阳平衡、促进经络循环，改善局部血液循环，是一种非药物治疗方式。本法兴盛于明代，明·高武《针灸聚英》及杨继洲之《针灸大成》均有载述。本法具有温通经脉、行气活血的作用。其原理主要是针刺的作用、艾灸的温热效应和针体的导热效应。

一、基础知识

（一）温针灸的适用证与禁忌证

1.适应证　寒性风湿疾病、骨质增生、腰腿痛、冠心病、高脂血症、痛风、胃脘痛、腹痛、腹泻、关节痛、冷麻不仁、便溏腹胀等虚弱之证。

2.禁忌证　患者疲乏、饥饿或精神高度紧张时；施术部位皮肤有感染、瘢痕或肿痛；患者有出血倾向及高度水肿；小儿囟门未闭合时，头顶腧穴不可针刺。

（二）毫针的选择

选略粗长柄针，毫针长度在 1.5～3.5 寸，26～28 号粗细。

二、操作程序

（一）操作前评估

1.医嘱评估　核对医嘱，了解患者年龄、文化程度、既往史、临床表现、发病部位、相关因素、诊断等。

2.患者评估

（1）舌苔脉象、体质、全身情况；

（2）温针灸局部皮肤情况，有无禁忌证；

（3）心理状态和对疾病的认识等；

（4）是否排空二便等。

NOTE

3. 环境评估

（1）光线充足、清洁、安静、舒适；

（2）根据季节关好门窗、调节室温，做好遮挡及保暖工作。

4. 用物评估　治疗盘、毫针、艾段（3cm）、弯盘、止血钳、镊子、硬纸板（中钻一孔）、打火机、线香、灭火盅或小口玻璃瓶、一次性垫布，必要时备浴巾、屏风。

（二）操作实施

操作实施步骤见表7-23。

表 7-23　温针灸操作步骤

操作步骤	要点与注意事项
1.核对、解释　备齐用物至床旁，核对患者姓名、床号、手腕带、温针灸部位，向患者解释操作的目的、步骤及配合要点	·确认患者，并取得患者的理解和配合
2.患者准备　患者取合理体位，关闭门窗，用隔帘或屏风遮挡。松开衣着，暴露温针灸部位	·注意保暖
3.针灸　选好穴位，消毒皮肤，取毫针，实施针刺，刺入穴位得气后留针，针跟与皮肤表面 2～4cm	·实施宜先上后下，先灸头顶、胸背，后灸腹部、四肢
4.施灸　将硬纸片从针柄上套入，将艾段全部套在针柄上（顶到针尾），从下方用线香点燃艾段	·时间为 15～20 分钟 ·嘱患者不要任意移动肢体，以防灼伤或烧伤衣被
5.观察病情	·观察患者局部皮肤颜色、是否有水疱、燃烧的艾段是否松落等 ·观察患者的全身情况及感受，以觉温热而不灼痛为度
6.起针　艾段燃尽时用止血钳碰掉艾灰，让艾灰掉在硬纸垫上，抽出纸垫后针起，以无菌干棉球轻压针孔片刻，防止出血	·核对毫针数，防止遗漏 ·严防艾火脱落灼伤皮肤或衣物
7.整理床单位，清理用物 （1）再次核对，协助患者整理衣着并取安全舒适卧位，整理床单位 （2）清理用物，归回原处备用	·使用过的毫针放进锐器盒
8.洗手，再次核对，按要求记录及签名	·记录温针灸的部位、时间、效果及患者反应
9.健康教育到位	·结束后需休息片刻方可活动或离开，如有不适及时告知护士 ·根据操作前的辨证对患者进行健康指导

（三）操作后评价

1. 患者　体位安排合理，无烫伤，衣被无烧损，安全、舒适，症状改善。

2. 护士　选针合适，方法正确，操作熟练，熟悉注意事项和常见不良反应及其处理。

三、常见不良反应及其处理

参见本章第三节毫针刺法配合护理、第四章第一节悬灸技术常见不良反应及其处理。

四、技术质量考核评价表

技术质量考核评价见表7-24。

表 7-24 温针灸技术质量考核评价表

项目		要求	应得分	实得分
素质要求（10）		仪表大方，举止端庄，态度和蔼	5	
		服装、鞋帽整齐	5	
操作前评估（20）	护士	遵照医嘱要求，对患者评估正确、全面	3	
		洗手，戴口罩	2	
	物品	治疗盘、毫针、艾绒或艾条、弯盘、止血钳、硬纸板（中钻一孔）、95% 乙醇棉球、打火机、线香、无菌干棉球、一次性垫布，必要时备浴巾、屏风	5	
	患者	核对姓名、诊断，介绍并解释操作目的、步骤及配合要点，患者理解与配合	3	
		体位舒适合理，暴露温针灸部位，保暖	2	
	环境	光线充足、清洁、安静、舒适；根据季节调节室温	5	
操作实施（55）	定位	再次核对；定位准确	10	
	实施	将毫针刺入穴位，得气后留针	15	
		在穴区放置硬纸板	2	
		针柄上裹以艾炷或艾条，从下方用线香点燃艾炷（3～4壮）或艾条（1～2根）	10	
	观察	随时检查温针灸情况，局部皮肤情况，皮肤有无烫伤或小水疱	5	
	起针	艾条或艾炷燃尽时稍等片刻，灰烬掉落在纸皮上轻轻取走，抽出硬纸板后常规出针	13	
操作后（10）	整理	整理床单位，合理安排体位	2	
		清理用物，归还原处，洗手。毫针处理符合要求	3	
	评价	温针灸部位准确、方法正确、操作熟练、"得气"情况、患者感觉	3	
	记录	再次核对，按要求记录及签名	2	
理论提问（5）		回答全面、正确	5	
合计			100	

注：若有皮肤烫伤，衣裤等被烧坏均为不合格。

考核者签名： 　　　　　　　　　　　　　　考核时间： 年 月 日

复习题

1. 晕针后的首要处理正确的是（　　　）

　A. 迅速拔去所有的针　　　　B. 头枕枕头休息片刻　　　　C. 予以温水

　D. 点按印堂　　　　　　　　E. 予以热茶

2. 适宜温针的状态是（　　　）

　A. 疲乏　　　　B. 饥饿　　　　C. 出血倾向　　　　D. 高度水肿　　　　E. 皮肤干爽

3. 温针又称为（　　　）

　A. 旋转灸　　　　B. 热敏灸　　　　C. 针柄灸　　　　D. 烧灼灸　　　　E. 聚针灸

NOTE

4. 温针兴盛于（　　　）

    A. 唐代   B. 宋代   C. 元代   D. 明代   E. 清代

5. 温针灸的原理主要是（　　　）

    A. 针体的导热效应

    B. 针刺的作用

    C. 艾灸的温热效应

    D. 针刺的作用、艾灸的温热效应和针体的导热效应

    E. 针刺的作用、艾灸的温热效应

附　常见病证中医护理技术应用举例

中医护理技能是在中医理论指导下的护理方法与护理技术，是临床辨证施护中表现形式之一，是临床护理中通过辨证使用的最具普遍性的基本技术，只有结合临床病证应用才显示其价值。临床病证诸多，本章仅介绍常见的 15 个常见病证实例。

一、胃脘痛

患者李某，女性，30 岁，已婚，育一子，企业主管。

主诉胃脘部胀满疼痛，症状因情绪因素加重，嗳气频作，胸闷不舒。既往有相似的症状，因工作繁忙，自服西药止痛。最近上述症状频发。胃镜显示慢性胃炎。

查体：生命体征正常，二便调，舌红苔薄白，脉弦。

中医诊断：胃脘痛（肝气犯胃型）。

西医诊断：慢性胃炎。

护理辨证分析：与患者深入交谈，患者不稳情绪来自下属和儿子，导致肝郁气滞，横逆犯胃，气血壅滞，故出现胃脘胀痛、胁痛；肝气犯胃故嗳气频作，胸闷不舒、脉弦为肝气郁滞之象。

医嘱：①耳穴贴压，双耳，脾、胃、交感、神门、肝胆、内分泌。每周 2 次，8 次为 1 个疗程。

②艾卷灸，取神阙、中脘、下脘、天枢（双）穴，每次 15 分钟。每天 1 次，15 次为 1 个疗程。

问题：

1. 护士执行医嘱①后，护士如何对患者或家属进行宣教？

2. 护士执行医嘱②后，患者家属要注意什么？

3. 患者经过上述治疗 2 个疗程后，症状有所缓解，但未能彻底治愈。其后接受天灸治疗。在李女士接受第二次天灸（二伏）时局部皮肤出现 1 个 0.5cm×0.5cm 的水疱。患者及家属表现得极其紧张，马上回到医院找护士处理。如果你是当班护士：

（1）你如何对患者和家属解释其现象？

（2）应如何处理局部水疱？

二、中风

患者张某，男性，68 岁，国企员工。

主诉头晕、左侧肢体乏力、食欲减退。患者既往体健，4 个月前患脑梗死，日常药物维持治疗，1 周前无明显诱因出现上述症状。本次由其女儿陪伴就诊并收入院治疗。

查体：生命体征正常，夜寐尚安，尿频，大便干结。患者精神萎靡，言语含糊，左侧肢体乏力，活动不利，纳呆，舌红，苔白腻，脉弦滑。

中医诊断：中风（风痰阻络型）。

西医诊断：脑梗死恢复期。

护理辨证分析：患者平素喜食肥甘厚味，调摄不当，津液凝聚成痰，脉络空虚引动风邪，风痰走窜肢体，气血运行不利，痰浊内阻，清窍失养故见头晕，肢体失养则活动不利。本病病位在脑窍、经脉，病性属于虚实夹杂。

医嘱：①腹部穴位按摩，取穴神阙、天枢、中脘、气海，每天 2 次，每次 10 ～ 20 分钟，5 天为 1 个疗程，观察周期为 10 天。

②温针灸，取穴大肠俞、天枢、足三里、照海，每次 15 分钟，每天 1 次，15 次为 1 个疗程。

问题：

1. 护士执行医嘱①结束后，如何给患者及家属进行宣教？

2. 护士在为患者实施温针灸时，如果出现了耳鸣、心悸、恶心、面色苍白、出冷汗、头晕胸闷、恶心欲呕等，如果你是当班护士：

（1）你如何对患者和家属解释其现象？

（2）你应如何处理此状况？

三、肺胀

患者黎某，男性，63 岁。

主诉经常咳嗽，干咳无痰，夜间尤甚。患者为矿工厂退休工人，吸烟 30 余年。近日因气温降低，受凉后症状加重，并出现喘憋、气短、动则加重，乏力，腰膝酸软，头晕，夜间盗汗，手足心热。今日门诊就诊。

查体：T36.5℃、P72 次 / 分、R20 次 / 分、BP125/75mmHg；胸部 X 线检查示：双肺斑片状阴影，阴影模糊不清，双肺呈毛玻璃状。

西医诊断：慢性阻塞性肺疾病。

中医诊断：肺胀（肺肾气阴两虚）。

护理辨证分析：患者喘憋、气短、动则加重为肺气虚表现，腰膝酸软为肾虚表现，夜间盗汗、手足心热为阴虚表现，苔薄少，舌质淡，脉弦。

医嘱：①耳穴贴压，取肺、气管、内分泌、交感、皮质下等穴，每周 2 次，8 次为 1 个疗程。

②中药外敷，取大椎、定喘、肺俞、神阙等穴，每周 1 次，7 次为 1 个疗程。

问题：

1. 如何理解耳穴贴压及中药外敷所取穴位的作用？

2. 患者在接受第二次中药外敷后次日，局部皮肤出现发红、散在水疱，患者及家属极其紧张，来院找护士进行处理，如果你是当班护士：

（1）如何对患者和家属解释其现象？

（2）应如何处理局部皮肤发红、散在水疱？

（3）患者回家后生活上应注意什么？

四、哮病

患者杨某，女，65岁。

主诉阵发性痰鸣、气促、不能平卧。患者5年前出现不明原因咳嗽、胸闷、气喘、呼吸不畅，一般15分钟后自行缓解。近2年每因感冒受寒而发作，曾用抗生素、舒喘灵气雾剂等治疗，效果不佳，5天前因受凉出现痰鸣气喘，喉中哮鸣有声，不能平卧，当天来我院急诊就诊，经过治疗症状缓解，今天前往门诊复查。

查体：T36.5℃、P88次/分、R22次/分、BP120/70mmHg；胸廓对称，两肺散在哮鸣音，胸片示：两肺纹理增粗，透气度增加。现症见气短声低，喉中有轻度哮鸣音，痰多质稀，色白，伴畏寒肢冷，面色苍白，自汗，舌淡苔白，脉沉细。

护理辨证分析：久病肺虚不能主气，肾虚不能纳气，肾虚水泛为痰，痰饮内蕴故气短声低，喉中有轻度哮鸣音，痰多质稀，色白；肾阳虚感受外寒则畏寒肢冷，面色苍白，自汗，舌淡苔白，脉沉细为肾阳虚之候。

中医诊断：哮病（缓解期，肺肾两虚证）。

西医诊断：支气管哮喘。

医嘱：①骨脂研细末调膏状，穴位贴敷双足涌泉穴，每日1次。

②教会患者擦双肾俞穴，每天3次，每次30下。

问题：

1.试述中药补骨脂穴位贴敷双足涌泉穴的功效。

2.患者穴位贴敷第2天后双足贴敷部位出现瘙痒、小水疱。

（1）你如何对患者和家属解释其现象？

（2）如水疱范围增大并破水，应如何处理？

五、胆胀

患者王某，女，45岁。

主诉右胁部突发烧灼样疼痛7天，因1周前与朋友聚餐进食辛辣油腻之品出现，疼痛阵发性加剧，伴恶心呕吐，时作寒热，大便数日未行，舌黄苔白腻，脉弦数。在当地医院抗炎治疗无效，急入我院。患者自诉平日饮食偏好辛辣之品，1年前曾发病1次。

查体：痛苦貌，巩膜轻度黄染，上腹部压痛明显，墨菲征阳性。

B超显示：胆囊多发性结石，最大一枚直径约1.5cm。

中医诊断：胆胀（湿热蕴结型）。

西医诊断：急性胆囊炎。

护理辨证分析：湿热蕴结肝胆，聚而成石。患者平日饮食过于辛辣油腻，湿热之邪蕴结肝胆，腑气瘀阻不通，发为疼痛。病位在肝胆，与脾胃关系密切。本病实多于虚，实以气滞为主，瘀血、郁热、湿热常见，常反复发作。患者伴恶心呕吐，时作寒热，大便数日未行，舌黄苔白腻，脉弦数，为湿热蕴结，腑气不通之象。治疗当以疏肝利胆，和降通腑为主。

医嘱：①穴位贴敷，取足三里、胆囊、章门、期门、神阙穴，每天1次，每次贴4～6小时，1 周为 1 个疗程。

②穴位按摩，取肝俞、胆俞、脾俞、胃俞、中脘穴，每天 1 次，每穴按揉 3 ～ 5 分钟，1 周为 1 个疗程。

③耳穴贴压，取胆、胃、脾、肝、大肠、内分泌、交感等穴，每周 2 次，2 周为 1 个疗程。

问题：

1. 你如何向患者解释医嘱中选穴的依据和理由？

2. 除了医嘱中的中医护理技术，你认为还有哪些技术可以运用？请列举具体方法及主穴。

3. 对于此患者，你将如何制定其中医饮食护理方案？

六、呕吐

患者何某，女，17 岁，学生。

主诉昨晚不慎受凉后，今晨突发呕吐，呕吐涎沫，胃脘部胀痛，喜温喜按，吐出物清稀而无酸腐，头身痛，恶寒发热，口淡不渴，大便不调，伴有肠鸣泄泻，舌质淡，苔白腻，脉濡缓；体温 38.4℃。

护理辨证分析：患者不慎受凉，感受寒邪，邪犯胃腑，导致气机不利，胃失和降，水谷上逆而出，故发生突然呕吐，胸脘满闷；脾胃升降失司，运化失常，清浊不分，引起大便不调，肠鸣泄泻；寒邪侵犯肌表，故致发热恶寒，头身痛；舌苔白腻，脉濡缓乃寒邪犯胃之证。

中医诊断：呕吐（寒邪犯胃证）。

西医诊断：急性胃肠炎。

医嘱：①藿香正气散加减。藿香 12g，半夏曲 9g，陈皮 6g，白术 9g，茯苓 9g，大腹皮 9g，厚朴 6g，紫苏 9g，白芷 9g，苦桔梗 6g，生姜 9g，大枣 4 枚，炙甘草 6g。煎服，趁热服，每天 2 次，连服 3 日。呕吐频作可用鲜生姜煎汤加红糖适量热服，以温中止呕。

②艾灸，取穴中脘、内关、足三里，每个穴位灸 30 分钟，每天 1 次，连灸 3 天。

问题：

1. 你如何理解藿香正气散的作用？

2. 你如何对患者和家属解释中药宜热服？

3. 患者回家后生活及饮食上应注意什么？

4. 应如何对该患者进行健康宣教？

七、面瘫

患者陈某，女，67 岁。

主诉 3 天前无明显诱因自觉左侧耳后疼痛。患者 2 周前发热恶寒，3 天前无明显诱因下自觉左侧耳后疼痛，未予重视。昨日清晨洗脸、漱口时突然发现一侧面颊动作不灵、口角歪斜，左侧耳后疼痛加剧，今早来我科就诊。

查体：生命体征正常，二便调，舌红苔薄白，脉弦。患者口角向右歪斜，左侧额纹存在，左眼能闭合，左侧面部板滞，麻木，伸舌偏右，吹气左侧口角不漏气，左耳后完骨处压痛明显。

中医诊断：面瘫（风寒袭络）。

西医诊断：周围性面瘫。

护理辨证分析：患者近日劳作过度，机体正气不足，脉络空虚，卫外不固，风寒乘虚而入中经络，致气血痹阻，经筋失养，筋肌纵缓不收而发病。经筋功能失调，筋肉失于约束，出现喎僻。

医嘱：穴位贴敷，选太阳、阳白、四白、颧髎、地仓、颊车、合谷。牵正膏（白附子30g，防风30g，僵蚕20g，细辛10g，全蝎20g，白芥子20g，共研细面），每次用3g，醋调捻摊在小圆布上，贴敷于患侧下关穴，胶布固定，贴敷穴位上，3～5日更换1次。

问题：

1. 护士执行医嘱后，需告知患者或家属在穴位贴敷期间应注意哪些事项？

2. 经积极治疗患者症状明显改善，现仍有左侧面颊部歪斜，医生嘱咐患者病情稳定，可出院。出院后可行热敷与穴位按摩帮助恢复。护士执行医嘱，告知热敷温度与注意事项，并示教患者家属穴位定位、简单手法。

（1）穴位按摩中应用哪些穴位？

（2）穴位按摩中应用穴位如何定位？

（3）穴位按摩的手法有哪些？

八、腰腿痛

患者李某，女，46岁。

主诉腰痛伴右下肢疼痛3年余，加重2周。患者自诉2周前提重物后出现腰部疼痛，时轻时重，劳累后加重，休息后减轻。曾于家中口服药物治疗（具体不详），效果不佳。现见腰部疼痛不适，痛有定处，痛剧牵掣下肢作痛，纳眠可，面色尚华，二便调，舌质紫黯，苔灰白，脉弦。既往体健，否认肝炎、结核等传染病史，否认家族遗传史等，无特殊不良嗜好，生活作息规律。

查体：L4/5、L5/S1间隙压痛（+），叩痛（+），直腿抬高左60°、右60°，加强左（-）、右（-），下肢肌力Ⅴ级，感觉运动正常，腱反射（++）。T 36.5℃，P 78次/分，R 18次/分，BP 116/78mmHg。腰部CT：L4/5、L5/S1椎间盘突出。

中医诊断：腰腿痛（瘀血阻滞证）。

西医诊断：腰椎间盘突出症。

护理辨证分析：患者反复发作腰痛，其病在腰；病已3年余，本次因劳累而致腰痛，且痛有定处，舌紫黯，苔灰白，脉弦，均为瘀血阻滞之征；腰与下肢经脉相连，故下肢牵引作痛。

医嘱：①患者卧硬板床休息，避风寒。

②腰部中药外敷。

③背部腧穴行平衡火罐治疗。

问题：

1. 拔火罐后局部皮肤出现紫色，如何向患者解释？

2. 向患者和家属说明中药外敷要注意什么？

3. 该患者经治疗后，症状好转。今晨拔火罐后，拔罐部位出现水疱。请问患者发生水疱的原因？如何处理？

九、神经根颈椎病

患者王某，女性，29 岁。

主诉晨起后右手肿胀，皮肤纹理消失，右上肢无力。患者自诉 2 个月前无明显诱因出现右肩部疼痛，酸困无力，未经正规治疗。昨天早晨起床后出现右手肿胀，皮肤纹理消失，右上肢无力，中午时肿胀缓解。昨晚睡觉时右手五指尖部发麻，至手腕关节，为求进一步治疗，遂到我院就诊。

查体：T36.5℃、P84 次 / 分、R21 次 / 分、BP120/70mmHg；声音低微，右上肢无力，肌肉萎缩，舌质暗，苔薄白，脉弦紧。

中医诊断：项痹病（气滞血瘀型）。

西医诊断：神经根颈椎病。

护理辨证分析：经询问病史，结合患者症状及体征，患者舌质暗，苔薄白，脉弦紧，声音低微，右上肢无力，肌肉萎缩，故此为气虚寒凝血瘀之象。

医嘱：①涂药疗法，淫羊藿、威灵仙、米醋煮沸，离火浸渍，生姜蘸药涂擦颈椎两旁一寸许。每日 1 次。7 次为 1 个疗程。

②刮痧，取穴百会、哑门、颈百劳、风池、风府、大椎、肩井、肩中俞、天宗、心俞、肺俞、曲池、手三里、外关、足三里、丰隆、条口、阳陵泉。3 天 1 次，5 次为 1 个疗程。

问题：

1. 你如何理解刮痧所取穴位的作用？

2. 患者经上述涂药治疗 2 个疗程、刮痧 1 个疗程后，症状有所好转，主管医生征求患者意见改用蜡疗，停止刮痧。患者家属咨询蜡疗为什么可以治病，你如何解释？

十、小儿遗尿

患儿王某，男，6 岁。

家长诉其睡中经常尿床，严重时一夜 2 ～ 3 次，醒后方觉。患儿自诉小便清，腰膝酸软，神疲乏力，因频繁遗尿，常遭家长斥责。

查体：生命体征正常，面白少华，形寒肢冷，舌淡苔白，脉沉迟无力。

中医诊断：遗尿（肾气不足证）。

西医诊断：遗尿。

护理辨证分析：患儿由于肾气虚弱，下元虚冷，不能温养固摄，故遗尿次频；肾虚则真阳不足，命门火衰，气化不行，不能温养全身，故面白少华，腰膝酸软，形寒肢冷，舌淡苔白，脉沉迟无力。

医嘱：①耳穴贴压，取肾、膀胱、遗尿点、兴奋点、脑点、肺、脾，王不留行籽按压，每日按压 3 次（包括睡前 1 次），每次 3 分钟。保留 5 天后取下，休息 2 天后再换贴，4 周为 1 个疗程。

②推拿，补肾经、揉丹田、按揉肾俞、擦腰骶部、捏脊，每周 3 次，4 周为 1 个疗程。

问题：

1. 护士执行医嘱①后如何给患儿或家属进行宣教？

2. 护士如何指导患儿家属进行捏脊？

3. 患儿在耳穴治疗 2 天后自觉瘙痒难耐，局部发红，自行将胶布取下，家属遂到医院找护士处理。如果你是当班护士该如何处理这一情况？

十一、盆腔炎

患者李某，女性，38 岁。

患者因间歇性下腹部酸胀感 2 年余，5 天前下腹部冷痛明显伴肛门坠胀而就诊。无尿频、尿急、尿痛。自述 2 年前人工流产后出现间歇性下腹痛，月经期加重，得热痛减，伴腰骶部酸痛。自行口服甲硝唑等药物，效果一般，症状反复。5 天前下腹部冷痛明显伴肛门坠胀，带下淋漓色白，小便清长。

查体：患者 T36.5℃，P72 次 / 分，R19 次 / 分，BP110/70mmhg。右下腹有压痛，宫颈正常大小、后位、有压痛，右附件区触及 3cm×3cm 包块，触痛、活动受限。舌淡红，苔薄白滑，脉沉细。

中医诊断：盆腔炎（寒湿凝滞型）。

西医诊断：慢性盆腔炎。

护理辨证分析：正气不足，又冒雨涉水。故外感寒湿邪气客于少腹、胞宫，致气血凝滞，瘀阻不畅而出现下腹部冷痛；舌淡红，苔薄白滑，脉沉细，带下淋漓色白，小便清长为寒湿凝滞之候。证属寒湿凝滞证。

医嘱：①耳穴贴压，单耳，取盆腔、子宫、内分泌、肾上腺、肝、脾、肾。3 天 1 次，双耳交替，4 周为 1 个疗程。

②毫针疗法，取穴关元、气海、中极、水道、三阴交、肾俞、小肠俞，每次 15 分钟，每天 1 次，10 天为 1 个疗程。

问题：

1. 你如何理解医嘱中耳穴贴压所选穴位的选穴原则？

2. 针灸过程中出现异常情况，如果你是当班护士应如何处理？

十二、痔病

患者石某，男，39 岁。

自诉肛门灼痛，大便带血。2 年前无明显诱因出现大便带血色红，行电子肠镜示痔疮、内痔，并行镜下套扎术，术后恢复良好出院。昨日晚餐因大量饮酒且进食辛辣刺激之品后，患者今晨 6 时出现肛门灼痛，大便带鲜血。遂采少量带血大便就诊。患者呈痛苦面容，不能平坐，可见便血颜色污浊，已行 2 次。诉肛门灼痛、腹胀、肠鸣，偶有头晕，无头痛。舌质红，苔黄腻，脉滑数，小便黄，纳寐可。近期体重无明显变化。行纤维直肠镜检查示混合痔。

查体：T36.8℃，P92 次 / 分，R22 次 / 分，BP130/75mmHg。见肛内肿物外脱。

护理辨证分析：缘由患者恣食肥甘厚味酿生湿热，湿热下迫大肠，故见迫血妄行，则大便下血；湿热蕴结，经络阻塞，气血瘀滞，则痔核肿物脱出；湿性重浊，则肿胀疼痛；舌质红，苔黄腻，脉滑数，小便黄均为湿热之象。

中医诊断：痔疮（湿热下注）。

西医诊断：混合痔。

医嘱：①中药内服，药用地榆 15g，槐花 15g，枳壳 15g，茜草 10g，茯苓 15g，黄芩 10g，栀子 10g，防风 10g，当归 10g。

②中药坐浴，药用红花 15g，黄柏 20g，苦参 30g，芒硝 30g，荆芥 15g，防风 15g，川椒 20g，马齿苋 30g，五倍子 15g，川乌 9g。

问题：

1. 你如何理解煎药器具对中药效果的影响？

2. 中药坐浴治疗痔疮的注意事项有哪些？

3. 患者生活起居及饮食上应注意什么？

十三、白疕

患者李某，男性，24 岁。

主诉皮肤瘙痒、大便干、小便黄、口干。患者父亲有白疕病史，2 年前发现前额有一处红斑，随后头面、背、腰骶部及双下肢相继出现红斑、丘疹、鳞屑，经积极治疗痊愈出院。近半年来，患者备考研究生，精神压力大，经常熬夜，上周洗头后受凉，自感头部瘙痒，发现头部有红斑，近两日新出皮疹不断增多，迅速扩大至四肢、腰骶部，遂到医院皮肤科就诊。

查体：头部、四肢见大小不等的丘疹、红斑，皮肤潮红，表面覆盖着银白色鳞屑，有筛状出血，边界清楚，舌尖红，苔薄黄，脉细弦数。

中医诊断：白疕（血热证）。

西医诊断：银屑病。

护理辨证分析：备考期间，经常熬夜，耗伤阴血，肌肤失养，则起白屑；精神压力大，气机壅滞，郁久化火，火热之毒，内扰营血，外灼皮肤，发为红斑；化燥生风，风盛则痒；加之风寒之邪侵袭肌肤，以致气血失调，营卫不和，郁于肌肤。

医嘱：①银屑汤 1 号和热解毒软膏中药涂药，每日 2 次。

②中药药浴，每日 1 次。

问题：

1. 患者涂药有哪些注意事项，你如何指导？

2. 李先生 1 周后复诊诉药浴后有恶心不适感，详细询问后，发现李先生为节约时间，常于饭后即行药浴。如果你是当班护士：

（1）你如何对患者解释这一现象？

（2）需告知患者哪些药浴的注意事项？

3. 如何给予患者正确的健康指导？

十四、乳痈（急性乳腺炎）

患者袁某，女性，28 岁。患者于 1 个月前顺产 1 名健康女婴。

自诉从前天下午开始出现双侧乳房肿胀、疼痛明显，泌乳不畅，伴恶寒发热，口苦咽干，大便干结，小便黄。袁女士作为初产妇，由于哺乳经验不足，非常担心及害怕授乳，每次授乳前情绪较为紧张，近段时间因此情绪压抑。

查体：T38.7℃，P80 次 / 分，R22 次 / 分，BP122/80mmHg。B 超：可见双乳肿块区域腺体组织稍增厚，内部回声较正常低，分布欠均匀。患者神清，配合查体，面色红，双乳肿胀、肤热，泌乳不畅，可扪及包块，压痛明显。舌红苔黄，脉弦。

中医诊断：乳痈（气滞热壅型）。

西医诊断：急性乳腺炎。

护理辨证分析：患者由于哺乳经验不足，害怕授乳，没能及时将乳汁排空而导致乳房肿胀、疼痛明显。害怕授乳、情绪压抑为肝气郁结之象；乳房属胃，乳房红肿热痛，疼痛剧烈为胃腑积热的表现；由于邪热内盛，机体调节失衡，因此患者伴恶寒发热；口苦咽干，大便干结，小便黄为热证，因此该患者当属乳痈中的气滞热壅证型。

医嘱：①中药外敷，玉露散外敷患处，每日 1 次，7 次为 1 个疗程。

②毫针配合护理，取穴肩井、膻中、足三里（双）、曲池（双），每次留针 15 分钟，每日 1 次，7 次为 1 个疗程。

问题：

1. 操作前评估时，患者表示不清楚医嘱中中药外敷的作用和毫针配合护理所取穴位的作用，你如何向患者解释？

2. 患者经过上述治疗 1 个疗程后，症状有所缓解，但未能彻底治愈。其夫求医心切，最近听朋友介绍，让袁女士到社区卫生服务中心接受拔火罐治疗。经过诊查，当班医生为袁女士开出的医嘱如下：拔火罐。部位：患处相对的背部，留罐 20 分钟，每日 1 次，7 次为 1 个疗程。如果你是当班护士：

（1）在为患者拔火罐前，你将如何进行评估？

（2）在为患者拔火罐的过程中，你需要注意哪些事项？

（3）若患者出现晕罐，你会如何处理？

十五、虚证便秘

患者郑某，女，72 岁。

患者自诉大便干结 30 余年，近半年来 5 ~ 7 日行 1 次，大便粪质坚硬，欲便不出且便下困难，易心悸气短，伴头晕、全身瘙痒等症。患者退休在家，不爱运动，较少外出。

查体：T36.3℃、P78 次 / 分、R16 次 / 分、BP128/76mmHg。腹部胀满伴肠鸣音，面色无华，口唇色淡，舌淡苔白，脉细弱。

护理辨证分析：年老体弱，气血两亏。气虚则大肠传送无力，血虚则津枯，肠失滋润，推动无力，故大便秘结，虽有便意但艰涩不畅；气虚则心悸气短，血虚不能上荣，故面色无华，口唇色淡、头晕、全身瘙痒；舌淡苔白，脉细弱为气血不足之象。

中医诊断：便秘（虚证便秘）。

西医诊断：便秘。

医嘱：①针灸，取穴天枢、足三里、上巨虚（均双侧）；配穴气海、关元，交替使用。留针 30 分钟，并加热敏灸，每穴灸 30 分钟，每日 1 次，10 次为 1 个疗程。

②耳穴贴压，予王不留行籽贴压，取穴大肠、直肠下段、便秘点、皮质下、交感，每 2 日换一贴，双耳交替，10 次为 1 个疗程。

问题：

1. 护士配合医生执行医嘱①，医生行针刺，护士行热敏灸，护士在热敏灸过程中应该注意什么？

2. 护士执行医嘱②，结束后如何给患者进行宣教？

3. 患者经上述治疗 2 个疗程后，症状较前缓解，大便 1～2 日一行。如果你是当班护士，你该如何给患者进行宣教？

复习题参考答案

第一章　概述

第二节　1.E　2.E　3.A　4.B　5.D

第二章　中药用药护理技术

第一节　1.D　2.E　3.B　　　　　第六节　1.B　2.D　3.B
第二节　1.E　2.C　3.E　　　　　第七节　1.D　2.C　3.B
第三节　1.C　2.E　3.D　　　　　第八节　1.C　2.C　3.A
第四节　1.A　2.B　3.D　　　　　第九节　1.A　2.E　3.D
第五节　1.B　2.D　3.C　　　　　第十节　1.B　2.A　3.C

第三章　灸法技术

第一节　1.D　2.B　3.A　4.B　5.E　　　第四节　1.C　2.C　3.A　4.E
第二节　1.A　2.C　3.D　4.B　5.E　　　第五节　1.D　2.E　3.C　4.E
第三节　1.E　2.B　3.A　4.E　5.B　　　第六节　1.E　2.A　3.B　4.C

第四章　拔罐技术

第一节　1.A　2.C　3.D　4.C　5.C　6.E　　第二节　1A　2.B　3.C　4.D　5.C

第五章　简易经穴推拿技术

第一节　1.C　2.C　3.A　4.E　　　　　第三节　1.A　2.D　3.E
第二节　1.E　2.B　3.A

第六章　其他中医护理技术

第一节　1.A　2.E　3.B　　　　　第五节　1.B　2.E　3.A　4.B
第二节　1.C　2.B　3.A
第三节　1.E　2.B　3.A
第四节　1.A　2.E　3.B　4.D

第七章 刺法技术与配合护理

第一节　1.E　2.D　3.D　4.D　5.B
第二节　1.B　2.C　3.D
第三节　1.C　2.B　3.B
第四节　1.C　2.E　3.B

第五节　1.E　2.B　3.D　4.C　5.A
第六节　1.E　2.E　3.D　4.B
第七节　1.A　2.C　3.C　4.D
第八节　1.A　2.E　3.C　4.D　5.D

参考文献

1. 左铮云，刁军成，张卫华 . 中西医临床技能实训教程 [M]. 北京：中国中医药出版社，2010.

2. 吴中朝，王彤 . 艾灸保健完全图解 [M]. 北京：人民军医出版社，2010.

3. 任树森 . 中医穴位埋线疗法 [M]. 北京：中国中医药出版社，2011.

4. 程爵棠，程功文 . 艾灸疗法治百病 [M]. 北京：人民军医出版社，2012.

5. 刘明军 . 针灸推拿与护理学 [M]. 北京：人民卫生出版社，2012.

6. 张素秋 . 护理常规及操作规程 [M]. 北京：中国医药科技出版社，2012.

7. 孙秋华，陈佩仪 . 中医临床护理学 [M]. 第 2 版 . 北京：中国中医药出版社，2012.

8. 范巧玲，王琦 . 中医学基础 [M]. 北京：人民卫生出版社，2012.

9. 徐桂华，张先庚 . 中医临床护理学（中医特色）[M]. 北京：人民卫生出版社，2012.

10. 冼绍祥，全小明 . 中医专科专病护理常规 [M]. 北京：人民军医出版社，2012.

11. 人力资源和社会保障部教材办公室，中国就业培训技术指导中心上海分中心，上海市职业技能鉴定中心 . 悬灸应用技术 [M]. 北京：中国劳动社会保障出版社，2014.

12. 吕美珍 . 常用中医护理技术 [M]. 济南：山东人民出版社，2015.

13. 王均宁 . 中药方剂学 [M]. 北京：中国中医药出版社，2015.

14. 何菊林，柯娟，易天军，等 . 实用中医特色护理技术操作规程与护患沟通 [M]. 广州：世界图书出版广东有限公司，2016.

15. 谢薇，李俊华 . 中医适宜技术操作规范 [M]. 上海：同济大学出版社，2016.

16. 陈燕 . 护理综合技能 [M]. 北京：人民卫生出版社，2016.

17. 陈志强，杨关林 . 中西医结合内科学 [M]. 北京：中国中医药出版社，2016.

18. 孙秋华，陈莉军 . 中医护理学基础 [M]. 北京：人民卫生出版社，2016.

19. 徐桂华 . 中医护理学基础 [M]. 北京：中国中医药出版社，2016.

20. 赵时碧 . 雷火灸疗法 [M]. 北京：人民卫生出版社，2016.

21. 陈佩仪 . 中医护理学基础 [M]. 第 2 版 . 北京：人民卫生出版社，2017.

22. 刘明军，王金贵 . 小儿推拿学 [M]. 北京：中国中医药出版社，2017.

23. 孙秋华 . 中医护理学 [M]. 第 4 版 . 北京：人民卫生出版社，2017.

24. 陈佩仪 . 中医护理学基础（中医特色）[M]. 北京：人民卫生出版社，2017.

25. 徐桂华，胡慧 . 中医护理学基础 [M]. 北京：中国中医药出版社，2018.

26. 陈佩仪 . 中医临床特色护理实践与研究 [M]. 北京：中国中医药出版社，2019.

27. 杨华元，肖元春 . 隔物灸的近红外光谱辐射特性测定 [J]. 上海针灸杂志，2003，22（9）：15-17.

28.洪文学，蔡建红，景军.艾灸的热辐射光谱特性研究 [J]. 应用光学，2004，25（4）：1-3.

29.《针灸技术操作规范第 10 部分：穴位埋线》项目组.中华人民共和国国家标准（GB/T21709.10—2008）针灸技术操作规范第 10 部分：穴位埋线 [J]. 中国针灸，2009，29（5）：405-406.

30.关玲，左芳，宋琪，等.穴位埋线技术标准化研究——国家标准《针灸技术操作规范第 10 部分：穴位埋线》的制定说明 [J]. 中国针灸，2009，29（5）：401-405.

31.Slominski AT，Zmijewski MA，Zbytek B，et al.Key role of CRF in the skin stress response system[J]. Endocr Rev，2013，34（6）：827-884.

32.许艳琴，尚秀葵.近 11 年隔物灸临床应用及实验研究 [J]. 辽宁中医药大学学报，2014，16（3）：228-230.

33.刘晓玲，梁凡，王欣欣，等.杵针疗法的临床研究进展 [J]. 四川中医，2015，33（7）：190-191.

34.王锦泳.针刺结合悬灸治疗神经性耳鸣的临床研究 [J]. 广州中医药大学，2016.

35.徐晶，覃亮，许晓康，等.基于数据挖掘的不同针灸治疗方法效应特异性规律研究（英文）[J]. 世界针灸杂志，2016，26（2）：55-62.

36.陈平，颜纯钏，王万春，等.热敏灸联合自血穴位注射治疗卫外不固型慢性荨麻疹的临床研究 [J]. 中华中医药杂志，2017（5）：2075-2078.

37.王荣俊，方琼，梁丹丹，等.三棱针放血结合关节松动术治疗神经根型颈椎病 30 例临床观察 [J]. 甘肃中医学院学报，2017，34（1）：62-65.

38.任建坤，侯永春，张唯，等.悬灸关元穴治疗原发性痛经灸时、灸效的临床研究 [J]. 中华中医药杂志，2018，33（11）：5246-5249.

39.李尊元，李晓燕，赵创，等.悬灸与直接灸治疗类风湿关节炎小鼠的对比研究 [J]. 针灸临床杂志，2018，34（09）：68-73，91.

40.张道香.悬灸法治疗阳虚体质冠心病的临床研究 [J]. 江西中医药，2018，49（04）：61-62.

41.强薇，刘正新.中药不同给药方式治疗肠息肉内镜治疗复发临床疗效研究 [J]. 辽宁中医药大学学报，2018，20（4）：196-199.

42.程友花，唐小玲，徐立军.择时中药保留灌肠改善湿热瘀结型盆腔炎患者证候 [J]. 护理学杂志，2018，33（11）：46-48.

43.张蓉，陆琼，陆晓玲，等.麦粒灸配合三棱针挑刺治疗扁平疣的疗效观察 [J]. 上海针灸杂志，2018，37（5）：548-551.

44.黄超凡，王映峰，张江松，等.浅议天灸疗法作用的三大途径 [J]. 上海针灸杂志，2018，37（1）：101-103.

45.丁玉宝.悬灸十七椎结合针刺治疗寒凝血瘀型痛经的临床研究 [J]. 广州中医药大学，2019.

46.柳雪蕾，芦娟，田叶，等.艾灸激活 Nrf2/ARE 通路抗帕金森病模型大鼠氧化应激损伤的机制研究 [J]. 中国针灸，2020，40（08）：857-862.

47.陶一鸣.艾灸肾俞穴对去卵巢合 D- 半乳糖注射 AD 样大鼠早期干预的效应研究 [J]. 湖

北中医药大学，2020.

　　48.罗颖.艾灸神阙、关元联合耳穴贴压治疗血瘀型原发性痛经的临床研究 [J]. 湖北中医药大学，2020.